职业卫生概论

ZHIYE WEISHENG GAILUN

何华刚　主编

中国地质大学出版社有限责任公司
ZHONGGUO DIZHI DAXUE CHUBANSHE YOUXIAN ZEREN GONGSI

图书在版编目(CIP)数据

职业卫生概论/何华刚主编. —武汉:中国地质大学出版社有限责任公司,2012.2

ISBN 978-7-5625-2794-7

Ⅰ.①职…

Ⅱ.①何…

Ⅲ.①劳动卫生

Ⅳ.①R13

中国版本图书馆 CIP 数据核字(2012)第 027417 号

职业卫生概论 何华刚 主编

责任编辑:王文生　选题策划:梁志　方菊　责任校对:戴　莹

出版发行:中国地质大学出版社有限责任公司(武汉市洪山区鲁磨路 388 号)　邮政编码:430074

电　话:(027)67883511　传真:(027)67883580　E-mail:cbb @ cug.edu.cn

经　销:全国新华书店　http://www.cugp.cug.edu.cn

开本:787 毫米×1 092 毫米 1/16　字数:400 千字　印张:15.25

版次:2012 年 2 月第 1 版　印次:2012 年 2 月第 1 次印刷

印刷:武汉教文印刷厂　印数:1-1500 册

ISBN 978-7-5625-2794-7　定价:35.00 元

序　言

中国地质大学安全工程专业本科创办于1986年，1993年12月获“安全技术及工程”硕士学位授予权，1998年经湖北省学位办批准为湖北省重点学科，2002年经批准与武汉安全环保研究院联合共建“安全技术及工程”博士点，2003年，经教育部批准在我校地质资源与地质工程一级学科下设安全工程博士点，2005年，经国务院学位委员会批准，获“安全技术及工程”博士学位授予权。

中国地质大学安全工程专业学科点有一支锐意进取的学术队伍，为培养高素质人才并承担重要科研课题提供了基本前提，本学科学术带头人在国家安全生产专家组等重要组织任职，多位教师在全国及地区性安全科学技术类学术团体任重要职务。近年来，实验设备与条件、图书资料及电子媒体逐步完善，保障了人才培养与科研的需要；教学质量提高，招生规模扩大，十余年来，毕业生分配渠道畅通；科研的层次与经费有了明显提高，取得了一批较高水平的成果；本学科与美国、俄罗斯、挪威以及中国港澳台地区开展了广泛的学术交流与合作。此外，我校主办了教育部主管、国内外公开发行的刊物《安全与环境工程》，成为环境与安全两个学科的重要学术交流平台。

中国地质大学安全工程系在安全工程教学中积累了较为丰富的经验，本次出版的《安全工程系列教材》，既是为了满足我校安全工程本科教学的需要，也是为了与兄弟院校进行有益的交流，以进一步提高教学质量。

安全工程系列教材计划出版9本：《火灾与爆炸灾害安全工程学》、《安全系统理论与实践》、《安全人机工程学》、《安全管理》、《安全法规》、《工业通风与防尘》、《电气安全》、《道路交通安全技术》、《职业卫生概论》。

本系列教材可用于安全工程本科教学，也可作为注册安全工程师培训和继续教育的参考书，还可供政府、企业等部门中安全生产领域的同仁参考。

中国地质大学安全工程系

2005年12月6日

目 录

第一章 概述

根据30个省、自治区(不包括西藏自治区)、直辖市和新疆生产建设兵团职业病统计,2009年新发各类职业病18 128例。职业病病例数列前3位的行业依次为煤炭、有色金属和冶金,分别占总病例数的41.38%、9.33%和6.99%。新中国成立以来至2009年底,累计报告职业病722 730例。

其中,2009年共报告尘肺病新病例14 495例,死亡病例748例。在14 495例尘肺病中,煤工尘肺和矽肺占91.89%。目前尘肺病仍是我国最严重的职业病,2009年,报告尘肺病例数占职业病报告总例数的79.96%;尘肺病发病工龄缩短,群发性尘肺病时有发生;中、小型企业尘肺病发病形势严峻,超过半数的尘肺病分布在中小型企业。职业中毒方面,2009年共报告各类急性职业中毒272起,中毒552例,死亡21例,病死率为3.80%。其中包括重大职业中毒18起,中毒188例,死亡21例,病死率为11.17%。引起急性职业中毒的化学物质近50种,引起中毒例数最多的物质为一氧化碳,主要分布在冶金、煤炭、建设和建材行业。66.74%的急性职业中毒病例发生在小型企业。2009年共报告慢性职业中毒1 912例。引起慢性职业中毒的化学物质排在前3位的分别是铅及其化合物、苯、砷及其化合物,分别为1 082例(占56.59%)、208例(占10.88%)和165例(占8.63%),主要分布在冶金、有色金属和机械行业。2009年共报告职业性肿瘤63例,其中苯所致白血病22例,焦炉工人肺癌19例,石棉所致肺癌、间皮瘤11例,联苯胺所致膀胱癌11例。2009年共报告职业性耳鼻喉口腔疾病等职业病1 106例。其中职业性耳鼻喉口腔疾病424例(噪声聋居多,达348例),生物因素所致职业病192例(布氏杆菌病190例、森林脑炎2例),职业性皮肤病176例,职业性眼病161例,物理因素所致职业病111例,其他职业病42例。

新中国成立以来至2009年底,据有关部门粗步估算,我国现有1 600万家企业存在着有毒有害的作业场所,受不同程度危害的职工总数超过2亿人,每年因职业病危害造成的直接经济损失约达1 000亿元,间接经济损失2 000亿元;平均每年新发职业病人数高达2万,其中尘肺病发病数占80%,急、慢性中毒约占20%;全国累计报告职业病72万余例,而实际病例远远高于报告数字。职业危害给我国造成的经济损失要大于因工伤事故造成的经济损失。因此,开展对职业卫生及职业病的研究刻不容缓,必须对产生或存在于工作场所并可能对作业人员的身心健康造成危害的因素进行科学的预测、识别、评估、控制和预防。

第一节　职业卫生概述

一、职业卫生的发展历史

1784年英国人瓦特发明蒸汽机后，一次又一次的产业革命一方面使生产力得到不断发展，另一方面生产中对人体有害的因素也越来越多，促使职业卫生工作成为一项重要的社会工作。

1833年英国政府任命了第一位工厂检察官，在1855年，要求外科医生在诊断“患病或体质弱的没有工作能力的年轻人”时，必须进行职业病分析与调查。在接下来的一百多年时间里，在英国西北部的一个使用页岩油作为润滑油的纱厂，发现工人的阴囊和腹部有很高的皮肤癌发病率；在英格兰北部的一个城市，发现有大约30岁就死于矽肺病的磨刀砂轮操作工，并且常伴有肺结核；发现使用发光材料喷涂作业，并常舔刷子头的员工中有骨髓障碍。

2004年8月至2007年10月张某在郑州某耐磨有限公司打工，做过杂工、破碎工，其间接触到大量粉尘。2007年8月开始咳嗽，当感冒久治未愈，去医院做了胸片检查，发现双肺有阴影，诊断为尘肺病，并被多家医院证实，但职业病法定机构郑州市职业病防治所下的诊断却属于“无尘肺0+期(医学观察)合并肺结核”，即仅有尘肺表现。此后，他被多家医院诊断为尘肺病，但企业拒绝为其提供相关资料，在向上级主管部门多次投诉后他得以被鉴定，郑州职业病防治所却为其作出了“肺结核”的诊断。为寻求真相，在多方求助无门后，被逼无奈的张某不顾医生劝阻，执著地要求“开胸验肺”，以此证明自己确实患上了“尘肺病”。

2008年10月至2009年7月，某公司模组五课在作业场所开始使用价钱更便宜的“正己烷”替代酒精等清洗剂进行擦拭显示屏作业。模组五课车间是密闭洁净车间，车间内直接接触使用正己烷的职工有800余人。由于该公司没有对正己烷使用的职业危害影响进行申报、评估、检测，也没有改造相应的通风设施，导致作业现场空气中的正己烷含量严重超标，许多员工无端患上四肢无力、手脚疼痛的“怪病”，甚至晕倒在车间。60多名员工陆续住院检查，137名工人因暴露于正己烷环境，健康状况遭受严重影响。经查实，罪魁祸首是化学溶剂正己烷。

据调查，苏州某公司是苹果公司触摸屏重要供应商，自2008年8月起该公司要求员工用正己烷取代酒精擦拭手机显示屏。正己烷是一种挥发性液体，其挥发速度快于酒精，有利于提高工作效率，且擦拭效果优于酒精，可以降低次品率，但是有麻醉和刺激作用，长期接触可致人出现头痛、头晕、乏力、四肢麻木等慢性中毒症状，严重的可导致晕倒、神志丧失，甚至死亡。该公司使用正己烷之后，不少员工发生中毒反应，有的员工甚至留下永久性残疾。

自1887年发现首例苯接触者发生急性淋巴细胞白血病以来，将苯、甲苯、二甲苯对人体健康的影响，各国从临床医学、职业卫生学和职业流行病学等方面都做了大量的研究工作。

1906年，英、法、德等12个国家发起组织了首届职业卫生国际代表大会，同时成立了职业卫生常设委员会和国际职业卫生协会(PCIAOH)。

1950年，国际劳工组织、世界卫生组织在第一届职业卫生联合委员会上明确提出了“职业卫生”的概念和内容。

20 世纪 90 年代中后期，国际标准化组织(ISO)一直在努力使职业安全健康标准化管理体系(Occupational Safety and Health Standard Management System，OSHSMS)发展成为与 ISO 9000 和 ISO 14000 类似的规模。1996 年 9 月 5 至 6 日，ISO 组织召开了职业安全健康管理体系(OSHSMS)标准国际研讨会，来自 44 个国家及 IEC、ILO、WTO 等 6 个国际组织的共计 331 名代表参加了该研讨会，会中讨论是否制定职业安全健康管理体系国际标准，结果未就此达成一致意见。随后，ISO 在 1997 年 1 月召开的技术工作委员会(TMB)会议上决定，目前暂不颁布该类标准。但许多国家和国际组织继续在本国或所在地区发展这一标准，如澳大利亚、挪威、丹麦、西班牙等国，其中澳大利亚态度最为明确，认为既然工作迟早要开展，不如尽早进行。另有一些国家强调建立各自的 OSHSMS，认为职业安全健康问题较复杂，涉及劳工权益、国家利益及主权等问题，并不认为目前制定国际标准的时机已经成熟，但都在紧锣密鼓，加紧建立自己的 OSHSMS 标准。

英国于 1996 年颁布了 BS8800《职业安全健康管理体系指南》国家标准；美国工业卫生协会制定了关于《职业安全健康管理体系》的指导性文件；1997 年澳大利亚、新西兰提出了《职业安全健康管理体系原则、体系和支持技术通用指南》草案；日本工业安全卫生协会(JISHA)提出了《职业安全健康管理体系导则》；挪威船级社(DNV)制订了《职业安全健康管理体系认证标准》；1999 年英国标准协会(BSl)、挪威船级社(DNV)等 13 个组织联合提出了职业安全健康评价系列(OHSAS)标准，即 OHSAS18001:《职业安全健康管理体系规范》、OHSAS18002:《职业安全健康管理体系 OHSA518001 实施指南》。

1999 年 4 月在巴西召开的第 15 届世界职业安全健康大会上，国际劳工组织(ILO)的一位负责人提出：国际劳工组织将像贯彻 ISO9000 和 ISO14000 一样依照 ILO 的 155 号公约和 161 号公约等推行企业安全卫生评价和推行规范化的管理体系，按照制订的质询表，逐一评估企业安全卫生状况。表明职业安全健康管理标准化问题成为继质量管理、环境管理标准化之后世界各国关注的又一管理标准化问题。

在跨入新世纪之际，职业安全健康管理体系引起国际上更广泛的注意。ILO 从 1998 年开始制定国际化的职业安全健康管理体系文件，专门召开了两次会议并形成了一个 ILO 的 OSHLMS 指南，经过与 ISO 协商，2000 年 2 月又发表了推动 OSHSMS 工作的报告书，使 OSHSMS 形成一个国际行动。2001 年 6 月，在第 281 次理事会会议上，ILO 理事会审议、批准印发职业安全健康管理体系导则(ILO—OSH 2001)，使得职业安全健康管理体系的实施成为今后安全生产领域最主要的工作内容之一。ILO 导则中推荐的职业安全健康管理体系国家框架如图1-1所示。

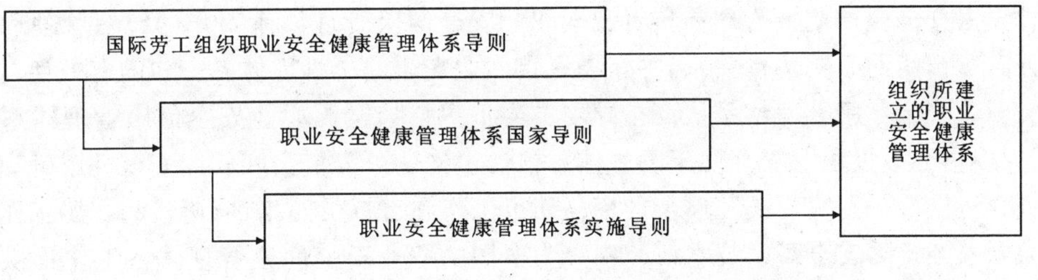

图 1-1　职业安全健康管理体系国家框架的核心要素

我国在职业卫生问题提出之初就十分重视。1995 年 4 月，原劳动部派代表参加了 ISO—OHS 特别工作组，并分别派员参加了 1995 年 6 月 15 日和 1996 年 1 月 19 日 ISO 组织召开的两次 OHS 特别工作小组会。1996 年 6 月 13 日，关于 OSHSMS 的国内研讨会召开，来自原劳动部等 20 多个部委和直属企业的 30 多位代表参加了此次研讨会。从会议研讨的情况来看，开展对外贸易较多的部门，已开始开展 OSHSMS 方面的工作。

1996 年 8 月 29 日，原劳动部科技办组织召开了由原劳动部职业安全健康与锅炉压力容器安全监察局、矿山安全监察局、国际合作司、原劳动保护科学研究所(现改建为国家经贸委安全科学技术研究中心)、原劳动情报文献中心的有关同志参加的部内研讨会，会中介绍了 ISO 关注 OSH 领域的由来、最新进展及收集到的有关国家制定的 OSHSMS 标准所包含的内容。1996 年 9 月，我国派出由原劳动部等单位组成的 8 人代表团，参加了 ISO 组织的 OSHSMS 国际研讨会，参与了其中的小组讨论，并在政府组中做了小组发言，阐述了我国的观点。随后，中国劳动保护科学技术学会、原劳动部劳动保护科学研究所等单位开展了职业安全健康管理体系标准研究工作。1997 年，中国石油天然气总公司制订了《石油天然气工业健康、安全与环境管理体系》、《石油地震队健康、安全与环境管理规范》、《石油钻井健康、安全与环境管理体系指南》等三个行业标准。1998 年，中国劳动保护科学技术学会提出了《职业安全健康管理体系规范及使用指南》。

1999 年 10 月，国家经贸委颁布了《职业安全卫生管理体系试行标准》和下发了在国内开展 OSHSMS 试点工作的通知。在我国开展职业安全健康管理体系认证试点工作两年来，很多企业对建立和实施职业安全健康管理体系表现出很高的热情，工作进展之快，社会反响之大，是许多人事先没有预料到的。

2000 年 7 月，国家经贸委发文成立了全国职业安全卫生管理体系认证指导委员会、全国职业安全卫生管理体系认证机构认可委员会及全国职业安全卫生管理体系审核员注册委员会，为推动我国职业安全卫生管理体系工作的进展，提供了组织和机制上的保障。

2001 年 12 月，国家经贸委依据我国职业安全健康法律法规，结合国家经贸委颁布并实施《职业安全卫生管理体系试行标准》所取得的经验，参考国际劳工组织《职业安全健康管理体系导则》，制定了《职业安全健康管理体系指导意见》和《职业安全健康管理体系审核规范》，进一步推动了我国职业安全健康管理工作向科学化、规范化方向发展。

国家经贸委 2001 年第 30 号公告的《职业安全健康管理体系指导意见》中规定："国家安全生产监督管理局负责拟定、实施和定期评审国家关于在用人单位内建立和推进职业安全健康管理体系的政策。"为确保国家政策及其实施计划的一致性，有关机构在职业安全健康管理体系框架中应承担如下职责。

(1)国家安全生产监督管理局负责我国职业安全健康管理体系工作的统一管理和宏观控制，保证各机构间的必要协作关系，并定期评审职业安全健康管理体系工作的有效性。

(2)职业安全健康管理体系认证指导委员会负责指导全国职业安全健康管理体系认证工作。指导委员会下设职业安全健康管理体系认证机构认可委员会和职业安全健康管理体系审核员注册委员会，分别负责认证单位的资格认可工作和审核员的培训、考核和注册工作。

(3)国家经贸委安全科学技术研究中心为全国的职业安全健康管理体系工作提供技术支持，拟定职业安全健康管理体系审核规范及实施指南。

(4)国务院有关部门和地方政府的安全生产监督管理机构在各自职责范围内和本地区推

动职业安全健康管理体系工作。

(5)国家认可的职业安全健康服务机构协助用人单位建立并保持职业安全健康管理体系。

上述规定充分体现了我国安全生产管理体制各层次的参与,发挥各级各类行政部门和技术服务机构在推动用人单位建立和实施职业安全健康管理体系中的作用。

我国的职业安全健康管理体系国家框架如图 1-2 所示。

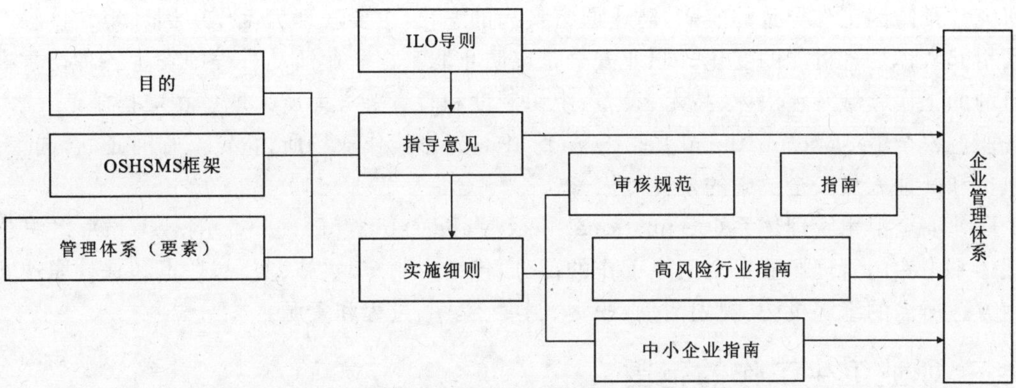

图 1-2　我国职业安全健康管理体系国家框架

2002 年 3 月,国家安全生产监督管理局下发了“关于调整全国职业安全健康管理体系认证指导委员会及工作机构组成人员的通知”,对全国职业安全健康管理体系认证指导委员会及其下设机构组成人员进行了调整和充实。

二、职业卫生的概念

事故(accident):造成死亡、职业病、伤害、财产损失或其他损失的意外事件。

审核(audit):判定活动和有关结果是否符合计划的安排,以及这些安排是否得到有效实施并适用于实现组织的方针和目标的一个系统化的验证过程。

持续改进(continual improvement):强化职业安全卫生管理体系的过程,目的是根据组织的职业安全卫生方针,从总体上改善职业安全卫生绩效。

危害(hazard):可能造成人员伤害、职业病、财产损失、作业环境破坏的根源或状态。

危害辨识(hazard identification):识别危害的存在并确定其性质的过程。

事件(incident):造成或可能造成事故的事件。

相关方(interested parties):关注组织的职业安全卫生状况或受其影响的个人或团体。

不符合(non-conformance):任何能够直接或间接造成伤亡、职业病、财产损失或作业环境破坏的违背作用标准、规程、规章或管理体系要求的行为或偏差。

目标(objectives):组织制定的为激发员工安全表现行为并预期必须要达到的职业安全卫生工作目的、要求和结果。

绩效(performance):组织根据职业安全卫生方针和目标,在控制和消除职业安全卫生危险方面所取得的成绩和达到的效果。

可容许风险(tolerablerisk):根据组织的法律义务和职业健康安全方针,降低组织可接受程度的风险。

职业安全(occupationalsafety):以防止职工在职业活动过程中发生各种伤亡事故为目的的工作领域及在法律、技术、设备、组织制度和教育等方面所采取的相应措施。

职业卫生(occupationalhealth):以防止职工在职业活动过程中健康免受有害因素侵害为目的的工作领域及在法律、技术、设备、组织制度和教育等方面所采取的相应措施。

职业安全和职业卫生两者关系密切,广义上职业卫生是职业安全的组成部分。职业卫生是研究并预防因工作导致的疾病,防止原有疾病的恶化,主要表现为工作中因环境及接触有害因素引起人体生理机能的变化。职业安全是以防止职工在职业活动过程中发生各种伤亡事故为目的的工作领域及在法律、技术、设备、组织制度和教育等方面所采取的相应措施。

职业安全卫生(occupational health and safety):影响作业场所内员工、临时工、合同工、外来人员和其他人员安全健康的条件和因素。

职业安全卫生管理体系(occupational health and safety management system):组织全部管理体系中专门管理职业安全卫生工作的部分,包括为制定、实施、实现、评审和保持职业安全卫生方针所需的组织机构、规划活动、职责、制度、程序、过程和资源。

三、职业卫生工作的范围

1. 职业病危害因素和职业病的识别

作业场所存在各种职业性有害因素对从业者的健康会造成不良影响,严重的可以导致职业性疾病或损伤。2002 年 4 月,我国卫生部、原劳动和社会保障部颁发的《职业病目录》中,共有 10 大类、115 种法定的职业病。识别职业性有害因素及职业病是职业卫生工作的基本步骤之一,是进行危害性评价、采取控制策略以及规划优先措施必不可少的前提条件。识别职业性有害因素及职业病可以确定何种环境下存在何种有害物质,以及对人体造成有害影响的性质及伤害的程度。

要鉴别有害物质和有害因素的来源,需要广博的知识,需要对工作过程、操作工序、原材料、使用或产生的化学物质、最终成品或副产物等进行认真研究,还需要对化学物形成事故的可能性、物质的分解、燃料的燃烧或杂质的产生的可能性进行研究。要鉴别过度接触时有害物质生物效应的性质与影响程度,还需要掌握毒理学的知识。

2. 职业病的发病规律分析

职业病发病具有以下五个特点。

(1)病因明确,病因即职业性有害因素,在控制病因或作用条件后,可消除或减少发病。

(2)所接触的病因大多是可检测和识别的,且其强度或浓度需达到一定的程度,才能使劳动者致病,一般可有接触水平反应的关系,即接触强度(浓度)越大,机体反应越明显。

(3)在接触同一有害因素的人群中常有一定的发病率,很少只出现个别病人。

(4)大多数职业病如能早期诊断、及时治疗、妥善处理,康复效果较好,但有些职业病,例如矽肺,目前尚无特效疗法,只能对症综合处理,故发现越晚,疗效越差。

(5)除职业传染病外,治疗个体无助于控制人群发病。从病理学上说,职业病是完全可以预防的,故必须强调“预防为主”。

总之,职业性疾病可累及很多器官、系统,涉及临床医学各个分科,如内科、外科、神经科、皮肤科、眼科、耳鼻喉科等。因此,必须充分运用多学科的综合知识和技能,明确了解职业病的发病病因，处理职业性疾病的早期诊断、治疗、康复。

3. 职业性危害因素监测

对作业环境进行有计划、系统的检测，分析作业环境中有毒有害因素的性质、强度及其在时间、空间的分布、消长规律。为评价作业环境的卫生质量，判断是否符合职业卫生标准要求；估计在此作业环境下劳动作业者的接触水平，为研究接触-反应或效应关系提供基础数据。

通过职业卫生监测，提供工作场所有害物质现状的数据，判断工作场所有害物质是否符合国家职业卫生标准，评价当前工作场所职业卫生的主要问题。找出工作场所有害污染最严重的地点或岗位，以及该处的有害物质的重要污染因素，作为主要管理对象，评价该处有害物质污染防治对策和措施实施效果。

4. 职业健康监护

健康监护是职业卫生的一项主要内容。通过健康监护不仅起到保护员工健康、提高员工健康素质的作用，也是为了便于早期发现疑似职业病病人，尽早得到治疗。

健康监护应着重做好两方面的工作，即环境监测和体格检查。环境监测是了解工作环境存在职业病危害因素的重要依据，经检测，可以判定职业病危害因素的性质、分布、产生的原因和程度，也可鉴定防护设备的效果。体格检查是了解健康状况的必要手段，上岗前、在岗期间和离岗时的职业健康体检，有助于识别员工的健康改变，结合环境监测等资料进行动态对比，可鉴别是否属于职业性病变。

在开展健康监护工作中，必须有专职人员负责，建立职业健康监护档案。

5. 职业病的预防

职业病的预防遵循三级预防原则，即：①一级预防。从根本上着手，使劳动者尽可能不接触职业性有害因素，或控制作业场所有害因素水平在卫生标准允许限度内；②二级预防。对作业工人实施健康监护、早期发现职业损害，及时处理、有效治疗、防止病情进一步发展；③三级预防。对已患职业病的患者积极治疗，促进健康。三级预防的关系是：突出一级预防，加强二级预防，做好三级预防。

落实三级预防的基本措施有：①实施劳动卫生监督，包括预防性和经常性卫生监督，以及事故性处理。新建、扩建、改建工程项目的卫生防护设施“三同时”验收是其重要的内容；②降低有害因素浓(强)度。常见的卫生技术措施有从工艺上改进，防止有害因素逸散，推广运用低毒、无毒的材料或技术，配置个人防护用品、通风防尘等；③职业性健康筛检。已成为常规的措施有就业职业性体检、定期职业性体检和离退休职业性定检。

四、职业卫生工作的原则、目标和任务

随着人类对职业卫生的认识，人们越来越清楚地认识到，应当在某种健康损害出现之前，甚至在潜在危害发生之前就应采取行动，及时监测作业环境，消除其中的有害物质或有害因素。同时，除职业卫生专业人员外，决策者、管理人员和作业人员在职业卫生工作中都起着十分重要的作用。世界卫生组织(WHO)和国际劳工组织(ILO)对职业卫生工作的原则、目标和任务分别进行了以下的阐述。

职业卫生工作的原则主要有五个方面：

(1)改善环境与疾病预防的原则。即保护职工健康不受作业环境中有害因素的损害。

(2)工作适应的原则。即作业与作业环境适合职工的职业能力。

(3)健康促进的原则。即优化职工心理行为、生活及作业方式与社会适应状况。

(4)治疗与康复的原则。即减轻工伤、职业病与工作有关疾病所导致的不良后果。

(5)初级卫生保健的原则。即就近为职工提供治疗与预防的一般卫生保障服务。

职业卫生工作的目标是创造卫生、安全、满意和高效的作业环境,保护充满活力的人力资源,促进社会经济的可持续发展。

职业卫生工作的任务是识别、评价和控制不良劳动条件中存在的职业性有害因素,保护和促进从业者的身心健康。

第二节　职业性危害因素与职业性损害

一、职业性有害因素的分类

职业病危害因素按照来源可以分为生产工艺过程中产生的危害因素、劳动过程中的危害因素和生产过程中的危害因素。

1. 生产工艺中产生的危害因素

可以分为化学性职业危害因素、物理性职业危害因素和生物性职业危害因素。

(1)化学性职业危害因素包括:有毒物质,如铅、汞、氯、一氧化碳、有机磷农药等;生产性粉,如矽尘、石棉尘、煤尘、有机粉尘等。

(2)物理性职业危害因素包括:异常气象条件,如高温、高湿、高气压、低气压等;噪声、振动;射频、微波、红外线、紫外线;X 射线、γ 射线等。

(3)生物性职业危害因素包括:如附着在皮肤上的碳疽杆菌、布氏杆菌、森林脑炎病毒等。

2. 劳动过程中的有害因素

(1)劳动组织和劳动制度不合理,如劳动时间过长、休息制度不合理、不健全等。

(2)劳动中的精神过度紧张。

(3)劳动强度过大或劳动安排不当,如安排的作业与劳动者生理状况不相适应、生产额过高、超负荷加班加点等。

(4)个别器官过度紧张,如光线不足引起的视力紧张等。

(5)长时间处于某种不良体位或使用不合理的工具等。

3. 生产环境中的有害因素

(1)生产场所设计不符合卫生标准或要求,如厂房低矮、狭窄,布局不合理,有毒和无毒的工段安排在一起等。

(2)缺乏必要的卫生技术设施,如没有通气换风、照明、防尘、防毒、防噪声、防振动设备,或效果不好。

(3)安全防护设备和个人防护用品装备不全。在实际的生产场所中危害因素往往不是单一存在的,而是多种因素同时对劳动者的健康产生作用,此时危害更大。

职业危害因素所造成的职业性损伤还包括工伤,工伤可由轻微到严重,甚至导致伤残或死亡,所以必须引起足够的重视,及时预防。发生工伤的原因有很多,工人缺乏安全生产知识、不注意防护、存在麻痹侥幸的心理，或饮酒、药物、疲劳和精神心理等因素都有影响。工伤与职业病预防不能截然分开，二者常有内在的联系。

二、职业病

当职业性有害因素作用于人体的强度与时间超过一定限度时，人体不能代偿其所造成的功能性或器质性病理改变，从而出现相应的临床征兆，影响劳动能力，这类疾病统称职业病。

医学上所称的职业病泛指职业性有害因素所引起的疾病，而在立法意义上，职业病有其特定的范围，即指政府所规定的法定职业病。

根据我国相关法律规定，确诊的法定职业病必须向主管部门报告。凡属于法定职业病的患者，在治疗和休息期间及在确定为伤残或治疗无效而死亡时，均应按照劳动保险条例有关规定给予劳保待遇。

所谓法定职业病，是指由国家确认并经法定程序公布的，由卫生部、原劳动和社会保障部颁布的《职业病目录》规定了 10 大类、115 种法定的职业病。这 10 类法定的职业病包括：尘肺、职业性放射性疾病、职业中毒、物理因素所致职业病、生物因素所致职业病、职业性皮肤病、职业性眼病、职业性耳鼻喉口腔疾病、职业性肿瘤和其他职业病。

三、职业中毒

在生产环境中，由工业毒物引起的作业人员中毒称为职业中毒。职业中毒的局部作用表现为引起皮肤黏膜的刺激和腐蚀作用，全身作用表现为接触部位以外的器官损害，如缺氧和麻醉等全身损伤，以及肝、肾、血液等损害。

职业中毒可分为急性、亚急性和慢性三种临床类型。

(1)急性中毒。急性中毒是指毒物一次或在短时间(几分钟至数小时)大量进入人体而引起的中毒。

(2)慢性中毒。慢性中毒是指毒物少量长期进入人体而引起的中毒，如慢性铅中毒。

(3)亚急性中毒。发病情况介于急性和慢性之间，接触浓度较高，工龄一般在一个月内发病者，称为亚急性中毒或亚慢性中毒，如亚急性铅中毒。

各种工业毒物的毒性作用特点不同。有些毒物在作业环境中，难以达到引起急性中毒的浓度，一般只有慢性中毒，如铅、锰、镉等金属毒物；有些毒物的毒性大，且易散发到车间空气中或污染作业人员皮肤，往往引起急性中毒，如氯气、二氧化硫、二氧化氮、苯等；有些毒物在生产过程中易引起急性中毒，通常它们在体内的蓄积作用不明显，如氰化氢、硫化氢、一氧化碳、二氧化碳等。

第三节　我国职业卫生工作现状

一、我国职业卫生事故统计

2002 年 5 月 12 日，卫生部有关负责人就《使用有毒物品作业场所劳动保护条例》的公布与实施接受新华社记者采访时表示，我国有毒作业劳动保护现状十分严峻，职业中毒危害有不断加重的趋势。

目前我国仅尘肺病人就累计达 55 万人，还有 60 多万可疑尘肺人员，新发尘肺病人目前仍以每年 1.5 万至 2 万例的速度增长；全国每年报告各类急、慢性职业中毒数千人，死亡数百人；重大恶性职业中毒事件时有发生，仅 2001 年，卫生部就接到职业中毒报告 222 起 756 例，死亡 110 例，其中同时死亡 3 人以上的重大事故共有 9 起 49 人；发生职业中毒的企业有 28.91%的作业场所没有卫生防护措施；有 47.69%的企业工人没有个人防护用品；在被诊断为职业病的 509 例患者中，18.6%的工人被解雇。2002 年卫生部通报的五大化学品中毒案：①河北某制造箱包的农民工苯中毒案；②北京某公司农民工苯中毒案；③广东东莞某鞋厂女工正己烷中毒案；④山东某集团重大苯中毒案；⑤温州市某鞋材加工厂慢性苯中毒案，14 名工厂老板被判有期徒刑。

河北高碑店市某镇是全国最大的箱包集散地，大多数个体作坊生产条件简陋，一些作业场所有毒气体浓度高，作业人员未配备职业病防护用品，有的作坊老板甚至让农民工吃、住、工作在同一房间。由于长时间接触有毒粘胶剂，导致 25 名农民工在 2002 年 3 月发生苯中毒，其中因苯中毒死亡 5 人。经整顿，406 家作坊被取缔，12 名作坊老板被判有期徒刑。

2002 年 3 月，北京某公司在丰台区长辛店镇辛庄村的加工车间发生了苯中毒事件，有两人因职业性慢性重度苯中毒死亡，有 13 人被诊断为慢性苯中毒。

2002 年 6 月，广东省卫生厅接到省妇联反映后，立即对广东东莞某鞋厂进行调查，有 12 名女工被确诊为慢性正己烷中毒，较重者出现双脚无力、肌肉痉挛样疼痛、肌肉萎缩。

21 个省共报告了接尘工龄在 2 年以下的尘肺病例 211 例，最短接尘时间不足三个月，平均发病年龄 40.9 岁，最小发病年龄 20 岁。尘肺病例数据分析表明，尘肺病发病工龄在缩短。急性尘肺病集中发生在金矿采挖、石英砂粉碎和坑道工程建设等行业，地区分布主要在浙江、广西、青海、安徽、湖南、贵州和甘肃等地。

慢性职业中毒报告 1 379 例。居前三位的分别是铅及其化合物中毒 589 例、苯中毒 253 例、砷及其化合物中毒 119 例，分别占 42.72%、18.35%和 8.63%；其他是正己烷 77 例、三硝基甲苯 71 例、锰及其化合物 59 例、汞及其化合物 52 例等。慢性职业中毒主要发生在有色金属、化工、电子和冶金行业。

其他职业病以：噪声聋 221 例、职业性白内障 177 例、布氏杆菌病 108 例、化学性眼部灼伤 79 例、化学性皮肤灼伤 186 例等职业病为主。

二、职业病的现状和特点

近 10 年来，我国职业病发病情况呈现明显的凹形反弹倾向。发病人数从 20 世纪 90 年代初逐年下降，1997 年降至最低后又呈反弹趋势，其中主要是尘肺病检出率显著回升，尘肺病又以煤工尘肺、矽肺最为严重。

一些典型事件恰恰反映出我国职业病防治处在一个滑坡和动荡的阶段。

2002 年 5 月 1 日，《职业病防治法》颁布实施。就在这一年，河北省高碑店市某镇箱包加工企业发生农民工苯中毒事件，5 人死亡、12 人患病。“白沟事件”震惊全国，时任国务院总理的朱镕基批示彻底调查并处理。

2003 年，在福建仙游东湖村打工的数十名贵州农民工，被发现患有严重矽肺病，19 人相继死亡的“东湖事件”被温家宝总理批示公开通报。

2004 年，广东惠州两家电池生产企业接受检测的 1 021 名职工中，177 人镉超标，2 人镉中毒，被确诊为职业病。广东“镉增高”事件受到舆论关注。

2006 年，重庆西南合成制药股份有限公司二分厂某车间 4 名职工患肺癌死亡。“致癌车间”的报道不胫而走。

2008 年 10 月至 2009 年 7 月，美国苹果公司在华供应商、位于苏州工业园区的联建（中国）科技有限公司在无尘作业车间使用价钱更便宜、清洁效果更好的正己烷替代酒精等清洗剂进行擦拭显示屏作业，直接接触使用正己烷的工人有 800 余人。据悉，部分中毒工人留下永久性后遗症，被评定为职业病九级或十级伤残。

据有关部门初步估算，我国现有 1 600 万家企业存在着有毒有害的作业场所，受不同程度危害的职工总数超过 2 亿人，每年因职业病危害造成的直接经济损失约达 1 000 亿元，间接经济损失 2 000 亿元；平均每年新发职业病人数高达 2 万，其中尘肺病发病数占 80%，急、慢性中毒约占 20%；现存累计患者 67 万余人，而实际病例远远高于报告数字。因职业危害给我国造成的经济损失要大于因工伤事故造成的经济损失。

职业病的特点：一是接触职业病危害人数多，患病数量大，发病年龄下降，新职业病不断出现，专家估计今后 10～15 年我国职业病发病总数还将呈继续上升趋势；二是职业病危害分布行业广，乡镇企业、外资企业职业危害严重，农民工成为职业危害的主要受害者；三是职业病危害流动性大、危害转移严重；四是职业病具有隐匿性、迟发性特点，危害往往被忽视；五是职业病危害造成的经济损失巨大，影响长远。

三、职业卫生面临的挑战

新职业、新工艺、新化学物带来更多职业危害因素。随着以高科技为特征的现代工业和市场经济的高度发展需要，我国每年都有数百种新化合物通过常规毒性鉴定获准上市。其中半数以上对人体健康和生态环境有害，部分具有致癌、致畸、致突变作用。

此外，不断加速的高竞争、快节奏的生产及生活方式，也使职业人群的心理性或精神性疾患明显增多，其患病率比 20 世纪 70 年代高出一倍。21 世纪我国职业卫生工作，将面临传统产业与现代高科技产业的双重挑战。今后 5～10 年内，我国将出现职业病高发期。消除矽肺至少还需 15～25 年的不懈努力。

第四节 职业卫生工作发展趋势

一、我国职业卫生的新问题

国家法律制度不健全，执法力度不够。2001 年，全国人民代表大会常务委员会审议通过了《中华人民共和国职业病防治法》和《中华人民共和国安全生产法》。由但于体制上的原因，我国还没有实现职业安全与职业卫生的统一立法，职业安全和职业卫生的分别管理自然不利于提高行政效率和降低行政成本。

此外，法规标准体系与国外工业化发达国家职业卫生法规标准体系相比存在诸多不足，如我国法定的职业病目录中仅列致癌性因素 8 种，而美国 2005 年公布的《致癌物》报告中致癌物质种类达到 246 种。国际癌症研究所(IARC)2004 年公布的确定的人类致癌物为 95 种，很可能是人类的致癌物 66 种，可能的人类的致癌物多达 241 种。

职业卫生监管体系严重缺陷，监管职责不明。我国在进行机构改革时，将职业卫生监管职能从劳动部转归到卫生部，后又将作业场所的职业卫生监督职能划转到安监部门。我国分割了职业安全与职业卫生，由安监和卫生两部门从不同方面履行职责，给实际工作带来严重困难。2003 年机构调整后，卫生部门失去了执法权，不能再到企业进行现场执法，而《职业病防治法》中又规定它是执法主体。安监部门由于职能划分不合理，缺少执法主体法律依据，尚未完全承接此项职能。

职业卫生监管和技术服务力量薄弱、职业病监测网络不完善。目前，全国有毒有害企业超过 1 600 万家，而接受职业卫生监督的却不足 10 万家。国家对职业卫生管理方面的培训少，企业对职业卫生管理人员的培训更是鲜有，导致职业卫生监督和管理人员的断层。实际工作中，从事职业卫生管理的人员常常是兼职工作，特别是企业，常配备一些对工艺和毒物知之甚少的人员从事管理。

我国的社会保障、保险体系不健全。我国虽在《工伤保险条例》中将职业病患者也纳入工伤保险范围内，但工伤保险机制不完善，实际执行情况较差。特别是广大进城农民工，用人单位违法用工情况普遍存在，农民工享受不到"五险一金"等社会保障的待遇，甚至无劳动合同，遇到职业病等工伤需要保险赔付时缺乏法律依据，已经构成了新的社会问题。此外，农民工的大病医疗保障、养老保险也处于欠缺状态。

企业防治观念淡薄，责任意识薄弱。用人单位对职业病防治工作重要性的认识严重不足，不履行职业病防治责任。很多企业的生产过程中存在的职业危害依然严重，卫生防护设备陈旧，职业卫生条件恶劣；用人单位有意无意地忽视职业病危害的存在，不履行职业病告知义务，不组织职业病防治知识培训和劳动者体检；劳动者发生健康损害时，立即辞退或中止与劳动者的劳务合同，严重损害劳动者的健康权益。

职业病诊断鉴定过程复杂。由于劳动合同制度不健全、用工管理混乱，使相当多的用人单位在职业病诊断鉴定中存在不规范行为，劳动关系、职业史、职业健康监护资料和工作场所职业病危害因素检测等资料不全造成职业病诊断机构难以受理劳动者的职业病诊断申请，一些职业病患者不能及时进入法定诊断程序。此外，职业病防治法及其配套法规、规章中对用人单位在职业病诊断鉴定中负举证责任没有明确的规定，引发了很多争议和纠纷。

(一)就业状态变化对劳动者健康影响

1. 临时工的职业健康问题

随着我国经济的快速发展，第二产业和第三产业的比例逐步增加，需要大量劳动力，很多农业人口由第一产业转到工业和服务业。由于他们文化水平较低，往往缺乏正规培训，工业生产知识缺乏，尤其缺乏职业卫生和安全知识，自我防护能力差，因此迫切需要解决这一特殊人群中出现的职业卫生问题。另外，由于第三产业比重增加，许多特殊行业和人群的职业卫生问题也需要积极研究解决。随着由计划经济转为市场经济，用工制度也由终身制变为合同制，临时工、合同工大量出现，导致工作时间不定和工种、工作单位频繁变动，所接触的职业有害因素也随之变动,因而职业卫生的应有保障难以落实,这将给职业卫生和职业医学工作提出很多新问题及解决问题的迫切要求。

2.下岗职工的职业卫生问题

我国正处于经济转轨的变革时期,众多中年职工纷纷转岗或下岗,由于他们曾长期接触某些职业有害因素,给他们的晚年健康和生命带来某些潜在的危险因素,如:以往长期接触硅肺者可能发生晚发性硅肺。对这个弱势群体的职业卫生问题,应给予足够关注。

3.退休人员的职业卫生问题

随着理疗水平和社会生活条件的不断改善,劳动者的寿命不断延长,他们的工作寿命也相应增加。不少生产技术骨干在超过退休年龄后仍在工作或从事新的工作,他们中的大部分人在缺乏技术力量、职业卫生条件相对较差的乡镇或个体用人单位重新就业。进入老年期后,随着生理功能的衰退,不但会出现一些老年性疾病,对职业性有害因素的抵御能力也相应降低,容易罹患职业性病变。另外,中青年时期接触的作业环境,对老年人的晚年健康和生命质量起着重要作用。

4.特殊劳动者的职业卫生问题

由于很多劳动密集型个体企业和"三资"企业用人单位的出现,雇佣了许多女性职工;有些雇主过分追求利润,违反国家法令,雇佣未成年工的现象时有发生。鉴于女性和未成年人易受职业病危害因素危害的生理特点,如不对这些人群加以有效的保护,将会带来严重的职业卫生问题,甚至影响后代健康和人口素质。另外,随着残疾人就业程度的提高,这个特殊群体的职业卫生问题也应受到关注。

(二)职业病危害因素范围的扩展

1.主要职业病危害因素

当前,威胁我国职业人群的主要职业病危害因素以粉尘、化学毒物和某些物理因素(如噪声)为主,居前数位的职业病为尘肺、化学中毒、职业性皮肤病和噪声性听力损伤。其次为不良体位、局部紧张和劳动组织不合理造成的肌肉骨骼损伤(如腰背痛),以及不遵守操作规程、疏于职业病危害防范所致的职业危害事故。

2.脑力劳动型职业病危害

高度机械化生产和先进的流水作业,也带来了快节奏和工作单调、对作业者技术素质的要求高而形成的精神高度紧张、职业心理负荷大、脑力疲劳。由于办公室密闭,加上大量电子办公设备及装修材料产生的污染物,使室内空气质量恶劣,引起"不良大楼综合征"等。

3.新兴或高科技行业的职业病危害

21世纪微电子工业和生物基因工程技术,在高新技术产业中占据显著地位,这些新兴的行业同时带来了新材料、新工艺、辐射和潜在的生物致病源。

为适应人民生活水平提高的需求,一些产业蓬勃发展,如珠宝首饰加工业和服装干洗业,随之出现了以前非常罕见的珠宝加工工人的速发型硅肺、干洗工人接触有机溶剂的职业卫生问题等。

4.传统行业的职业病危害

在一些传统行业,机械化程度大大提高,但职业病防护措施不能及时跟上,作业场所职业病危害浓度大幅度上升,由于极高的浓度和过长的时间接触,一些传统毒物导致过去罕见的病症大量出现。

(三)经济全球化的影响

经济全球化过程中,不可避免地带来一些负面效应,其中,发达国家或地区将在本国或地区禁止的原料、生产过程或产品转移到发展中国家或地区进行生产,成为一个严重的问题。

(四)加入WTO后带来的挑战

我国有关职业卫生方面的法规有许多还未与国际接轨,在职业卫生管理服务方面,国际上已通行将职业有害因素的识别、评价、控制纳入ISO9000、ISO14000和ILO职业安全健康管理体系导则,作为职业安全健康管理的国际标准化体系,成为评价用人单位质量、环保、职业安全卫生方面的国际标准。

(五)职业紧张导致心理障碍增加

就业的激烈竞争,对就业人员的素质和能力的要求越来越高。由此导致就业状态不稳定,角色更迭和人际冲突,使就业人员产生"职业性紧张",引起不良的心理行为效应和精神紧张效应,以至于诱发与紧张有关的疾患、职业性紧张综合征,甚至"过劳死",这已成为职业卫生的突出问题。

(六)职业卫生"大环境"观的梳理和环境卫生融合

职业卫生工作应与"环境卫生"工作紧密结合,将严防生产过程对环境可能造成的危害列为职责范围,从创造"清洁生产"、改善职业生活质量,落实"以人为本,协调、可持续的发展观",使职业卫生工作真正成为工农业生产可持续发展的有力保障。

二、职业卫生发展方向

1. 职业病危害预防

职业卫生的主要任务是消除、阻止或大幅度降低职业人群对职业病危害因素的接触,深入研究低强度长期接触职业病危害因素对人体的影响,早期发现职业人群在细胞乃至分子层面出现的损伤。

2. 人类工效学

我国的工效学研究起步较晚,研究单位也较少,仍然是个有待加强的薄弱领域。随着信息化、自动化程度的进一步提高,劳动者对卫生、安全、高效、满意、舒适的工作条件的需求,人类工效学研究必将成为我国职业卫生、职业医学关注的"热点"。

3. 职业安全和职业卫生的融合

近年来,我国生产事故频繁发生,且多数为大规模恶性事故,如:高浓度煤层引起的爆炸、高浓度毒物导致的急性中毒死亡,而这些事故中很大部分都涉及严重的职业卫生问题。因此职业安全、职业卫生各相关监督管理部门必须加强协调和合作,充分发挥各自的专长,做到优势互补,充分发挥保障劳动者生命安全和健康的作用。

4. 职业卫生网络信息

通过职业卫生信息管理系统,将职业卫生信息监测纳入国家公共卫生信息监测系统平台,规范职业病危害、职业病、工作相关疾病的预防、控制、统计工作，使我国职业卫生信息数据与国际接轨并互认。

5. 非工业职业病危害

近10年来，非工业生产的职业病危害问题日益显现出来，只要有图书、档案、文献管理作业，视频作业（信息产业、银行、保险、证券业、电视台等），精神紧张作业（设计院、医院、政府机关）等，这些行业的工作人员除了受到一些化学、物理、生物、工效学因素的影响外，主要受职业紧张的影响，导致心理、精神问题，以及高血压等疾病。在21世纪，随着第三产业的日益扩大，非工业生产的职业病危害问题将会越来越严重，逐渐成为职业卫生与职业医学关注的主要问题。

第二章 国内外职业卫生法律法规

第一节 美国职业危险有害因素的法律法规

一、美国职业安全卫生立法过程

美国职业安全卫生的立法工作历史悠久，内容广泛，而且不断完善。从 19 世纪 70～80 年代开始立法，经过近百年的历史才产生了这个全国综合性的职业安全卫生法。

在试图推行《工人补偿法》以刺激企业投资改善劳动条件遭到失败后，美国开始考虑制定以推行安全卫生标准为核心的职业安全卫生法。1933 年，罗斯福总统任命富有经验的弗朗西斯·柏金斯为劳工部部长(美国历史上第一名部长)。她上任后成立了标准局，目的是为了改进职业安全卫生工作、劳动条件和促进立法。她这一举动为以后制定《职业安全卫生法》奠定了基础。1968 年 1 月，约翰逊总统提出制定一个统一的、综合的、全面的职业安全和卫生计划，包括立法。大约每年雇员工伤死亡达 1.4 万人，伤害致残将近 250 万人，1970 年职业病患者新增 30 万人，每年直接经济损失惨重。在这种严峻的事实面前，急需制定全国综合性的职业安全卫生法来扭转这一趋势。国会经过激烈的争辩后，终于通过了全美的《职业安全与卫生法》。尼克松总统于 1970 年 12 月 29 日签署，于 4 月 28 日开始生效。全国 5 500 万雇员受到此法的保护，它结束了过去由各州制定安全卫生法的历史，该法被称为是职业安全卫生法令中的里程碑。1984 年 10 月，美国劳动部职业安全卫生管理局又制定和颁布了《职业安全与卫生工作条例》，着重补充了该法的监察体制，使之不断完善。现该法被收入《联邦法规》第 29 篇第 15 卷职业安全卫生。

二、《美国职业安全与卫生法》主要执行机构

《职业安全与卫生法》的主要目的是保证劳动者劳动条件尽可能安全与卫生，向劳动者提供全面福利设施，保护人力资源。该法涉及国会、劳工部、各州职业安全卫生复查委员会、咨询委员会、工人补偿全国委员会、卫生教育和福利部长、雇主、雇员等各方面在职业安全与卫生事业上的责任与权利分配关系。该法建立了三个永久性机构：职业安全卫生复议委员会、全国职业安全卫生咨询委员会、国家职业安全卫生研究所。同时，还建立一个临时性机构——各州工人补偿法全国委员会。

1. 职业安全卫生复议委员会(OSHRC)

该委员会职能包括：委员会对受处罚不服或认为消除违章的时间期限不尽合理的雇主提

供听证，在调查事实的基础上就此发出一项命令，对部长做出的传讯或建议的处罚给予肯定、修改或取消，或者给予其他合适的减轻处理。该委员会有权拟定《职业安全与卫生法》第 17 节规定的一切行政处罚，同时应根据违章雇主企业的规模、违章严重程度、雇主的真诚态度以及过去违章的历史来充分考虑处罚的合适度。受到委员会发出的某项命令不利影响或伤害的任何人员，可进一步向美国地方上诉法院申请对这项命令的重新审议，请求修改或弃置该项命令。

该委员会应由 3 名成员组成，成员由总统咨询参议院并获得同意后任命，从在培训、教育水平或经验足以承担本法赋予的委员会职能的人士中挑选。总统应任命委员会的一名成员担任主席。委员会成员的任期应为 6 年，委员会的主要机构将设在哥伦比亚特区，主席应以委员会的名义负责委员会的行政管理事务，任命诸如听证评审员和他认为能帮助委员会履行职责的其他雇员，委员会可以安排在委员会启动的任何程序的任何阶段让证人提供证言。任何人员得以被传唤出席和宣誓作证，以及出示名册、证件或文件，其方式如同证人被传唤出席、作证以及向委员会出示类似文件实证那样。委员会可以在任何其他地点举行听证会或开展其他程序活动。

为便于履行本法赋予委员会的职责，委员会的两名成员应构成法定人数，并且只有在至少两名成员投票赞成的情况下才能采取正式行动。委员会的每一正式法令应载入记事录，委员会的听证会和记事录应对公众开放。委员会授权制定必要条规以便有序地处理它的程序问题。除非委员会通过了不同的条规，否则它的程序应与联邦程序条例相符合。

为便于委员会启动任何程序，特规定《美国劳动关系法》第 11 节的规定应适用于委员会的裁决和权限。

由委员会任命的听证评审员，对于委员会主席提供给这些听证评审员的委员会制定的任何程序和相关动议，应进行听证，做出认定，并应就构成对程序最后处置的任何这类认定做出报告。听证评审员的报告在听证评审员提交这一报告后 30 天内应变成委员会的最后命令，除非在此期间内任何委员会成员提出这一报告应提交委员会审议。

2. 全国职业安全卫生咨询委员会

劳工部长应按照本法成立的一个全国职业安全卫生咨询委员会。该咨询委员会的作用是进行咨询、协商，并就本法的管理问题向劳工部长、卫生教育和福利部长提出建议。该咨询委员会每个公历年举行至少两次会议。该咨询委员会的全部会议应向公众开放，会议记录副本应予保存并供公众阅查。该咨询委员会由 12 名劳工部长指定的成员组成，其中 4 人由卫生教育和福利部长任命，此外，成员还包括雇主、雇员、职业安全和职业卫生行业及公众的代表。部长应任命一名公众成员担任该委员会成员主席。该委员会成员应在他们的职业安全卫生方面的经验和能力的基础上予以挑选。

此外，部长还可以按照制定标准职能的需要任命标准咨询委员会，每一标准咨询委员会应由 15 人以下组成，并应包括一至多名由卫生教育和福利部长任命的成员。标准咨询委员会成员中，应包括数量对等且以代表有关雇主和类似资格代表工人观点的人，以及一至多名州安全卫生机构的代表。一个标准咨询委员会还可包括部长任命的其他合格人选，以便他们利用其知识和经验为标准咨询委员会的工作做出有益贡献；也可包括一至数名技术人员专业组织或职业安全卫生专业人员组织的代表；以及一至数名全国公认的标准制定组织的代表。但是，以这种方式任命的任何一个标准咨询委员会的成员数量不得超过标准咨询委员会中任命的州和联邦机构代表的数量。咨询委员会的会议应对公众开放，一份准确的记录副本应予保存并供公众阅查。这种委员会的成员(除雇主和雇员代表外)不得与任何所拟的部门有经济利益联系。

咨询委员会的成员根据《美国法典》第 5 部分 3 109 节的规定应付以报酬。

3. 国家职业安全卫生研究所(NIOSH)

在卫生教育和福利部设立一个全国职业安全卫生研究所。研究所负责编制实验计划、工业研究、研究接触有毒有害物质的允许标准，每年出版一期新产生有毒有害物质的目录。在研究过程中，研究所可以对工作场所进行检查，从雇主和雇员那里取得证据，并且要求雇主对雇员与潜在有毒物质接触的情况进行测定与报告，研究所可以要求雇主提供情况，进行检查，确定雇员中职业病的发病率。

所长由卫生教育和福利部长任命，任期 6 年，除非卫生教育和福利部长决定提前变更。所长被授权履行《职业安全卫生法》第 20、21 节赋予卫生教育和福利部长的职能。

研究所被授权以下权利：①开发制定人们提议的职业安全卫生标准；②履行本法第 20、21 节赋予卫生教育和福利部长的全部职能。

所长应被授权以下权利：①开展研究所认为必要或卫生教育和福利部长要求的调研和试点计划，以便为制定新的、改进的职业安全卫生标准确定尺度；② 在这些调研和试点计划结果的基础上，提出有关新的、改进的职业安全卫生标准的建议。任何依据本节所建议制定的职业安全卫生标准，应立即提交劳工部长以及卫生教育和福利部长。

所长每年应向卫生教育和福利部长、总统和国会提交一份研究所开展本法规定的活动情况报告，报告应包括有关全部收到的私人和公共捐款的详细说明及开支状况，还包括所长认为恰当的建议。

4. 各州工人补偿法全国委员会

由总统从下列人员中挑选任命：州劳动者赔偿机构局的成员、保险公司代表、雇主和雇员代表、工业医疗或劳动者赔偿事务方面有经验的医疗职业成员、在劳动者赔偿领域有专门知识的教授、普通公众代表等，劳工部长、商贸部长、卫生教育和福利部长应是劳动者赔偿委员会的当然成员。共由 15 人组成。

该委员会应对国有工人赔偿法作全面的研究和评价，以便断定它能否提供充分、迅速和公正的赔偿制度。这种研究和评价应包括，但并不限于下列问题：①长期的和临时的残疾津贴金额和期限，以及确定最高上限的标准；②医疗津贴的金额和期限，以及保证恰当医疗照顾和自由选择医生的规定；③对劳动者覆盖的程度，包括以就业人数或类型为基础的免除；④确定何种伤害或疾病应予赔偿的标准；⑤康复；⑥第二或下属伤害基金会的覆盖面；⑦提出申请的时间限制；⑧等待期；⑨强制性或选择性覆盖；⑩管理；⑪合法开支；⑫建立一种统一的报告，有关职业伤害与疾病以及劳动者赔偿法实施行动情况的制度是否可行和受欢迎；⑬法律争议的处理、申请赔偿工作中，州与州之间相关的管区外问题和类似问题；⑭私人保险公司被排除在提供劳动者赔偿覆盖以外的程度，这种排斥做法的恰当性以及在何种程度上得以合理存在；⑮劳动者赔偿与公共或私人的老年、残疾、遗嘱保险及其他种类保险的关系；⑯实施委员会建议的方法。

劳动者赔偿委员会是一个临时机构，在向总统提交它的最后报告之日起第 90 天，应停止存在。

本法还对职业安全卫生的教育培训、提供情报、伤亡统计、财务审计作出了规定。劳工部长、卫生教育和福利部长应向总统、两院提出年度工作报告。劳工部长有权批准州的职业安全卫生计划，并监督其实施。根据州的申请，给予最高50%的经费资助，包括拨款和授地，也可拒绝批准其计划，或在监督实施时发现与计划不符而撤销批准。州若不服，可向联邦上诉法院提出申诉。国家对中小企业因实施职业安全卫生标准而增加开支给予经济帮助。

三、美国《职业安全与卫生法》目录及主要条款

1. 目录

《职业安全与卫生法》是美国在职业安全卫生领域中第一个在联邦全面施行的法律，共有34节：

第1节　简介
第2节　国会调查结果及目的
第3节　定义
第4节　本法的适用性
第5节　义务
第6节　职业安全卫生标准
第7节　咨询委员会
第8节　视察、调查与保存记录
第9节　传讯
第10节　实施程序
第11节　司法审议
第12节　职业安全卫生复议委员会
第13节　抵制急迫危险的程序
第14节　民事诉讼中的代表资格
第15节　商业秘密的机密性
第16节　变通、容许和免除执行
第17节　处罚
第18节　州裁决权和州计划
第19节　联邦机构的安全计划和责任
第20节　调研和有关活动
第21节　培训和雇员教育
第22节　全国职业卫生研究所
第23节　对各州的拨款
第24节　统计
第25节　审计
第26节　年度报告
第27节　各州劳动者赔偿法全国委员会
第28节　对小企业的经济援助
第29节　附加助理部长

第 30 节　附加岗位

第 31 节　紧急定位信标

第 32 节　分解性

第 33 节　拨款

第 34 节　生效日期

2. 主要条款

(1)规定劳工部长的权力:①组织制定职业安全卫生标准,并以劳工部规章形式颁布实施,这些规章收集在联邦规章第 29 章;②检查企业是否遵守职业安全卫生标准(规章),发现违法情况,依法处罚;③调查研究职业安全卫生情况;④公布违章条文和建议处以刑罚;⑤缩短工时,以改正不安全或不利于健康的劳动条件;⑥要求雇主保管工伤事故和职业病的记录;⑦请求法院制止严重危险事态发生;⑧批准或否定州的职业安全卫生计划;⑨对负责执行本法的人员进行短期培训指导;⑩为雇主和雇员提供教育和培训计划;⑪为雇主和雇员提供预防职业伤亡和职业病有效措施的资料和建议;⑫提供评价、咨询和促进计划,以支持联邦机构为联邦工人落实安全卫生计划;⑬编制准确的工伤和职业病统计报表。

(2)规定雇主的责任:①应向每一个雇员提供被认为没有造成或可能造成雇员死亡或严重身体伤害的危险的就业工作和就业场所;②应当遵守依照本法颁布的职业安全卫生标准。

(3)规定雇员的权利与义务:①请示拟定或废除某项标准并参加听证会;②获取有关受本法保护的权利、义务和了解受伤害及超标准等有关情况和资料;③有关法规标准实施方面的权利,例如:雇员代表参加检察官员的检查,提出书面报告,请求召开听证会,受伤害雇员有权提出起诉,受歧视可在 30 天内向职业安全卫生管理局控告等;④每个雇员必须遵守职业安全卫生标准,以及依据本法所制定适用于他自己作业和行业的法规、条例和命令。

四、《职业安全与卫生法》基础上标准的制定

1. 将标准的制定作为建立与完善监察执法的基础

美国的《职业安全与卫生法》在其开端就直接阐明:通过授权来贯彻执行在该法基础上发展起来的各项标准;帮助和鼓励各州做出努力,保证安全与卫生的劳动条件,为职业安全与卫生提供科学研究、信息资料和教育训练,保障所有劳动者的安全和健康。同时,明确规定授予劳工部部长组织制定职业安全与卫生标准的权力,企业必须遵守职业安全与卫生标准。

1970 年美国颁布《职业安全与卫生法》后,1971 年就制定了第一个职业安全与卫生标准,即工作场所劳动保护标准,此后,相继制定了石棉尘标准、铅标准、苯标准、砷标准等 400 多种有毒物质最高域值和听力保护方面的标准。这些标准涉及范围广泛,关系到大众的职业安全与健康问题。

2. 注重职业安全与卫生标准的适用性和可操作性,在实施过程中逐步完善

从制定职业安全与卫生标准开始,职业安全与卫生监察局就注重其适用性和可操作性,贴近实际,使绝大多数企业能达到或做到这一标准,从而得到了广泛的贯彻实施。大部分行之有效的职业安全与卫生标准是 20 世纪 80 年代制定的,如在制作化学药剂过程中,要求雇主提供的工作场所危害物浓度符合允许最高域限值标准、危险品运输标准、石棉尘标准、乙烯氧化物标准、苯浓度标准、甲醛(福尔马林)浓度标准、消防标准、农业田间环境卫生标准、粮食加工卫生标准、危险物品处置和紧急救助标准、危险核能源封闭处置标准等,范围很广。20 世纪 90

年代以来，职业安全与卫生监察局针对当时的实际，又相应制定了安全管理规程、太空限制允许标准、建筑业高处坠落保护标准、施工现场用电安全标准、脚手架标准、职业接触血缘病因物质标准、建筑物铅暴露接触标准等。同时，对以往甲醛标准、亚甲氯化物标准、个人防护设备标准、呼吸器保护标准等进行了修改。所有这些标准，被列入《联邦法规文件汇编 · 第29卷》，即通常说的《联邦法典 · 第29卷》。

矿山安全与卫生方面的标准同样如此，顶板、通风等都有相应的标准，并经常进行修订完善。由《矿山安全与卫生法》(1977)授权劳工部部长制定的《矿山安全与卫生标准》颁布实施后，其中的某些条文如果在具有代表性企业实施遇到问题，并引起申诉，经监察员实际考察，也认为存在缺陷的，则将列入下年度标准修改的范畴。具体操作步骤是，企业就《矿山安全与卫生标准》的某条(款)提出申诉，经联邦复审法院判定申诉成立的标准，则必须进行修订。经过反复修订与完善，从而使《矿山安全与健康标准》中的所有条文符合科技发展和实际生产操作的要求。这些矿山安全与卫生方面的标准，被列入《联邦法规文件汇编(第30卷) · 矿产资源卷》，即通常说的《联邦法典(第30卷) · 矿产资源卷》，每年修订1次。

3. 鼓励各州依据自身特点，制定有关职业安全与健康标准

《职业安全与卫生法》赋予各州直接对本州行使职业安全与卫生监察的自主权。目前，美国有24个州和2个海外属地采取自主对本州的职业安全与卫生状况进行监察。联邦职业安全与卫生监察局允许各州实施《职业安全与卫生法》(1977)或相关法规里没有规定的要求，也不干涉各州采取更加严厉的安全管理制度，并承认和采纳各州和其他联邦部门在历史上形成的各种管理措施，作为职业安全与卫生监管的基础。

各州在进行职业安全与卫生监察时，要求企业强制执行联邦和州相关的职业安全与卫生标准。除联邦政府的职业安全与卫生标准外，各州也可以根据自身特定的情况，制定适当的职业安全与卫生监察标准，但其根本目的必须与联邦政府的标准保持一致，不得存在相互抵触和低于联邦标准的情况，允许相关规定要求高于联邦标准。此外，《职业安全与卫生法》(1977)规定，对于联邦职业安全与卫生监察局没有规定的事项，优先采用州法规。

4. 采取各项措施，推动企业执行职业安全与卫生标准

20世纪80年代以来，职业安全与卫生监察局采取多项重大措施，推动企业遵守法律、法规活动，即自愿安全健康保护计划，对第1次参加该项活动的企业，实行免于1年监察的做法。1982年颁布的《自愿安全卫生保护计划条例》，规定了对参加该《条例》保护内容的企业实行免于安全卫生程序监察。1989年起，在总结以往自愿参与安全卫生保护计划实施行动的基础上，职业安全与卫生监察局每年公布自愿安全卫生保护计划指南，指导企业达到职业安全与卫生标准。

5. 加大处罚力度，促进职业安全与卫生标准的落实

在工作场所，一旦安全健康监察员发现存在严重的职业安全与卫生问题，就会建议在经济上给予非常严厉的处罚。1990年，美国国会通过了职业安全与卫生监察局有关提高处罚力度的规定，对严重违规、违法企业的罚款金额从1 000美元增加到7 000美元，蓄意和重复违规、违法的罚款金额从1 000美元增加到7 000美元。实际操作中，依据安全卫生监察员发现的问题，地区监察办事处主任根据违反《职业安全与卫生法》和相关标准的情况，做出相应的罚款处罚。当然，进行处罚时，其他因素相同的条件下，需要根据企业规模大小，来确定具体的处罚金额。《职业安全与卫生监察手册》就具体的违规事件的处罚程序、处罚金额等做出了详细规定。

最近，职业安全与卫生监察局为增强小企业雇主改进工作场所的职业安全与健康条件的积极性，特别对《职业安全与卫生监察手册》中第五章"现场监察参考手册"(Field Inspection Reference Manual，简称 FIRM)有关处罚金额的规定进行了修订，进一步明确了小企业的规模与违反《职业安全与卫生法》时的处罚金额，在考虑雇员人数的情况下可减少的比例，具体规定如下：雇员为 25 人以下(含 25 人)的，凡违反 1 项规定，处罚金额最高可按规定标准减少 60%；雇员在 26～100 人的，凡违反 1 项规定，处罚金额最高可按规定的标准减少 40%；雇员在 101～250 人的，凡违反 1 项规定，处罚金额最高可按规定的标准减少 20%。

矿山安全与卫生监察局对煤矿违法的处罚，长期以来均根据企业规模大小等因素综合实施。监察员在对煤矿进行监察时，每监察出 1 位煤矿矿主或经营者违犯了《矿山法》《联邦法典·第 30 卷》的规定，可处以 70～70 000 美元的罚款。具体罚款金额的多少，依据企业规模、经营者以往的违规记录、经营者对所存在的违规行为(事件)是否有过失、违规的严重程度、接到违规通知书后经营者对迅速纠正违规所持的诚意、处罚金额对经营者继续经营企业的能力的影响等 6 个方面的情况来综合确定。

第二节　英国职业危害因素的法律法规

一、英国职业安全卫生法律法规的发展状况

英国是最早实现工业化的国家，可以说是比较早进行职业安全卫生立法的国家。1802 年，英国议会首先通过了一项限制纺织工童工工作时间的《学徒健康与道德法》，这可以说是国外产生的第一个重要的职业安全卫生法规。随后，英国于 1833 年颁布了世界上第一个《工厂法》，该法对工人的劳动安全、卫生、福利作了规定，成为职业安全卫生立法的先驱。19 世纪中叶以后，随着资本主义经济的继续发展和各国工人运动的普遍高涨，职业安全卫生立法进一步发展。英国在 1937 年、1948 年、1959 年、1961 年四次修改了于 1833 年颁布的《工厂法》。1974 年，颁布了《职业安全与卫生法》，其现有的生产安全与卫生的管理系统、制度和科研框架就是根据这个法律建立健全的。1998 年颁布的《安全和卫生(执法机关)规章》规定 LAs 主要管理批发、零售、办公、休闲和餐饮的职业安全和卫生，HSE 和 LAs 通过执法联络委员会(HELA)进行协同；并成立了负责卫生和安全相关规章制度的职业安全卫生委员会(HSC)。

英国的一些民间组织和中介机构在促进职业安全与卫生中发挥了积极的作用。20 世纪 70 年代英国有不少社会组织和机构，特别是工会对国内已有的有关安全卫生法律法规是否足以保障所有劳动者的安全健康提出疑问。以罗宾爵士为首的委员会对所有包含职业安全卫生内容的法规做了研究。发现：尚有 500 雇员未受到安全卫生法规的保护；有关法规的行政管理不统一；法规内容重复，有的显然已经过时；监督施行的权利不相称及立法上的措辞和含义很少设计雇员的权利和义务。罗宾委员会于 1972 年提出报告，建议建立一个统一的、适用于所有雇员的安全卫生法来替代已有的、为数不多却显得零星的有关职业卫生的法规，加强监察力量，明确雇员的权利和义务。该建议已被采纳。

二、英国职业卫生监督组织机构

1974 年英国《职业安全与卫生法》的实施成立了职业安全卫生委员会(The Health and Safety Commission，HSC)和职业安全卫生执行局(The Health and Safety Executive，HSE)及其地方机构。

HSC 负责卫生和安全相关规章制度的制定工作，HSE 和地方当局(Local Authorities，LAs)负责安全和卫生的执法工作。1998 年颁布的《安全和卫生(执法机关)规章》(The Health and Safety (Enforcing Authority) Regulations 1998，EA Regulations)对于 HSE 和 LAs 执法参照的不同作业场所的职业安全和卫生法规进行了分配。规定 LAs 主要管理批发、零售、办公、休闲和餐饮业的职业安全和卫生。HSE 与 LAs 通过执法联络委员会(Health and Safety Executive /Local Authorities Enforcement Liaison Committee，HELA)进行协调。全英国的 HSE 地方执法联络官办公室网络也可为 LAs 提供建议和支持。在 2000 年,英国政府和 HSC 进行了首次职业安全和卫生战略部署,第一次制定了具体的职业安全和卫生目标 。最近，HSC 公布了其作业场所安全和卫生的 2010 年及远景战略,明确声明了其观点:“让‘卫生和安全是文明社会基石’的理念深入人心,在此基础上,达成引领全球的作业场所卫生和安全典范的目标”。

三、英国和美国在职业卫生的法规、监管和调查统计体系对比

英国和美国同为工业发达国家,其在职业卫生的法规、监管和调查统计体系上具有一定的相似性,见表 2 - 1。

表 2 - 1　两国职业卫生调查统计体系对比表

序号	比较项目	国家	
		美国	英国
1	职业卫生法律	职业安全和卫生法(1970)	职业安全和卫生法(1974)
2	职业卫生记录、报告相关规范和规程	《记录和报告职业危害和疾病》(美国联邦法规 29CFR 1904 部分)	《伤害、疾病和危险事故的报告规范(1995)》(RDDR95)
3	职业卫生监管机构	劳动部下属的职业安全卫生监察局	英国安全与卫生执行局
4	职业卫生统计主管机构	劳动部下属的劳工统计局	
5	职业卫生统计的数据源	①雇主根据 1904 规范的记录 ②政府年度调查:SFID 调查、CFO 调查 ③NDSH 的职业病数据	①雇主按照 RDDOR95 规定的记录 ②政府主动调查,包括 LFS、THOR、IDB 职业肺病死亡报告、执法记录、GCI 铅作业环境监察数据、WHASS
6	调查统计数据的发布方式	年报、公开发布在期刊及劳动部的网站上	年报、公开发布在期刊及 HSE 的网站上

英美两国职业卫生调查统计体系的共同特点:

(1)依据的上层法律法规明确,分别为该国制定的职业安全和卫生法,并且据此确立了雇

主记录职业伤害和疾病依据的规范或规程。

(2)按照职业安全卫生法规,两国均设立了职业卫生监管机构和职业卫生的调查统计主管机构,美国为劳动部下属的 OSHA 和 BLS,英国为专门的职业安全与卫生执行局(HSE)。

(3)两国的职业卫生统计体系均为企业雇主记录报告和政府主动调查相结合的调查统计方式。

(4)调查统计数据的结果均以多种形式,定期向公众公布。

四、英国职业安全卫生法的主要内容和特点

1. 主要内容

(1)立法目的。保障工作人员的健康、安全和福利,保障非工作人员的健康或安全不受工作人员活动的影响,控制有害物质排入大气。

(2)雇主的权利和义务。在合理、可行范围内确保雇员在工作中的健康、安全和福利,包括确保工作设施及其维护的安全;生产物品使用、装卸、贮存、运输安全;提供安全卫生的工作环境及其所需的设施和安排;制定安全卫生规章,并对规章的执行编写报告及提供雇员对报告的知情权;有责任与雇员的安全代表进行合作确保安全卫生措施的执行和效果。

雇员的权利和义务:自我保护和保护工作场所涉及的其他人;对雇主或其他人合法权利和要求有合作的义务。

(3)政府的责权。由国务大臣任命职业安全卫生委员会及其执行委员会,负责帮助该法所涉及的人达到该法规定的目的,安排相关研究、培训和提供资料,协调政府各部门、雇主和雇员、代表雇主和雇员的组织,提供信息和咨询服务,制定条例提交立法机关,实施国务大臣下达的指示。

(4)其他方面的权利义务的规定。安全代表,根据相应条例在雇员中选出,负责与雇主磋商作业场所健康和安全措施的实施和检查这些措施的有效性。

(5)预防性卫生监督的规定。设计、制造、进口或供应任何工作用品的任何人应负以下责任:确保物品使用安全;必要的安全试验和检查,并提供有关的安全资料;用品安装的安全。

(6)其他专门的法律规定的制定。监察员制度:监察员由国家权力机关任命。监察员依法有权进入工作场所、取证、起诉和发布改进通知或禁止通知。

改进通知和禁止通知制度:当监察员认为某人违反一项或几项条款时可以发布改进通知,列举违反的条款和理由,并要求该人限期纠正。如果监察员认为某人的活动涉及发生严重人身伤害的危险时,可以发布禁止通知,限期停止或纠正该活动。

2. 特点分析

(1)强调合理和可行性原则,即某特定工作或工作场所的危险度大小应与避免或减小危险度所需时间、费用和实施难易程度相关联。促使雇主进行危险度评估。

(2)设立职业卫生安全委员会协调法规设计的各个方面,并为之提供信息和咨询服务。

(3)法规的监督由两方面进行,即工作场所的安全代表和权力机关任命的监察员,而且赋予监察员的权利的表述详细而全面。

(4)改进通知和禁止通知制度,既体现了监察员的权利和义务,也保护了当事人和相关人员的知情权等权益。

第三节 日本职业危害因素的法律法规

一、日本劳动安全卫生法制定的经过

1. 关于基准法研究会的研究探讨

在经济高速增长时期，由于生活活动五花八门、频繁变动、技术革新日新月异、雇佣职工错综复杂等原因，除了一般性劳动灾害增加外，还连续发生严重劳动灾害。为此，期望从各方面确立有效的预防对策。

过去在确保工人的安全和卫生基础上制定的法规是劳动基准法，该法是在优先保护工人的观念下创造出的划时代的法规，对于工人的保护、现代劳动惯例的确立等所起到的作用是非常大的。可是，回首看一下经历了25年的劳动基准法，确有难以适应社会实际情况的一面，对法令条文的解释运用，可以提出许多不同意见，这些意见中有相当多问题是进退两难的。

劳动省对与现实社会实际情况不相适应的劳动基准法进行了一系列研究，在昭和44年(1969年)设置了劳动基准法研究会。

该劳动基准法研究会的任务是对专业性的法令施行的实际情况及问题的症结所在进行客观的、实际的法制性调查研究。劳动基准法研究会第一次会议于昭和44年(1969年)9月召开。第二年(1970年)7月决定成立安全卫生第一小委员会，以后相继地成立第二小委员会商讨劳动时间，第三小委员会讨论一般性问题。

第三小委员会到昭和46年(1971年)7月共开过九次会议，并于1971年7月把讨论结果向劳动基准法研究会报告。该研究会不等待其他小委员会的结论，就以劳动基准法研究会的中间报告形式将这些结论提交劳动大臣。

劳动基准研究会报告的内容大致如下：①以劳动基准法为中心的现行法制，不能适应目前产业界的高速发展；②把现行法制中与国民权利义务有直接关系的事项中的重要部分，如，有关危险机构类制造的认可等充实到各省省令、告示和都道府县、市街村条例、施行令中，让各级政府通过民间的关系把制定防止劳动灾害的规定解释清楚，把防止劳动灾害的有效的对策贯彻下去；③指出直接从事担任推进安全卫生活动的人员明显不足。指出包括构成安全卫生管理组织等事项在内的安全卫生法制现状与问题症结所在。

针对以上这种情况，提出有关劳动灾害防止对策：①根据以劳动基准法为中心的现行法制中有关防止劳动灾害对策，其综合性的预防措施是不够彻底的，是不能适应产业界的高速发展；②为了谋求有效的防止对策，只按最低基准的规章制度是不够的，开展包括指导劝告在内的广泛行动是必要的；③担任安全卫生的技术人员不仅是在民间而且在国家行政部门也是非常不够；④对劳动灾害频繁发生的中小企业和工厂内部转包企业的对策是不够的。

2. 劳动省的观点和中央劳动基准审议会的商讨

日本劳动省接到劳动基准法研究会的报告后，对其内容及过去研究的结果等资料进行综合研究，得出的结果就成为革新法制。这个新法制的特点是充实、完善了防止劳动灾害措施。昭和46年(1971)8月20日将这个新法制以题为“劳动安全卫生法(暂称)的制定”通过新闻刊物发表。其具体内容有下列几点：①在明确企业经营人员，确保安全卫生责任的同时，引进总管理员制度，完善企业现场实施体制；②在更具体地明确危害防止基准的同时，制定适应多样化现场实况的细致入微的技术指南等文件；③通过强化处理有害物场所的规章制度，把排除公害与确保工人健康结合起来；④为了把危险机械等的先前规章制度贯彻到底，应建立、完善检查体制。此外，在有害物制造阶段推行安全卫生规章制度；⑤为了彻底实施安全卫生教育，应设置安全卫生教育中心；⑥对从事特种工作的某些人员发放健康管理小册子，在进行长期健康管理的同时，建立、健全健康检查组织，充实、完善健康检查制度；⑦创建产业医学综合研究所，作为开展防止劳动灾害和对策的一个环节；⑧建立、健全以防患于未然的新工作法等为目标的事先审查制度；⑨在引入制定自主的改善计划制度的同时，有效地聘用民间有识之士作顾问；⑩为了谋求彻底地防止建筑业等特殊的劳资关系下的劳动灾害，应明确甲方企业主的责任；⑪确立防止灾害设施装备等的资金通融制度，尤其是作为防止劳动灾害中心的中小企业；⑫为了恰如其分地推进以上的实施政策，应增加劳动基准监督官人员、完善行政体制。

劳动省根据以上的观点，于昭和 46 年(1971 年)9 月开始，多次说明劳动安全卫生新法的观点(9 月 28 日)和劳动安全卫生新法的概要(10 月 19 日)，并准备向中央劳动基准审议会咨询。

特别是通过新法的观点，把为何打算制定单独的劳动安全卫生法的意图，说得更突出、更透彻。就法制来说，根据以下四点理由就可从劳动基准法中分离出来，另外制定单独的法律：①根据现行的劳动基准法的规定原则，只限于使用直接从属关系的对象，因此，不能有效地防止劳动灾害；②为了防止劳动灾害，不限于确保最低基准，有必要开展更有丰富的内容的行政工作；③特别对中小企业来说，不仅要搞好管理，而且有必要创造防止劳动灾害的简单条件；④实现法制化，总会有人钻规定的条文中字里行间的空子。

日本劳动省，经过以上的准备之后于同年 11 月 15 日向中央劳动基准审议会就“关于劳动安全卫生法制的基本设想”进行正式的咨询。“基本设想”的实质可以说是法律草案大纲，其第 1 项为宗旨，后 13 项内容为：安全卫生管理体制、安全卫生基准、有关机械等规定、有害物质的规定、安全卫生教育、就业须知与条件、健康管理、安全卫生改进计划、安装等计划的呈报、特别措施、作业停止命令、监督等和劳动基准法的关系。

劳动省根据咨询意见，在进行修改调整原劳动安全卫生法草案的同时，经过与有关省厅磋商，内阁法制局审查之后，提交 2 月 15 日内阁会议，会上决定作为内阁提出的法律案，即“阁法第 41 号”，于 16 日由内阁提交国会。

3. 国会审议

社会劳动委员会受众议院委托，于 3 月 14 日请劳动大臣说明提出本法律案理由，随后日本社会党、自由民主党、公明党等委员提出质疑和慎重审议。4 月 25 日质疑结束后，另由几名委员提出修正案。

该修正案的主要意思是：①对劳动灾害的定义要明确范围；②在确保企业主实现舒适的作业环境和改善劳动条件上分清整个时间内的责任义务；③在劳动灾害发生紧急情况下，规定企业主有令工人撤离的义务。

此外，尚有几名委员临时提议增加附带决议，该附带决议的宗旨是：①不损害劳动基准法的综合性；②配备行政体制；③推进有关安全卫生国际劳动条约的批准等。

总之，为了顺利且有效地实施本法，指出修正案的要点、附带决议的宗旨是理所当然的，也是应该加以考虑的事情。

这以后，又经社会劳动委员会审查，并提出审查结果报告，全体委员会一致通过。

5 月 11 日至 25 日社会劳动委员会又受众议院委托，再次进行审查、质疑，到 6 月 1 日全会一致通过原案和附带决议（包括开发振兴工业医学、安全工学等有关科学）。新的劳动安全卫生法终于在昭和 47 年（1972 年）6 月 8 日以法律第 57 号形式公布。

二、《日本劳动安全卫生法》的内容

（一）《日本劳动安全卫生法》概况

以确保作业场所劳动者的安全和健康、促进创造舒适愉快的作业环境为目的的《日本劳动安全卫生法》（以下简称《安卫法》）于昭和 47 年（1972 年）6 月以法律第 57 号形式公布后，又相继地于昭和 50 年（1975 年）5 月随着作业环境测定法的制定作了修改（法律第 28 号），昭和 52 年（1977 年）7 月以强化充实职业病对策作为核心进行了大量修改（法律第 76 号），昭和 55 年（1980 年）6 月以充实强化防止建筑业劳动灾害对策作为基础进行了大幅度的修改（法律第 78 号），昭和 58 年（1983 年）以进口贸易中安全认证制度为焦点内容的修改（法律第 57 号）、昭和 63 年（1988 年）针对劳动力人口老龄化、中小型企业和建筑业劳动灾害突出，技术革新机电一体化和服务经济化等就业形式、作业方式的变化，一系列新安全问题的发生作了重要的修改和补充（法律第 37 号）。经过五次充实修改后的《安卫法》内容如下：

1. 防止劳动灾害计划

防止劳动灾害计划是作为政府、企业主等有关部门防止劳动灾害活动的指针，是由劳动大臣听取中央劳动基准审议会的意见提出制定的计划，其主要内容是有关防止劳动灾害的主要对策及有关防止劳动灾害的其他重要事项。

2. 安全卫生管理体制

通过增加企业的自主活动才能提高防止劳动灾害的实效，依靠自身推进安全卫生活动，寻求设置比过去实行的劳动基准法更充实的安全卫生管理体制。

3. 为防止劳动者职业危害及健康损害的措施

通过法令制定防止一定的职业危害标准。对使用劳动者的企业主应告诉他义务遵守上述标准是防止劳动灾害的核心，是政府坚定不移的政策。除此之外，对超过出租机械业主或有重叠转包关系的甲方企业主的范围者也应加以必要的限制。

4. 关于机械及有害物质的规章制度

为确保机械等或有害物质使用阶段的安全，考虑到它们的生产阶段、流通阶段严格按照规定标准的重要性，所以在本法律中对它们生产过程、流通过程中的规章制度比过去多增加一些条款。

5. 劳动者就业时的措施

从提高劳动者的素质出发，对他们的安全卫生教育及从事危险有害业务的限制加以规定。

6. 保持和增进劳动者健康的措施

为谋求彻底地搞好劳动者的健康，建立了作业环境的测定和评价、健康检查、健康管理手册和提高劳动者的身体素质的规章制度。

7. 安全卫生改进计划

根据都道府县劳动基准局局长对安全卫生改进计划的指示制度，设立审核该计划的劳动安全卫生顾问制度。

8. 监督

规定了为实施本法律所必须的工程计划的申报、报告等。

(二)附属于劳动安全卫生法的政令、省令

本法律为了顺应日新月异的技术发展，其大部分的具体内容均通过政令或省令形式贯彻实施。其中就政令而言，有劳动安全卫生法施行令和有关劳动安全卫生法手续费令。

劳动安全卫生法施行令是针对劳动安全卫生法中一些重要概念术语和条文内容作具体的、详尽的阐述，是劳动安全卫生法的“姐妹篇”，具有同样的法律效力。实践表明，劳动安全卫生法施行令是实施、贯彻劳动安全卫生法的不可缺少的重要法令，是都道府县劳动基准局等部门有关人员学习、理解劳动安全卫生法的权威性文件。劳动安全卫生法手续费令是都道府县劳动基准局等政府官员对违反劳动安全卫生法的有关部门或人员绳之以法时进行罚款的一些具体规定。

劳动省令是企业主防止劳动者职业危害的健康损害的法律手段，是企业主促进舒适愉快的作业环境的最重要、最根本的准则。省令的最基本形式是具有标准性质的各种规则。目前，日本劳动省令规定的各种规则有：①《劳动安全卫生规则》；②《锅炉与压力容器安全规则》；③《起重机等安全规则》；④《吊舱安全规则》；⑤《有机溶剂中毒预防规则》；⑥《铅中毒预防规则》；⑦《四烷基铅中毒规则》；⑧《特种化学物质等危害预防规则》；⑨《高气压作业安全卫生规则》；⑩《电离辐射干扰防止规则》；⑪《缺氧症等防止规则》；⑫《办公室卫生基准规则》；⑬《粉尘危害防止规则》；⑭《有关代行检查机关等规则》；⑮《机械等检定规则》；⑯《劳动安全顾问与劳动卫生顾问规则》；⑰《产业安全专门官及劳动卫生专门官规则》。

除此之外，还有根据按本法律及这些规则命令发表的指示。

(三)适合使用的企业和劳动者范围

本法律除了只使用同居亲族的企业外，所有使用劳动者的企业都适用。但是对下述劳动者，本法律不适用：①家务佣人；②矿山工人(按《矿山治安法》)；③一般职务的国家公务员(4种现场作业的职员除外)(按《国家公务员法》)；④法院职员(同③)；⑤防卫厅职员；⑥船员(按《船员法》、《船舶安全法》)。

(四)比劳动基准法有更多的、更广泛的规章制度

本法律是以过去的劳动基准法第5章(安全及卫生)为核心，把有关劳动灾害防止团体等法律中第2章(防止劳动灾害计划)和第4章(特殊规章制度)合并在一起作为基础，把重新规定的有关规章制度或事故、国家援助措施等加到上述章节中，于昭和47年(1972年)制定颁布。很显然，其内容远远多于过去的劳动基准法。现就其在规章制度扩大了的内容简述于下。

1. 安全卫生管理体制

过去，劳动基准法是按省令规定安全管理员和卫生管理员。本法律除按省令指定这些人员外，另外设置作为统辖企业和作业场所安全卫生业务的新的总安全卫生管理员制度(《安卫

法》第 10～12 条)。过去是医生的卫生管理员定岗位为产业医生(《安卫法》第 13 条);设置作为一种法律制度确定作业主任(《安卫法》第 14 条)、安全委员会、卫生委员会和安全卫生委员会(《安卫法》第 17～19 条)。

此外,还充实重叠转包关系组成的安全卫生管理组织,除特定甲方企业主必须选取任安全卫生总负责人外,其他承包人必须选任安全卫生负责人(《安卫法》第 15 条、16 条),经过昭和 55 年(1980 年)的修改,规定特定甲方企业主作为辅助安全卫生总负责人受理有关安全卫生技术事项者,规定选任甲方安全卫生管理员(《安卫法》第 15 条之二)。

2. 租借等规章制度

新设置机械等方面出租人,建筑物业人的规章制度(《安卫法》第 33 条、第 34 条)。

3. 关于危险机械及有害物质的规章制度

过去有危险机械的制造许可、黄磷火柴等禁止制造的规章制度仍继续使用,本法律新设置关于危险机械及有害物质等制造许可、检查、检定及有害性的标志、化学物质的有害性调查等的制度和加强制造阶段、流通阶段的规章制度(《安卫法》第 37～58 条)。

4. 安全卫生教育、就业限制

在本法律中,除了雇劳动者时的教育外,还规定作业内容变更时的教育、特种教育和对工长的教育,并且进一步完善了就业限制体系(《安卫法》第 59～61 条)。

5. 健康管理

进一步完善有关健康检查和补充增进健康措施的规定。规定给从事过特殊有害业务的离职劳动者发健康管理手册(《安卫法》第 66 条、第 67 条)。

6. 安全卫生改进计划

都道府县劳动基准局局长对于那些确实不能为防止劳动灾害而必须采取综合改进措施的企业和作业场所,可以指示企业主制定安全卫生改进计划(《安卫法》第 78 条)。

7. 其他

创设顾问制度,采用新施工方法的建筑工程计划等的事前审查制度(《安卫法》第 81～87 条、第 89 条)其他内容详见《日本劳动安全卫生法》全文。

(五)日本劳动安全卫生法令体系及其他

日本劳动安全卫生法的制定、修改和实施的严格完整程序在“劳动安全卫生法制定的经过”和“劳动安全卫生法的历次修改情况”两节中已作了详细介绍。日本劳动安全卫生法经过 20 年的制定、修改、实施历程,已经形成一套体系。这个独特的法令体系在实施、贯彻过程中常常与日本其他法规相配合。例如,钢铁、汽车及许多企业在从事半导体生产时就有一种剧毒的气体“胂”,这时不仅要遵从安全卫生法中有关条文,还要考虑《高压气体管理法》、《消防法》和《联合企业法》中相应的规定。《高压气体管理法》本身也有自己的法令体系。

日本政府针对法规使用困难情况,专门编写了多达 100 册的“现行法规篇名分类总览”供人事行政等部门在实施贯彻劳动安全卫生法令时备用。为了研究查阅方便,在“现行法规篇名分类总览”各册的封皮里面都印有“法规总览目录”。就上述“胂”来说,半导体元器件制造厂可从“胂”的物性出发,很容易理解到它会与高压气体管理法、劳动安全卫生法、毒物及剧药管理法等规章制度有关,于是可查“法规总览目录”。首先查看目录最上行的“卷”栏,然后看第 2 行的“篇”栏和第 3 行的“篇名”栏,很快地从 100 册中抽出 57 卷 33 篇工业(5)“气体、供热、原子能”,使查阅人员可以全面地理解各法令中有关“肿”的规章制度。

三、日本安全卫生行政概要

本节以昭和 61 年(1986 年)安全卫生行政重点事项为例说明日本劳动安全卫生行政开展情况,通过具本事项的介绍可看出日本劳动安全卫生法管理实施体制的特点。

(一)推进防止劳动灾害的对策

昭和 60 年(1985 年)的日本经济是在世界经济发展缓慢、国内物价稳定、技术革新高涨和情况信息化等进展背景下,输出继续向高水平方向增长。设备投资总的说来是在稳步地增加、其他的国内需要也在缓慢地增加。国民经济增长虽然仍处于波动状况,但其趋势是继续缓慢地上升。因此,就本年度来说,一方面是以物价稳定作为基础,一方面是以国内需要为中心谋求稳步地提高经济年平均增长率,为今后长期发展打下基础。

鉴于上述发展趋势和日本劳动灾害发生状况,实现“第 6 个防止劳动灾害计划(1983—1987 年)”完成减少劳动灾害约 30%的目标已指日可待。目前面临的形势是中小企业、老年工人和第三产业劳动灾害比率增加,产业用的机械手等新技术超过计划预测、用新型化学物质制成的新原材料进入作业场所对劳动者健康的潜在危险性正在上升,办公室自动化也在迅速进展,等等。行政的重点不仅针对生产工人,而且扩展到办公室人员。为此,安全卫生总管理员、产业医生,卫生管理员等组成的安全卫生管理体制功能必须加以灵活运用。于是昭和 61 年(1986 年)的安全卫生行政就明确为以下几个重点事项。

1. 有关基本事项对策的推进

(1)充实安全卫生事前评价。

(2)充实安全卫生教育。

(3)确立安全卫生管理体制。

2. 注意重点行业的事项

第 6 个防止劳动灾害计划的目标是转移到“全部劳动灾害约减少 30%等”,是转向劳动灾害减少率降低缓慢的行业和灾害增多的行业,如建筑业、副食品加工业、金属制品加工业、电气机械器具制造业、汽车和汽车配件制造业、陆上货物经办业、林业、清扫业和大厦管理业等。以下就某些行业在推进基本对策的同时,结合各方面实际情况实施对策。例如,建筑业方面,在全面普及“木结构房屋建筑工程安全施工指南”及重新制订的“木结构房屋拆除工程安全施工指南”,在确保暂设结构物的必要强度及合适的结构条件同时,谋求全面开展建筑工人的健康管理。关于清扫业方面,全面贯彻宣传“关于清扫企业安全卫生管理纲要”及昭和 60 年(1985 年)12 月指示的“关于进一步推进清扫企业防止劳动灾害”通知。

3. 确保机械、设备等安全

谋求确保使用压力机械及木材加工用机械的作业安全。

关于锅炉、起重机等特殊机械,彻底禁止无资格人员就业,彻底禁止超负荷运行等。有关桥式起重机、吊舱、锅炉的定期自主检查指南及移动式吊舱安装安全标准的技术指南彻底实行广泛告知以及正确的检查。

在对化学工业实行有关分批法安全对策指导的同时,定期推进化学设备等自主检查人员的教育。

对建筑机械要彻底禁止无资格人员就业，坚持要求采取防止掉下、相碰等措施。

4. 推进综合性的劳动卫生管理

(1)要求采取适当的作业环境管理。根据“以作业环境评价为基准的作业环境管理纲要”推进作业环境管理以及为了提高作业环境检测机构的测定精度进行必要指导。

(2)实行适当的健康检查。灵活运用企业外健康检查机构使企业业务保持正常水平，为此应尽可能地扶植医德高尚、医术精湛的健康检查机构。同时，根据健康检查的结果，企业主和产业医生积极合作指导工人检查后健康管理措施等事宜。

5. 推进特殊疾病防止对策

由于正值结合性对策的最终年度之际，除了对粉尘危害防止对策及振动危害防止对策等采取积极有效的措施外，继续谋求有机溶剂中毒预防对策、缺氧症和硫化氢中毒防止对策，彻底谋求原子能发电厂及辐射的管理等。

6. 推进化学物质的有害性调查

全面详尽地申报新化学物质的有害性调查结果及昭和60年(1985年)修订的“使用微生物的变异原性试验的标准”和新制定的“变异原性试验实施机构必须具备的标准”。

另外，尽可能地广泛告知日本生物鉴定研究中心的工作内容等。

7. 推进防止中小企业的劳动灾害对策

合理运用本年度开始建立的中小企业共同改善安全卫生方面的企业促进制度，谋求促进作为中小企业集团的独立自主防止劳动灾害活动。

为促进中小企业自主改善作业现场环境，要更积极灵活地运用劳动安全卫生制度。

为谋求推进大厦管理业、清扫业等自主防止劳动灾害活动，培养专职指导员和安全卫生教员，按对工长等教育要求进行重点教育，对指定的典型集体部门给予积极的指导帮助。

对于第三产业中大型零售业，尽可能地根据新制订的“大型零售业安全对策纲要(暂称)”贯彻安全作业程序。

8. 推进有关新兴产业技术的安全卫生对策

对目视显示终端作业的劳动卫生管理，应以“关于目视显示终端作业的劳动卫生方面的指南”为基础设法加以推进。

收集情况和资料，特别是关于生物工艺学(这是一门将工程和工艺原理应用在生命科学上的学科)工业化等对劳动者的影响，除了尽可能地收集掌握有关企业和作业场所等方面的适用情报外，努力地掌握其他新材料、新能源、自动生产线系统等有关新技术方面的劳动灾害事例及安全卫生方面的问题要点。

9. 推进确保中老年劳动者安全健康综合对策

(1)确保老年劳动者的安全对策。通过灵活运用“老年劳动者劳动灾害发生的主要原因的实况调查结果”材料，使大家知道确保老年劳动者安全的必要性。

(2)促使中老年劳动者增进健康的对策。根据“开展促使中老年劳动者增进健康运动提纲”培养中老年劳动者阅读卫生保健读物，建议奖励产业医生参加保健检查进修。

(3)确保心理健康对策。指导帮助都道府县举办以产业医生、卫生管理员、人事劳务负责人等为对象的在职进修。

10. 强化防止劳动灾害推进体制

(1)促进帮助防止劳动灾害团体等的活动。

(2)对指定的培训机构、检查代行机关要强化监督指导;对有问题案件应严肃处理。

(3)对公司劳动安全卫生顾问会的活动给予指导帮助,对其积极的活动给予奖励。

四、日本的劳动安全卫生监督概要

明治 44 年(1911 年)通过《工厂法》,大正 5 年(1916 年)开始实施《工厂法》,并同时制定了《工厂法施行令》和《工厂法施行规则》,在农商务省工商局里设置工厂科,任命工厂监督官,负责《工厂法》的实施。此外还出版发行《工厂监督年报》。当时,全国仅有 208 名监督检查人员。在矿山方面,则按《矿山法》规定,由矿业警察来监督《矿山法》实施。

据报道,1950 年日本有 813 800 个企业,接受监督的有 235 000 个,占 29%。在接受监督的企业中,由于违犯劳动安全卫生法而受处罚的有 960 多个。1969 年,监督人员增到 2 600 多名,其中除去劳动灾害赔偿特别会议监督官之外,实际上负责劳动安全卫生监督的约 1 700 名。在监督该年度企业贯彻执行劳动安全卫生法中,查处了违犯的企业有 1 901 个。

监督《日本劳动安全卫生法》贯彻执行的重点是放在容易出现事故的行业。例如,矿业每年受检的企业约占该行业企业总数的 46%,运输业相应地为 45%,建筑业为 40%等。矿业中煤矿监督尤为突出。1968 年日本 620 个煤矿,劳动安全检查 19 958 次,其中井下检查 11 468 次,平均全年每一煤矿受检 32.2 次,其中井下受检 18.5 次。

五、对制定我国劳动安全卫生法的一些管见

(一)配套、完善劳动安全卫生法规

日本劳动省在制定《劳动安全卫生法》的过程中,先后制定并实施锅炉及压力容器安全规则、起重机等安全规则、吊舱安全规则、铅中毒预防规则等,并与劳动灾害防止团体法、作业环境测定法、劳动基准法、尘肺法相配合,构成劳动省及其下属的地方劳动基准局、劳动监督署实施劳动安全卫生监督中的法律依据。与此同时,还将建设省、通产省、环境厅、消防厅、警察厅和运输省等制定的法令、规则有机结合起来。从这个劳动安全卫生法体系中可以看出:在正常情况下,无论是立法、司法部门,还是企业单位、现场人员都有章可循,各守其职,为实现劳动安全卫生法的目标共同努力奋斗;在发生劳动灾害或发现有劳动灾害的隐患时,又可以各就其位,从直接原因(包括环境在内的物的方面原因和包括第三者在内的人的方面。前者所指的是不安全、不卫生状态,后者所指的是不安全、不卫生行动)和间接原因(即管理责任,一般指安全卫生管理上的缺陷)中明确责任、按章处罚,提出措施、落实到人头。

因此,在制定我国劳动安全卫生法(条例)时,应汲取日本经验;建立配套、完整的劳动安全卫生法规。

(二)设立制定、修订、解释劳动安全卫生法规的常设机构和例行程序

日本制定、修订、解释劳动安全卫生法的详细过程以及审批程序已经阐述过,这里从略。对我国来说应结合我国政体、实情予以灵活应用,但常设机构和例行程序必须从法制上加以明确规定。

(三)贯彻实施劳动安全卫生法(条例)的关键在于加强宣传教育

如果说科学技术是生产力的第一因素,那么贯彻实施劳动安全卫生法的首要措施是加强宣传教育。日本的宣传方式不仅多样化,而且新颖、引人注目。

以注重研究最近劳动灾害动态(例如,中小企业、第三产业和老龄劳动者阶层劳动灾害有频繁发生趋向)的中央劳动灾害防止协会(以下简称中灾防)来说,经常运用全国安全周,全国劳动卫生周宣传资料来提高公众安全卫生知识,增强安全卫生思想意识,并以安全卫生基本对策为内容出版《安全卫生广场》(月刊)等刊物。下面列举该协会出版的《安全》杂志 1987 年第 3 卷第 4 期各栏目情况:中灾防情报,团体、企业情报,劳动省劳动基准局安全卫生部安全科主办"灾害事例概略、原因和对策",中灾防主办劳动省赞助"1987 年度安全卫生设计征集提纲";资料:1987 年度劳动省劳动基准行政的运营方针,4 月份防灾日历,4 月份预定播放安全卫生电视节目介绍,行政情报,通告,劳动省调查报告,广告等。

几乎每年举办一次全国产业安全卫生大会。如 1985 年,在大阪市召开第 44 届大会,会期三天,参加人数多达 14 000 名。与此同时还召开"1985 年度绿十字展出",与会人数竟高达 19 000余名,大会内容除了致词、表彰、宣言外,还有各种劳动安全卫生技术报告、讲演、研究和事例介绍等活动,作技术报告、讲演、研究和事例介绍的技术专家达 200 多名。

(四)特别值得我国学习的是日本经过多年实践并被证明是行之有效的"安全卫生教育实施体系"

我国劳动部在制定我国劳动安全卫生法(条例)的同时,应抓紧时机制定符合我国国情[劳动力多、劳动力素质差、生产设备本质安全化程度低、劳动安全卫生方面财力物力投入少、以及先进工业国利用我国大进大出的对外开放政策中某些空子将危险有害的作业(加工)工程(产品)转嫁于我国等]的劳动安全卫生教育实施体系。

(五)从劳动安全卫生立法方面来保护第一生产力——科学技术人员的健康

据《中国青年报》驻东京记者报道,日本中年企业家(绝大多数具有高等教育文化水平)的"突发死"已成为日本当前的一个新的社会问题。现在,在日本有七个地方设置有关"突发死"的咨询电话。设立的第一天就收到 135 个电话。其中 68 个电话内容是询问"突发死"的中年劳保问题。经调查研究,认为"突发死"的中年企业家都有长期加班加点、无节假日、连续工作、深夜工作的"经历"。致死原因是由于过重的精神和体力负担以及生活习惯紊乱引起大脑层过度紧张的反应结果,使血液和心脏的循环系统出现障碍。

我国中年科技人员所处情况则更为严重。1988 年 10 月 15 日《沈阳日报》在题为"'星期日工程师'之死引起的风波"报道中指出:本来已是"超负荷"的科技骨干,如今在"脑体倒挂"冲击下,利用业余时间去开辟所谓的"致富门路"更令人忧虑。

据国家体委科研人员对全国 11 个省市 20 余所大专院校、科研机构中高级知识分子的健康状况和近期死亡原因的调查统计,这些人中 16%以上患有各种疾病,其平均死亡年龄是 58.52 岁。比全国人民的平均寿命短 10 年。这其中有 31.84%死于 40～50 岁,25.84%死于 50～60 岁。

中年知识分子的接班人——大学生的体质和健康状况也存在严重问题,其中体型的细长发展、体重不足、视力不良的问题相当严重。这说明“孱弱多病的身躯、智能化的精神世界”这一中国知识分子的典型特征还在延续。

鉴于上述脑体倒挂现象，建议政府采取积极措施，改善脑力劳动工作条件和提高工资待遇。

第四节　我国职业安全卫生法律法规

一、我国职业卫生法律法规的发展状况

我国的职业卫生立法过程经历了 5 个阶段：

1950—1957 年，初级阶段：1950 年，《共同纲领》实行工矿检查制度、改进工矿安全卫生设施；1954 年，第一部《宪法》把加强劳动保护、改善劳动条件作为国家基本政策确定下来；1956 年国务院发布《三大规程》、《工厂安全卫生规程》、《建筑安装工程安全技术规程》、《工人职员伤亡事故报告规程》。

1958—1966 年，调整阶段：1963 年 3 月，国务院发布《关于加强企业生产中安全工作的几项规定》(五项制度：安全生产责任制、安全技术措施计划制度、安全生产教育制度、安全生产定期检查制度、伤亡事故调查和处理制度)。

1967—1978 年，停滞阶段。

1979—1990 年，恢复发展阶段：出台了《锅炉压力容器安全监察暂行条例》、《女职工劳动保护规定》等法律法规。

进入 20 世纪 90 年代以后，高速发展阶段：国家加快了职业卫生法律法规建设。

2002 年 4 月 18 日，卫生部、劳动保障部发布《职业病目录》，包括尘肺、职业性放射性疾病、职业中毒、物理因素所致职业病、生物因素所致职业病、职业性皮肤病、职业性眼病、职业性耳鼻喉口腔疾病、职业性肿瘤和其他职业病等十大类 115 种。

2004 年，我国施行的《工伤保险条例》将职业病患者纳入工伤保险范围内，如果能在现有基础上简化并完善职业病诊断流程，让企业同样承担举证责任，使职业病诊断更方便高效，同时将职业病的诊断、康复均纳入工伤保险系统，这样一旦出现职业病，解决诊断、治疗、康复和工伤赔付等众多问题应该就比较顺畅。而要充分发挥工伤保险的作用，其前提就是严格执行劳动合同制度，劳动保障部门要加强监管，真正保障劳动者的权益；此外，通过提高劳动者伤亡补偿标准，可以增强企业对发生职业病的恐惧感，迫使企业被动抓安全改为主动自觉重视安全生产，自觉提高职业病防治的意识。

我国的职业卫生监管工作经历了 3 个阶段：①从解放初期到 1998 年，职业卫生监管主要由劳动部门负责；②1998 年机构改革后，原劳动部承担的职业卫生监察职能划转至卫生行政部门；③2003 年，卫生部承担的作业场所职业卫生监督检查、职业危害申报、职业危害事故调查处理等职能划转到原国家安全生产监督管理局，2005 年又明确将此项职能划归国家安全监管总局，职业卫生监督管理的职能由卫生部门和安监部门共同承担。

二、我国的职业卫生法律体系

职业卫生的法律是由全国人民代表大会常务委员会通过的职业卫生法律。包括职业卫生专项法律，如《职业病防治法》；含有职业卫生条款的相关法律，如《中华人民共和国劳动法》、《中华人民共和国安全生产法》等。

职业卫生的行政法规是由国务院制定的有关条例，如《使用有毒物品作业场所劳动保护条例》。

部门规章是卫生部从规范用人单位职业病防治活动、规范职业卫生技术服务活动、规范卫生行政执法行为、职业卫生防控技术法规4个方面建立健全职业病防治法的配套规章，如《职业病目录》、《职业病危害因素分类目录》、《职业病危害项目申报管理办法》等。

地方性法规及规章是由地方人大常委会或政府制定的法规及规章，如北京市人大常委会颁布的《北京市职业病防治卫生监督条例》等。

规范性文件是国务院及有关部委发布的各种规范性文件，作为卫生法律、法规和行政规章的重要补充。这些规范性文件常以决定、办法、规定、意见、通知等形式出现。

职业卫生标准是以保护劳动者健康为目的的卫生标准，主要包括职业卫生专业基础标准，工作场所作业条件卫生标准，工业毒物、生产性粉尘、物理因素职业接触限值、职业病诊断标准，职业照射放射防护标准，职业防护用品卫生标准，职业危害防护导则，劳动生理卫生、工效学标准，职业病危害因素检测、检验方法标准第九个方面。

三、我国及国际主要职业卫生法规简介

(一)我国的主要职业卫生法规

1.《中华人民共和国劳动法》

1994年7月5日第八届全国人民代表大会常务委员会第八次会议通过，自1995年1月1日起施行。“第六章 劳动安全卫生。第五十二条：用人单位必须建立、健全劳动安全卫生制度，严格执行国家劳动安全卫生规程和标准，对劳动者进行劳动安全卫生教育，防止劳动过程中的事故，减少职业危害。第五十三条：劳动安全卫生设施必须符合国家规定的标准。新建、改建、扩建工程的劳动安全卫生设施必须与主体工程同时设计、同时施工、同时投入生产和使用。第五十四条：用人单位必须为劳动者提供符合国家规定的劳动安全卫生条件和必要的劳动防护用品，对从事有职业危害作业的劳动者应当定期进行健康检查。第五十五条：从事特种作业的劳动者必须经过专门培训并取得特种作业资格。第五十六条：劳动者在劳动过程中必须严格遵守安全操作规程。劳动者对用人单位管理人员违章指挥、强令冒险作业，有权拒绝执行；对危害生命安全和身体健康的行为，有权提出批评、检举和控告。第五十七条：国家建立伤亡事故和职业病统计报告和处理制度。县级以上各级人民政府劳动行政部门、有关部门和用人单位应当依法对劳动者在劳动过程中发生的伤亡事故和劳动者的职业病状况，进行统计、报告和处理。”

2.《中华人民共和国职业病防治法》

于2001年10月27日第九届全国人民代表大会常务委员会第二十四次会议通过，自2002年5月1日起施行。它规定了中国职业卫生的法治目的，适用范围，调整对象，工作方针

与基本原则，各项职业病防治法律制度，有关当事人（用人单位、劳动者、职业卫生技术服务机构、各级政府）各方的权利义务关系以及法律责任。

3. 国务院制定发布的有关条例

(1)《使用有毒物品作业场所劳动保护条例》对劳动者从事有毒物品作业的职业卫生、职业中毒防治做出了具体规定。

(2)《危险化学品安全管理条例》（经 2011 年 2 月修订）对危险化学品及有毒物品的生产、储存、使用、经营、运输管理作出了具体规定。

(3)《中华人民共和国尘肺病防治条例》对从事粉尘作业的职工的健康管理，工作场所的防尘、粉尘的监测做出了具体规定。

4. 卫生部发布配套规章和规范性文件

(1)卫生部令（第 20 号）《国家职业卫生标准管理办法》（2002 年 3 月 15 日公布）。

(2)卫生部令（第 21 号）《职业病危害项目申报管理办法》（2002 年 3 月 15 日公布）。

(3)卫生部令（第 22 号）《建设项目职业病危害分类管理办法》（2002 年 3 月 15 日公布）。

(4)卫生部令（第 23 号）《职业健康监护管理办法》（2002 年 3 月 15 日公布）。

(5)卫生部令（第 24 号）《职业病诊断与鉴定管理办法》（2002 年 3 月 15 日公布）。

(6)卫生部令（第 25 号）《职业病危害事故调查处理办法》（2002 年 3 月 15 日公布）。

(7)卫生部令（第 31 号）《职业卫生技术服务机构管理办法》（2002 年 7 月 19 日公布）。

(8)卫生部、劳动保障部文件，卫法监发[2002]108 号《职业病目录》。

(9)卫生部文件，卫法监发[2002]（63 号）（通知）：附件一《职业病危害因素分类目录》、附件二《建设项目职业病危害评价规范》。

(10)卫生部文件，卫法监发[2002]（309 号）《关于开展职业卫生技术服务机构资质审定工作的通知》。

5. 主要职业卫生规范、标准

(1)职业卫生专业基础标准：

《工业企业设计卫生标准》（GBZ1—2010）

《生产过程安全卫生要求总则》（GB 12801—1991）

《通风与空调工程施工及验收规范》（GB 50243—2002）

《大气污染物综合排放标准》（GB 16297—1996）

《有毒作业分级》（GB 12331—1990）

《职业性接触毒物危害程度分级》（GB 5044—1985）

《有毒作业分级检测规程》（LD 81—1995）

《有毒作业场所空气采样规范》（GB 13733—1992）

(2)工作场所作业条件卫生标准：

《工业企业设计卫生标准》（GBZ1—2010）

《工业企业总平面设计规范》（GB 50187—1993）

《生产设备安全卫生设计总则》（GB 5083—1999）

《小型工业企业建厂劳动卫生基本技术条件》（GB 16910—1997）

《工业企业卫生防护距离标准》（GB 18053—2000～GB 18083—2000）

《洁净厂房设计规范》（GB 50073—2001）

(3)职业接触限值标准：
《工作场所有害因素职业接触限值》(GBZ 2.1—2007)
《工作场所有害因素职业接触限值》(GBZ 2.2—2007)
《作业场所紫外辐射职业接触限值》(GB 18528—2001)
《作业场所高频电磁场职业接触限值》(GB 18555—2001)
《工作场所化学物质职业接触限值》(GBZ-T210—2008)
《工作场所粉尘职业接触限值》(GBZ-T210—2008)
(4)职业防护用品卫生标准：
《劳动保护用品配备标准(试行)》国经贸委安全[2000]189号
(5)职业病诊断标准：
《职工工伤与职业病致残程度鉴定》(GB/T 16180—1996)
《职业性急性化学源性猝死诊断》(GBZ78—2010)
《职业性三硝基甲苯白内障诊断标准》(GBZ45—2010)

(二)国际上有关公约

职业卫生有关国际公约：
美国职业安全卫生法(1970年12月29日美国国会)
安全使用石棉建议书(1986年6月24日国际劳工组织大会)
安全使用石棉公约(1986年6月24日国际劳工组织大会)
保护工人以防电离辐射建议书(1960年6月22日国际劳工组织大会)
保护工人以防电离辐射公约(1960年6月22日国际劳工组织大会)
作业场所安全使用化学品建议书(1990年6月25日国际劳工组织大会)
作业场所安全使用化学品公约(1990年6月25日国际劳工组织大会)
防苯中毒危害公约(1971年6月23日国际劳工组织大会)
工人搬运的最大负重量建议书(1967年6月28日国际劳工组织大会)
工人搬运的最大负重量公约(1967年6月28日国际劳工组织大会)
工伤事故津贴建议书(1964年7月8日国际劳工组织大会)
工伤事故和职业病津贴公约(1964年7月8日国际劳工组织大会)
工业企业中实行每周休息公约(1921年10月25日国际劳工组织大会)
机器防护建议书(1963年6月25日国际劳工组织大会)
机器防护公约(1963年6月25日国际劳工组织大会)
建筑业安全和卫生建议书(1988年6月20日国际劳工组织大会)
建筑业安全和卫生公约(1988年6月20日国际劳工组织大会)
欧共体工业伤害预防机构法(1964年6月29日欧共体)
预防和控制致癌物质和制剂导致职业危害建议书(1974年6月24日国际劳工组织大会)
预防和控制致癌物质和制剂导致职业危害公约(1974年6月24日国际劳工组织大会)
在工作场所保护工人健康建议书(1953年6月25日国际劳工组织大会)
职业安全和卫生及工作环境建议书(1981年6月22日国际劳工组织大会)
职业卫生设施建议书(1985年6月26日国际劳工组织大会)

职业卫生设施公约（1985 年 6 月 26 日国际劳工组织大会 ）

废除强迫劳动公约（1957 年 6 月 25 日国际劳工组织大会）

工商业劳动监察公约（1947 年 7 月 11 日国际劳工组织大会）

劳动监察建议书（1947 年 7 月 11 日国际劳工组织大会）

职业安全和卫生及工作环境公约（1981 年 6 月 22 日国际劳工组织大会）

男女工人同工同酬公约(1951 年 6 月 29 日订于日内瓦,中华人民共和国于 1990 年 9 月 7 日批准加入本公约 ）

残疾人职业康复和就业公约(1983 年 6 月 20 日第六十九届国际劳工大会通过)

确定准许儿童在海上工作的最低年龄公约(1920 年 6 月 15 日第 7 号公约)

农业工人的集会结社权公约(1921 年 10 月 25 日第 11 号公约)

工业企业中实行每周休息公约(1921 年 10 月 25 日第 14 号公约)

确定准许使用未成年人为扒炭工或司炉工的最低年龄公约(1921 年 10 月 25 日第 15 号公约)

在海上工作的儿童及未成年人的强制体格检查公约(1921 年 10 月 25 日第 16 号公约)

本国工人与外国工人关于事故赔偿的同等待遇公约(1925 年 5 月 19 日第 19 号公约)

海员协议条款公约(1926 年 6 月 7 日第 22 号公约)

海员遣返公约(1926 年 6 月 7 日第 23 号公约)

制订最低工资确定办法公约(1928 年 6 月 16 日第 26 号公约)

航运的重大包裹标明重量公约(1929 年 5 月 30 日第 27 号公约)

船舶装卸工人伤害防护公约(1932 年修正第 32 号公约)

各种矿场井下劳动使用妇女公约(1935 年 6 月 4 日第 45 号公约)

确定准许使用儿童于工业工作的最低年龄公约(1937 年修正第 59 号公约)

对国际劳工组织全体大会最初二十八届会议通过的各公约予以局部的修正以使各该公约所赋国际联盟秘书长的若干登记职责今后的执行事宜有所规定并因国际联盟的解散及国际劳工组织章程的修正而将各该公约一并酌加修正的公约(1946 年 9 月 19 日第 80 号公约)

对男女工人同等价值的工作付予同等报酬公约(1951 年 6 月 6 日第 100 号公约)

就业政策公约(1964 年 6 月 17 日第 122 号公约)

准予就业最低年龄公约(1973 年 6 月 6 日第 138 号公约)

三方协商促进履行国际劳工标准公约(1976 年 6 月 2 日第 144 号公约)

劳动行政管理公约(1978 年 6 月 7 日第 150 号公约)

四、《中华人民共和国职业病防治法》内容提要

2002 年 5 月 1 日起实施的《中华人民共和国职业病防治法》共七章 76 条。分:总则、前期预防、劳动过程中的预防与管理、职业病诊断与职业病病人保障、监督检查、法律责任、附则。

第一章为总则,共 12 条。明确了目的、范围、职业病防治工作的方针、劳动者依法享有职业卫生保护的权利、用人单位对本单位产生的职业病危害承担的责任、国家实行职业卫生监督制度。

第二章为前期预防,共 6 条。阐述了产生职业病危害的用人单位的设立,除应当符合法律、行政法规规定的设立条件外,其工作场所还应当符合的职业卫生要求。即职业病的危害项

目申报、职业病危害预评价、职业病危害防护设施设计审查、职业病的危害控制效果评价制度“三同时”要求。

第三章为劳动过程中的预防与管理，共 20 条。

(1)明确了用人单位应当采取的职业病防治管理措施。

(2)必须采用有效的职业病防护设施，并为劳动者提供个人使用的职业病防护用品。

(3)应当优先采用有利于防止职业病和保护劳动者健康的新技术、新工艺、新材料，逐步替代职业病危害严重的技术、工艺、材料。

(4)产生职业病危害的用人单位，应当在醒目位置设置公告栏，公布有关的职业病防治的规章制度、操作规程、职业病危害事故应急救援措施和工作场所职业病危害因素的检测结果等。

(5)对可能发生急性职业损伤的有毒、有害工作场所，用人单位应当设置报警装置，配备现场急救用品、冲洗设备、应急撤离通道和必要的泄险区等。

(6)对职业病危害因素日常监测，可能产生职业病危害的化学品、放射性同位素和含有放射物质的材料，职业病危害作业转移，用人单位对劳动者的职业卫生培训，劳动者享有的职业卫生保护权利等问题也做出了明确的规定。

第四章为职业病诊断与职业病病人保障，共 16 条。对职业病诊断与职业病病人保障问题做出了明确的规定。包括：

(1)职业病诊断应当由省级以上人民政府卫生部门批准的医疗卫生机构承担。

(2)劳动者可以在用人单位所在地或者本人居住地依法承担职业病诊断的医疗卫生机构进行职业病诊断。

(3)职业病的诊断，应当综合分析职业史、职业病危害接触史、现场危害调查与评价、临床表现以及辅助检查等资料，按照职业病诊断标准和诊断、鉴定办法进行诊断。

(4)用人单位和医疗卫生机构发现职业病或疑似职业病病人时，要及时向有关部门报告。

(5)对职业病诊断有异议的，当事人可向有关部门申请鉴定。

(6)职业病病人依法享受国家规定的职业病待遇，如及时的职业病诊疗、康复和定期检查；不适宜继续从事原工作的职业病病人，应当调离原岗位，并妥善安置。

(7)从事接触职业病危害作业的劳动者，应享受适当岗位津贴等。

(8)职业病病人的诊疗、康复费用，伤残以及丧失劳动能力的职业病病人的社会保障，除应按照国家有关工伤社会保险的规定执行外，当事人还可依照有关民事法律，有权向用人单位提出赔偿要求。

(9)职业病病人变动工作单位，其享有的职业病待遇不变。

第五章为监督检查，共 7 条。县级以上人民政府卫生行政部门对职业病防治工作及职业病危害检测、评价活动进行监督检查。

卫生行政部门履行监督检查职责时，有权采取下列措施：

(1)进入被检查单位和职业病危害现场，了解情况，调查取证。

(2)查阅或者复制与违反职业病防治法律、法规的行为有关的资料和采集样品。

(3)责令违反职业病防治法律、法规的单位和个人停止违法行为。

发生职业病危害事故或者有证据证明危害状态可能导致职业病危害事故发生时，卫生行政部门可以采取下列临时控制措施：

(1)责令暂停导致职业病危害事故的作业。

(2)封存造成职业病危害事故或者可能导致职业病危害事故发生的材料和设备。

(3)组织控制职业病危害事故现场。

在本章还对职业卫生监督执法人员依法执行公务及资格认证做出了明确的规定。

卫生部、国家安全生产监督管理局就职业卫生监督管理职能分工与协作进行了认真研究，形成两部门的分工意见。

卫生部门职责：

(1)拟订职业卫生法律法规和标准。

(2)负责对用人单位职业健康监护情况进行监督检查，规范职业病的预防、保健，并查处违法行为。

(3)负责职业卫生技术服务机构资质认定和监督管理；审批承担职业健康检查、职业病诊断的医疗卫生机构并进行监督管理，规范职业病的检查和救治；负责化学品毒性鉴定管理工作。

(4)负责对建设项目进行职业病危害预评价审核、职业病防护设施审查和竣工验收。

安全监管部门职责：

(1)负责制定作业场所职业卫生监督检查、职业危害事故调查和有关违法、违规行为处罚的法规、标准，并监督实施。

(2)负责作业场所职业卫生的监督检查，依照《使用有毒物品作业场所劳动保护条例》发放职业卫生安全许可证；负责职业危害申报，依法监督生产经营单位贯彻执行国家有关职业卫生法律法规、规定和标准情况。

(3)组织查处职业危害事故和有关违法、违规行为。

(4)组织指导、监督检查生产经营单位职业安全培训工作。

各级煤矿安全监察机构依据上述内容负责煤矿企业作业场所的职业卫生监督管理工作。

第六章为法律责任，共 15 条。指出了违反《中华人民共和国职业病防治法》的行为追究的法律责任 。

(1)卫生行政部门给予建设单位或用人单位警告，责令限期改正，或逾期不改正的给予不同数量的罚款。

(2)情节严重的，责令停止产生职业病危害的作业，或者提请有关人民政府按照国务院规定的权限责令停建、关闭。用人单位违反本法规定，造成重大职业病危害事故或者其他严重后果，构成犯罪的，对直接负责的主管人员和其他直接责任人员，依法追究刑事责任。

(3)对从事职业卫生技术服务的机构个人、卫生行政部门及其职业卫生监督执法人员、职业病诊断鉴定人员等给予降级、撤职或者开除的处分；构成犯罪的，依法追究刑事责任。

第三章　化学性职业危害因素

第一节　工业毒物概述

一、工业毒物的概念

1. 毒物

毒物的范围很广，包括单体化学元素或化学元素的混合体，可以是自然产生或是复杂的、综合变化产生的物质，也可以是卫生物体。毒物可以是纯化学物质或包括添加剂，或是由各类杂质组成，还可能会以固态、液态、气态、粉尘、纤维、烟雾态或气溶胶的形式而存在，有些形式的差别可能难以区分（如烟雾、粉尘和气溶胶形态的区别）。人们在工作场所中可能通过使用、包装、收集、存储、处理、丢弃材料或其他形式而接触毒物。毒物可能是最终的产品形态，也可能是生产中间体、报废品、副产品、垃圾或残留物。它们可以是生产中所使用的材料，或是在对机械设备或建筑物进行维修、保养活动中产生的，也许是在进行研究、制造或测试中所形成或使用的材料。

广义毒物是指凡作用于人体并产生有害作用的物质。狭义毒物是指少量进入人体即可导致中毒的物质。

“毒物”的科学含义是指物质进入机体，蓄积达一定的量后，与机体组织发生生物化学或生物物理学变化，干扰或破坏机体的正常生理功能，引起暂时性或永久性的病理状态，甚至危及生命，称该物质为毒物。工业毒物（生产性毒物）是指在工业生产过程中使用或产生的毒物。

毒物的含义是相对的，一方面，物质只有在特定条件下作用于人体才具有毒性；另一方面，任何物质只要具备了一定的条件，也就可能出现毒害作用。至于职业中毒的发生，则与毒物本身的性质，毒物侵入人体的途径及数量，接触时间及身体状况，防护条件等多种因素有关。

具体讲某物质是否是毒物，则与它的数量及作用条件有直接关系。这就是说，虽然在体内有潜在性有毒物质存在，但并不意味着中毒。在我们人体内，含有一定数量的铅、汞和 DDT，但不能说由于这些物质的存在就判定我们已经中毒。通常一个物质只有达到中毒剂量时才是毒物。实际上，任何物质当服用达到中毒剂量时，都可成为有毒物质。如氯化钠日常可作为食盐用，但一次服用 200～250g 就会致死。另一方面，毒物的作用条件也很重要，当条件改变时，甚至一般非毒物的物质也具有毒性，如氮在 911MPa 下有显著的麻醉作用。

2. 中毒

毒理学是研究物质对生命体的伤害的性质。毒物危害是指在一定的接触类型和接触程度下接触毒物后的状态。中毒风险是指个体或班组受到毒物危害影响的可能性。危险评估是在一定的接触条件下对毒物效应的预测。风险评估是个体或人群在一定接触条件下接触有毒物质时,发生一定的有毒影响及其可能性的预测。

中毒是指物质侵入人体后与人体组织发生物理或化学作用,并在一定条件下破坏人体的正常生理机能,引起某些器官和系统发生暂时性或永久性的病变,这种病变称之为中毒。

职业中毒是指劳动者在生产过程中,由于接触生产性毒物而引起的中毒称为职业中毒。"职业中毒"判断的三要素:"生产过程中"、"工业毒物"和"中毒"。

二、工业毒物的来源

在生产过程中,毒物出现的形式多样,同一种化学物质在不同生产过程中呈现的形态也有所不同。生产性毒物在生产过程中主要以气体、蒸汽、粉尘、烟和雾的形态存在,并污染空气。如氯化氢、氰化氢、二氧化硫等在常温下呈气态的物质是以气体形态污染空气的。一些沸点较低的物质是以蒸汽形态污染空气的,如喷漆过程中的笨、汽油、醋酸乙酯等。在喷洒农药时的药雾、喷漆时的漆雾、电镀时的铬酸雾等是以雾的形态污染空气的。弄清楚这些毒物是以什么形态存在,对掌握毒物进入人体的途径、造成职业中毒的因素和职业病的防治有重要意义。

工业毒物的来源是多方面的,在工业生产过程中,从生产所使用的原材料到产品,从中间产品到副产品,从使用物质中的夹杂物到废水、废弃、废渣,以及作为辅助材料的催化剂、载热体、增塑剂等都有可能产生有毒物质,这些物质会对人体机能产生影响。所以,工业毒物的存在是相当广泛的,一般情况下,毒物的主要来源有以下几个方面:①原料,如生产颜料、蓄电池使用的氧化铅,生产合成纤维、药物等使用的苯等;②辅助材料,如橡胶、印刷等行业将苯和汽油用作溶剂;③中间产品,如用苯和硝酸生产苯胺时,产生的中间产品硝苯胺;④产品,如农药厂生产的各种农药;⑤副产品及废弃物,如炼焦时产生的煤焦油、沥青,冶炼金属时产生的二氧化硫。

三、工业毒物的分类

1. 按物理形态分类

(1)固体毒物:①粉尘。直径大于 0.1μm 的固体微粒,多为固体物质在机械粉碎、研磨、打砂时形成。②烟尘。悬浮于空气中直径小于 0.1μm 的固体微粒,是某些金属在高温下熔化时产生的。

(2)液体毒物:①薄雾。为混悬于空气中的液体微滴。如酸雾、喷涂作业中的含溶剂的漆雾等。②蒸气。液体蒸发和固体升华时所形成。如甲苯、酒精等挥发产生的蒸气。

(3)气体毒物:在常温常压下呈气态的物质。如氮氧化物、氯气、硫化氢等。

2. 按化学类属分类

(1)无机毒物。主要包括金属、盐、酸、碱及其他无机物。

(2)有机毒物。主要包括脂肪族碳氢化合物、芳香族碳氢化合物及其他有机物。

3. 工业毒物的分类

在工业防毒技术中,为使用方便多采用综合性分类,即按毒物的存在形态、作用特点、理化性质等多种因素划分如下。

(1)金属、类金属毒物。如汞、铬、铍、锰、铅、砷等。

(2)刺激性或窒息性气体。如氯气、硫化氢、光气等。

(3)有机溶剂类。如苯、四氯化碳等。

(4)苯的氨基、硝基化合物类。如硝基苯、氨基苯、三硝基甲苯等。

(5)农药类毒物。如有机磷、有机氯等。

(6)高分子化合物类。如塑料、橡胶及树脂类产品等。

4. 从预防生产中毒角度出发,按其性质的作用来区分工业毒物

一般分为以下几种。

(1)刺激性毒物。酸的蒸气、氯、氨、二氧化硫等均属于此类毒物。刺激性气体和蒸气尽管其物理和化学性质有所不同,但他们作用到组织上时都能引起组织发炎。

(2)窒息性毒物。窒息性毒物可分为窒息及化学窒息性毒物两种。前者如氮、氢、氦等,后者如一氧化碳、氰化氢等。

(3)麻醉性毒物。芳香族化合物、醇类、脂肪族硫化物、苯胺、硝基苯及其化合物均属于此类毒物。该类毒物主要对神经系统有麻醉作用。

(4)无机化合物及金属有机化合物。凡对人体有毒理作用而不能归于上述三类的气体和挥发性毒物均属于此类。如金属蒸气、砷与锑的有机化合物等。

第二节　工业毒物的毒性

一、毒性及其评价指标

1. 毒性

毒性是指某种毒物引起机体损伤的能力。毒性大小,一般以毒物引起实验动物某种毒性反应所需的剂量表示,所需剂量愈小,表示毒性愈大。

2. 常用的评价指标

绝对致死剂量或浓度(LD_{100}或LC_{100}):是指使全组染毒动物全部死亡的最小剂量或浓度。

半数致死剂量或浓度(LD_{50}或LC_{50}):是指使全组染毒动物半数死亡的剂量或浓度。

最小致死剂量或浓度(MLD或MLC):是指使全组染毒动物中有个别动物死亡的剂量或浓度。

最大耐受剂量或浓度(LD_0或LC_0):是指使全组染毒动物全部存活的最大剂量或浓度。

阈剂量(浓度):是指引起机体发生某种有害作用的最小剂量(浓度)。

“剂量”通常是用毒物的毫克数与动物的千克体重之比(即mg/kg)来表示。

“浓度”常用质量体积浓度用$1m^3$空气中含有毒物的毫克数(mg/m^3)表示。

对于气态物质,“浓度”还常用体积分数($\times 10^{-6}$)表示,即一百万分的空气容积中某一种物质所占的容积份数($1m^3$空气中含有毒物的毫升数)。

在0℃、1个大气压下,10^{-6}与mg/m^3两种单位的换算:

$10^{-6} = 1mg/m^3 \times 22.4$ / 该毒物的分子量

$1mg/m^3 = 10^{-6} \times$ 该毒物的分子量$/22.4$

慢性阈剂量(或浓度):是指多次、小剂量染毒而导致慢性中毒的最小剂量(或浓度)。

急性阈剂量(或浓度):是指一次染毒而导致急性中毒的最小剂量(或浓度)。

毒作用带:是指从生理反应阈剂量到致死剂量的剂量范围。

二、毒物的急性毒性分级

按 LD_{50} 或 LC_{50} 将各种毒物分成:剧毒、高毒、中等毒、低毒、微毒 5 级,称为化学物质的急性毒性分级,见表 3-1。

表 3-1　化学物质的急性毒性分级

毒性分级	大鼠一次经口 LD_{50}(mg/kg)	6 只大鼠吸入 4h 死亡 2～4 只的浓度 ($\times10^{-6}$)	兔涂皮时 LD_{50}(mg/kg)	对人可能致死量	
				单位体重剂量 (g/kg)	总量(g) (60kg 体重)
剧毒	<1	<10	<5	<0.05	0.1
高毒	1～49	10～99	5～43	0.05～0.5	3
中等毒	50～499	100～999	44～349	0.5～4.9	30
低毒	500～4 999	1 000～9 999	350～2 179	5～14	250
微毒	≥5 000	≥10 000	≥2 180	≥15	≥1 000

潜在吸入毒性指数 I_{PIT}(Index of Potential Inhalation Toxicity)——20℃时饱和蒸气浓度与半数致死浓度的比值。

$$I_{PIT} = (V_P/101.33)/\ LC_{50} \times 10^{-6}$$

式中:V_P——20℃饱和蒸气压,kPa;

LC_{50}——半数致死浓度,mg/m³。

用潜在吸入毒性指数 I_{PIT} 来划分吸入中毒危险性。

根据 I_{PIT} 指数的不同可将吸入中毒危险性划分为四个等级(四级危险程度),见表 3-2。

表 3-2　I_{PIT} 值对应的毒物吸入中毒危险等级和危险程度

I_{PIT}	危险等级	危险程度	常见化学品举例
<3	4	低度	甲苯二异氰酸酯(TDI)
<30	3	中度	硫酸二甲酯
<300	2	高度	氨、二氯乙烷
>300	1	极度	光气、氯气、一氧化碳、硫化氢、二氧化硫、二氧化氮、氰化氢、砷化氢、氟化氢、三氯化磷、异甲胺、氯甲烷、环氧乙烷、异氰酸甲酯、丙烯腈等

三、影响毒性的因素

1. 物质的化学结构对毒性影响

毒物的化学结构决定它在体内可能参与和干扰的生化过程;参与的程度和速度,决定毒作用的性质和大小。

(1)在碳氢化合物的同系列中,随着碳原子的增加其毒性增大,如醇类,丁醇、戊醇的毒性大于乙醇、丙醇。

(2)在碳氢化合物的同分异构体中,直链的毒性比支键的大,如庚烷毒性大于异庚烷。

(3)成环的比不成环的毒性大,如环戊烷大于戊烷,环已烷大于已烷。

(4)化合物分子结构中的不饱和键增多,其毒性增大,乙炔大于乙烯,乙烯大于乙烷。

(5)具有不饱和键或游离键的低价化合物较高价化合物毒性大,乙炔＞乙烯＞乙烷。

(6)在各类有机非电解质之间,其毒性大小依次为芳烃＞醇＞酮＞环烃＞脂肪烃。

(7)同类有机化合物中卤族元素取代氢时,毒性增加。

2. 物质的物理化学性质对毒性的影响

(1)可溶性。毒物的可溶性越大,其毒性作用越大。

毒性物质的溶解性越大,侵入人体并被人体组织或体液吸收的可能性就越大。如硫化砷由于溶解度较低,所以毒性较轻。氯、二氧化硫较易溶于水,能够迅速引起眼结膜和上呼吸道黏膜的损害。而光气、氮的氧化物水溶性较差,常需要经过一定的潜伏期才引起呼吸道深部的病变。氧化铅比其他铅化合物易溶于血清,更容易中毒。汞盐类比金属汞在胃肠道易被吸收。

对于不溶于水的毒性物质,有可能溶解于脂肪和类脂质中,它们虽不溶于血液,但可与中枢神经系统中的类脂质结合,从而表现出明显的麻醉作用,如苯、甲苯等。四乙基铅等脂溶性物质易渗透至含类脂质丰富的神经组织,从而引起神经组织的病变。

(2)挥发性。毒物的挥发性愈大,在空气中的浓度愈高,从呼吸道进入人体引起中毒的危险性亦愈大。

物质的挥发性与物质本身的熔点、沸点和蒸气压有关。如溴甲烷的沸点较低,为4.6℃,在常温下极易挥发,故易引起生产性中毒。相反,乙二醇挥发性很小,则很少发生生产性中毒。所以,有些物质本来毒性很大,但挥发性很小,实际上并不怎么危险。反之,有些物质本来毒性不大,但挥发性很大,也就具有较大危险。

(3)分散度。毒物的颗粒越小,即分散度越大,就越容易被吸入,毒性作用越大 。

在金属熔融时产生高度分散性的烟尘,发生铸造性吸入中毒就是明显的例子,如锌、铜、镍等的烟尘中毒。

3. 毒物的联合作用

有害因素危害机体时,可发生三类作用。

(1)独立作用。混合物的毒性是各个毒物单独作用结果的简单汇总。

(2)协同作用。协同作用又分为相加作用和相乘作用。相加作用即两种以上的毒物同时存在于作业场所环境中时,它们的综合毒性为各个毒物毒性作用的总和。相乘作用即多种毒物联合作用的毒性大大超过各个毒物毒性的总和。

一般情况下,有机溶剂蒸气的混合物可认为是相加作用,如苯、甲苯、二甲苯混合物。嗜酒的人易引起中毒,因为酒精可增加铅、汞、砷、氮氧化物、四氯化碳、甲苯、二甲苯、氨基和硝基苯、硝化甘油以及硝基氯苯等毒物的吸收能力,乙醇会加强苯的血液毒性,加强氯仿的毒性,加强一氧化碳对人的致死作用,故接触这类物质的人不宜饮酒。

(3)拮抗作用。多种毒物联合作用的毒性低于各个毒物毒性的总和。

4. 生产环境和劳动强度与毒性的关系

不同的生产方法影响毒物产生的数量和存在状态；不同的操作方法影响人与毒物的接触机会；环境中的毒性物质浓度越高，接触的时间越长，就越容易引起中毒。

生产环境（如温度、湿度、气压等）的不同能影响毒物作用。环境温度越高，毒性物质越容易挥发，环境中毒件物质的浓度越高；使人体皮肤毛细血管扩张，出汗增多，血液循环及呼吸加快，从而增加吸收毒物的速度；越容易造成人体的中毒。环境中的湿度较大，也会增加某些毒物的作用强度。例如氯化氢、氟化氢等在高湿环境中，对人体的刺激性明显增强。高气压可使溶解于体液中的毒物量增多。

劳动强度对毒物吸收、分布、排泄都有显著影响。劳动强度大能促进皮肤充血、汗量增加，毒物的吸收速度加快。耗氧增加，对毒物所致的缺氧更敏感。同时劳动强度大能使人疲劳，抵抗力降低，毒物更容易起作用。

5. 个体因素与毒性的关系

一般说，少年对毒物的抵抗力弱，而成年人则较强；女性对毒物的抵抗力比男性弱；妇女"三期"，对某些毒物的敏感性增强。职业禁忌者，患有代谢机能障碍、肝脏或肾脏疾病的人，解毒机能大大削弱，较易中毒。如贫血患者接触铅，肝病患者接触四氯化碳、氯乙烯，肾病患者接触砷，有呼吸系统疾病的患者接触刺激性气体等，都较易中毒，而且后果要严重些。

四、工作场所空气中有害物质容许浓度

1. 最高容许浓度(MAC, Maximum Allowable Concentration)

指人的工作地点、在一个工作日内、任何时间都不应超过的有毒化学物质的浓度。

在最高容许浓度以下的作业场所中工作，可以保证工人在经常性生产劳动中，不致发生职业中毒，从而保护工人的健康。

2. 阈限值(TLV, Threshold Limit Value)

指化学物质在空气中的浓度限值，并表示在该浓度条件下每日反复暴露的几乎所有工人不致受到有害影响。

阈限值主要有以下三种：

(1)时间加权阈限值（时间加权平均容许浓度）(TLV - TWA, Threshold Limit Value - Time Weighted Average)指正常 8h 工作日或 40h 工作周的时间加权平均容许接触水平。在此浓度下，几乎所有工人日复一日反复暴露而不致受到不良影响。时间加权平均浓度计算公式：

$$C=(C_1T_1+C_2T_2+\cdots+C_nT_n)/(T_1+T_2+\cdots+T_n)$$

式中：$C_1, C_2, \cdots, C_n$——各操作点测得的空气中尘毒浓度，mg/m^3；

$T_1, T_2, \cdots, T_n$——工人在该测定点实际接触尘毒的时间，min。

(2)短期接触限值（短期接触容许浓度）(TLV - STEL, Threshold Limit Value - Short Term Exposure Limit)指在一个工作日内，任何一次接触不得超过的 15min 时间加权平均的浓度容许接触水平。在此浓度下，工人可短时间连续暴露而不致受到：①刺激作用；②慢性或不可逆组织损伤；③足以导致事故伤害增大，丧失自救能力，以及明显降低；④工作效率的麻醉作用。

(3)极限阈限值(TLV - C, Threshold Limit Value - Ceiling)指任何暴露时间均不应超过

的浓度(相当于最高容许浓度)。

3. 一次接触限值(或称最高容许峰值)

即一次临时性接触时的容许标准,亦称为应急接触限值。不但规定了浓度还限制了接触时间。

4. 最高容许浓度的制定

(1)最高容许浓度的制定一般依次经过以下步骤。①卫生毒理实验。即以确定有毒物质的急性吸入半数致死浓度、致死浓度,为亚急性和慢性中毒提供依据。②亚急性实验。即以阐明毒物的毒作用特点,观察毒物主要损害的系统及器官,初步了解毒物作用的机理,为慢性中毒实验的观察指标和蓄积作用程度等提供资料。③慢性实验。即以确定在一定的作用期间对动物不发生危害的毒物浓度(无作用浓度)及发生轻微危害的浓度(慢性阈浓度),直接提供制定最高容许浓度所需的安全限量的参考。④安全系数。即根据受试毒物蓄积作用、动物对该毒物的敏感性差异、毒作用带的宽窄及有否致癌、致畸、致突变作用等确定安全系数。⑤最高容许浓度值。即将慢性阈浓度除以安全系数,即可得到最高容许浓度的建议值。

(2)应用最高容许浓度时的注意事项:①是车间内慢性吸入中毒的标准;②须反复多次测定;③须减少皮肤与毒物接触的机会;④按照国家标准《有毒作业场所空气采样规范》(GB13733—92)执行;⑤考虑其联合作用;⑥厂房设计阶段,应按毒物的种类数降低最高容许浓度相应的倍数。

经常性的卫生监督,采用下式进行计算:

$$C_1/M_1+C_2/M_2+\cdots+C_n/M_n\leqslant 1$$

式中:$C_1,C_2,\cdots,C_n$——各种物质的实际浓度;

$M_1,M_2,\cdots,M_n$——各种物质的最高容许浓度。

例如,某生产车间内有苯、甲苯、二甲苯三种物质共存,测出:苯的浓度为 $20\mathrm{mg/m^3}$,甲苯为 $50\mathrm{mg/m^3}$,二甲苯为 $60\mathrm{mg/m^3}$;最高容许浓度:苯 $40\mathrm{mg/m^3}$、甲苯 $100\mathrm{mg/m^3}$、二甲苯 $100\mathrm{mg/m^3}$。

由 $C_1/M_1+C_2/M_2+\cdots+C_n/M_n\leqslant 1$,得

$$(20/40)+(50/100)+(60/100)=1.6>1$$

结果表明,该车间现有浓度已超过共存物质容许的浓度。

若采取措施将甲苯、二甲苯的实际浓度分别降至 $20\mathrm{mg/m^3}$ 和 $30\mathrm{mg/m^3}$,则可使计算结果等于 1,即可达到卫生要求。

第三节　工业毒物的危害

一、工业毒物进入人体的途径

工业毒物进入人体的途径主要有呼吸道、消化道、皮肤。

1. 经呼吸道进入

毒物经呼吸道进入人体是最主要、最危险、最常见的途径。在全部职业中毒者中,大约有

95%是经呼吸道吸入引起的。通过呼吸道吸收最重要的影响因素是其在空气中的浓度，浓度越高，吸收越快。生产性毒物进入人体后，被吸收量的大小取决于毒物的水溶性和肺泡气与血液中的毒物浓度梯度、血/气分配系数。水溶性强的毒物，易被上呼吸道黏膜溶解吸附吸收；肺泡气与血液中的毒物浓度梯度是扩散过程的推动力，血/气分配系数愈大，毒物愈易进入血液，见表 3-3。

根据车间空气中有毒物质的浓度估算接触者的吸收剂量：

估算剂量(mg/kg)＝毒物浓度(mg/m³) ×10m³×贮留率(%)/体重(kg)

表 3-3　化学物质水溶性与贮留率的关系

水中溶解度	贮留率(%)
基本不溶	10
难溶	30
中等程度溶	50
易溶	80

2. 经皮肤进入

毒物经皮肤进入人体的途径主要有表皮屏障和毛囊，少数是通过汗腺导管进入。工业毒物经皮肤吸收，包括两个扩散过程：一是要穿透表皮的角质层；二是在真皮经毛细血管吸收进入血液。

经表皮进入体内的毒物需要越过三道屏障。第一道屏障是皮肤的表皮角质层，一般相对分子质量大于 300 的物质不易透过无损皮肤。第二道屏障是位于表皮角质层下面的连接角质层，它能阻止水溶性物质的通过，而不能阻止脂溶性物质的通过。第三道屏障是表皮与真皮连接处的基膜。脂溶性毒物经表皮吸收后，还要有水溶性，才能进一步扩散和吸收。

脂溶性毒物经表皮吸收后，还需有水溶性，才能进一步扩散和吸收，所以水、脂均溶的毒物(如苯胺)易被皮肤吸收。只是脂溶而水溶极微的苯，经皮肤吸收的量较少。

通常能经过皮肤进入人体的毒物有以下几类：①能溶于脂肪或类脂质的物质；②能与皮肤的脂酸根结合的物质；③具有腐蚀性的物质；④低分子量物质。

毒物的脂溶性、水溶性、毒物浓度、皮肤的接触面积和皮肤性状、环境温度、湿度等均会影响毒物经皮肤吸收。

3. 经消化道进入

在工业生产中，毒物经消化道吸收多半是由于个人卫生习惯不良，手沾染的毒物随进食、饮水或吸烟等而进入消化道，或发生事故毒物喷射进入口腔。

胃、肠道的酸碱度是影响毒物吸收的重要因素。胃液是酸性，对于弱碱性毒物可增加其电离，从而减少其吸收。对于弱酸性毒物则有阻止其电离的作用，因而增加其吸收。肠道吸收最重要的影响因素是肠内的碱性环境和较大的吸收面积。弱碱性物质在胃内不易被吸收，但到达小肠后即转化为非电离物质可被吸收。小肠内分布着酶系统，可使已与毒物结合的蛋白质或脂肪分解，从而释放出游离毒物促进其吸收。在小肠内物质可经过细胞壁直接渗入细胞。

二、工业毒物在人体内的分布

毒物在体内的分布主要具有以下规律。

(1)初期。血液中的毒物浓度最高，毒物在器官、组织内的浓度主要与供血量有关，毒物在血液中常以不同的状态存在：①以物理溶解状态存在于血浆中，其中部分可能以离子状态存在；②毒物与血浆蛋白或血浆内的有机酸结合成复合物；③毒物吸附于红细胞表面或与红细胞某些成分结合；④在红细胞内与血红蛋白结合。

(2)中期。经过一段时间后(几小时或几天)，血液中的毒物浓度降低，体内未排出的毒物主要按它对各器官组织的亲和力大小及对细胞膜的通透能力而重新分布 。有机毒物多属于非电解质，在体内多成均匀分布；而无机毒物和各种电解质则分布多不均匀。例如，铅主要集中于骨骼、肝肾，而一氧化碳则极易与血红蛋白结合，碘对于甲状腺组织具有特殊的亲和力。

(3)后期。体内如有长时间不能排出的剩余毒物，若毒物的蓄积部位与靶器官一致，则易发生慢性中毒。但大部分是贮留在作为“贮存库”的器官或组织中，然后缓慢释放入血液中，进行新的循环。

长期接触毒物时，如毒物或其代谢物在体内的生物半衰期较长，在接触间隔内不能完全排出，则将在体内逐渐累积，这一现象称为蓄积。

若蓄积部位是对毒物不敏感的“惰性”组织时，毒物对其贮存的部位没有明显危害，此部位又称“贮存库”。人体贮存库主要有血浆蛋白、骨骼、脂肪、肝肾。

三、工业毒物在人体内的生物转化

工业毒物在人体内的生物转化主要有四种形式：氧化、还原、水解和结合。生物转化过程一般分为两步进行：第一步包括氧化、还原或水解；第二步为结合。

一般而言，生物转化是一个解毒过程，但也有些化合物，经转化后的代谢产物比原来物质毒性更大，称为代谢活化。进入体内的毒物，有的可直接损害细胞的正常生理和生化功能，发挥毒性作用，而有的毒物在体内需经过转化后才能发挥其毒性作用。

四、毒物的排出

毒物的主要排出途径是肾、肝胆、肺；其次是汗腺、唾液、乳汁等。

1. 经肾排出

肾是人体内毒物排出的最主要途径。其排毒机理有三个过程：肾小球过滤、肾小管扩张、肾小管分泌。其中肾小球过滤对毒物的排出最有意义。

2. 经肝胆排出

体内毒物及其代谢产物主要以主动运输方式经肝脏排入胆囊。

3. 经肺排出

经呼吸道吸收的有毒气体以及溶解于血液中的挥发性毒物均可经肺排出。

4. 其他排出途径

毒物可经乳汁排出，这种排出途径对后代有重要影响。

毒物也可经唾液腺及汗腺排出，但其量甚微。

五、中毒的分类及机理

急性中毒是指在短时间内有大量毒物进入人体后突然发生的病变。

慢性中毒是指长时间内有低浓度毒物不断进入人体，逐渐引起的病变。

亚急性中毒指在较短时间内较大剂量毒物进入人体引起的中毒。

中毒的机理大致可分为六类：

(1)局部的刺激、腐蚀作用。

(2)阻止氧的吸收、运输和利用。

(3)抑制酶系统的活力。

(4)神经体液作用。

(5)干扰人体的免疫功能。

(6)其他作用。

六、工业毒物对人体的危害

按照对靶器官的作用，毒物对人体的危害可以分为以下几个方面。

1. 神经系统

有毒物质可损害中枢神经和周围神经。主要侵犯神经系统的毒物称为“亲神经性毒物”，可引起神经衰弱综合征、神经症状、多发性神经炎等。

(1)神经衰弱症候群。患者出现全身无力，易疲劳，记忆力减退，睡眠障碍，头昏、头痛、心悸、多汗、情绪激动，思想不集中等症状。

(2)神经症状。中毒重者可出现精神异常，如哭笑无常、易怒、烦躁、抑郁、躁狂、妄想、癔病发作，甚至发展成痴呆。

(3)多发性神经炎。主要损害周围神经，早期症状为手脚发麻疼痛，以后发展到动作不灵活。

2. 血液、造血和心血管系统

亚硝酸盐、苯的氨基和硝基化合物可致高铁血红蛋白白血症；一氧化碳、苯胺中毒等可使血红蛋白变性；砷化氢、苯肼、苯酚等可引起溶血性贫血；苯、三硝基甲苯、砷化合物、四氯化碳等可抑制造血机能，引起血液中红细胞、白细胞和血小板减少，形成再生障碍性贫血；各种刺激性和窒息性气体、有机氟烯烃类、有机农药、砷等中毒可引起心肌损伤。

3. 呼吸系统

有些高浓度窒息性毒物能直接抑制呼吸中枢或引起机械性阻塞而窒息。刺激性毒物可引起上呼吸道炎症、肺炎、肺水肿。乙二胺、苯二胺、甲苯二异氰酸酯等的中毒，可因其原发性刺激作用或致敏作用而引起职业性哮喘。

4. 消化系统

有毒物质对消化系统的损害主要有：口腔炎症、牙齿损坏、肠胃炎症、腹痛和中毒性肝病等。

5. 肾脏泌尿系统

泌尿系统各部位都可能受到有毒物质损害，如慢性铍中毒常伴有尿路结石；杀虫脒、芳香胺、氟烯烃等中毒可出现出血性膀胱炎等；但常见的还是肾损害，出现蛋白尿、血尿、浮肿等症状。

6. 生殖系统

铅、二硫化碳、二硝基甲苯、二溴氯丙烷、甲苯二胺等对男性生殖系统有损害；铅、汞、镉、铍、氯乙烯、苯乙烯等可对女性生殖系统产生危害。

7. 皮肤伤害

职业性皮肤病是职业性疾病中最常见、发病率最高的职业性伤害。

常见的疾病有皮肤灼伤和皮肤溃疡、接触性皮炎及过敏性皮炎、光感性皮炎、皮肤黑变病、角化过度及皲裂等。

根据作用机制不同，引起皮肤伤害的化学性物质分为：原发性刺激物、致敏物和光敏感物。常见原发性刺激物为酸类、碱类、金属盐、溶剂等。常见皮肤致敏物有金属盐类（如铬盐、镍盐）、合成树脂类、染料、橡胶添加剂等。光敏感物有沥青、焦油、吡啶、蒽、菲等。

8. 眼睛危害

毒物对眼的影响，可以直接作用于眼局部组织，也可因全身中毒，通过血循环引起眼的损害。毒物对眼的危害主要表现为：刺激性炎症、化学性灼伤、色素沉着、光敏反应、神经病变、白内障、视网膜血管异常等 。

9. 致癌

国际癌症研究中心至 1994 年对 775 种化学物、生产过程或环境对人致癌性作了综合评价，其中对人肯定是致癌的化学物和生产过程共计 63 种。

10. 其他

如职业性骨骼病变、烟尘热等。

举例：氯乙烯可致“肢端溶骨症”；无机氟可致“氟骨症”；镉、铍可引起“骨质稀疏”；磷可引起“下颌骨坏死”；铬酸可致“鼻中隔穿孔”等。吸入锌、铜等金属烟后，可引起发热，称“金属烟尘热”（铸造热）。吸入聚四氯乙烯的热解物可产生“聚合物烟尘热”。

第四节　毒物危害程度分级

一、职业性接触毒物危害程度分级

《职业性接触毒物危害程度分级》（GB5044—85）是以急性毒性、急性中毒发病状况、慢性中毒患病状况、慢性中毒后果、致癌性、最高容许浓度六项指标为基础的定级标准，分为极度危害、高度危害、中度危害和轻度危害四级，见表 3－4。

职业性接触毒物危害程度分级表同时列举了国内常见的 56 种工业毒物的危害程度分级，并进行了行业举例，见表 3－5。

表 3－4　职业性接触毒物危害程度分级依据

指标		分级			
		Ⅰ（极度危害）	Ⅱ（高度危害）	Ⅲ（中度危害）	Ⅳ（轻度危害）
急性毒性	吸入 LC_{50}，mg/m^3	＞20 000	2 000～20 000	200～2 000	＜200
	经皮 LD_{50}，mg/kg	＞2 500	500～2 500	100～500	＜100
	经口 LD_{50}，mg/kg	＞5 000	500～5 000	25～500	＜25
急性中毒发病状况		生产中易发生中毒，后果严重	生产中可发生中毒，愈后良好	偶可发生中毒	迄今未见急性中毒，但有急性影响
慢性中毒患病状况		患病率高（≥5%）	患病率较高（＜5%）或症状发生率高（≥20%）	偶有中毒病例发生或症状发生率较高（≥10%）	无慢性中毒而有慢性影响
慢性中毒后果		脱离接触后，继续进展或不能治愈	脱离接触后，可基本治愈	脱离接触后，可恢复，不致严重后果	脱离接触后，自行恢复，无不良后果
致癌性		人体致癌物	可疑人体致癌物	实验动物致癌物	无致癌性
最高容许浓度 mg/m^3		＜0.1	0.1～1.0	1.0～10	＞10

表 3－5　职业性接触毒物危害程度分级及其行业举例

级别	毒物名称	行业举例
Ⅰ级（极度危害）	汞及其化合物	汞冶炼、汞齐法生产氯碱
	苯	含苯粘合剂的生产和使用（制皮鞋）
	砷及其无机化合物	砷矿开采和冶炼，含砷金属矿（铜、锡）开采和冶炼
	氯乙烯	聚氯乙烯树脂生产
	铬酸盐、重铬酸盐	铬酸盐和重铬酸盐生产
	黄磷	黄磷生产
	铍及其化合物	铍冶炼、铍化合物的制造
	对硫磷	生产及贮存
	羰基镍	羰基镍制造
	八氟异丁烯	二氟一氯甲烷裂解及其残液处理
	氯甲醚	双氯甲醚、一氯甲醚生产、离子交换树脂制造
	锰及其无机化合物	锰矿开采和冶炼、锰铁和锰钢冶炼、高锰焊条制造
	氰化物	氰化钠制造、有机玻璃制造
Ⅱ级（高度危害）	三硝基甲苯	三硝基甲苯制造和军火加工
	铅及其化合物	铅的冶炼、蓄电池制造
	二硫化碳	二硫化碳制造、粘胶纤维制造
	氯	液氯烧碱生产、食盐电解
	丙烯腈	丙烯腈制造、聚丙烯腈制造

续表 3-5

级别	毒物名称	行业举例
Ⅱ级（高度危害）	四氯化碳	四氯化碳制造
	硫化氢	硫化染料的制造
	甲醛	酚醛和尿醛树脂生产
	苯胺	苯胺生产
	氟化氢	电解铝、氢氟酸制造
	五氯酚及其钠盐	五氯酚、五氯酚钠生产
	镉及其化合物	镉冶炼、镉化合物的生产
	敌百虫	敌百虫生产、贮运
	氯丙烯	环氧氯丙烷制造、丙烯磺酸钠生产
	钒及其化合物	钒铁矿开采和冶炼
	溴甲烷	溴甲烷制造
	硫酸二甲酯	硫酸二甲酯的制造、贮运
	金属镍	镍矿的开采和冶炼
	甲苯二异氰酸酯	聚氨酯塑料生产
	环氧氯丙烷	环氧氯丙烷生产
	砷化氢	含砷有色金属矿的冶炼
	敌敌畏	敌敌畏生产、贮运
	光气	光气制造
	氯丁二烯	氯丁二烯制造、聚合
	一氧化碳	煤气制造，高炉炼铁、炼焦
	硝基苯	硝基苯生产
Ⅲ级（中度危害）	苯乙烯	苯乙烯制造、玻璃钢制造
	甲醇	甲醇生产
	硝酸	硝酸制造、贮运
	硫酸	硫酸制造、贮运
	盐酸	盐酸制造、贮运
	甲苯	甲苯制造
	二甲苯	喷漆
	三氯乙烯	三氯乙烯制造、金属清洗
	二甲基甲酰胺	二甲基甲酰胺制造、顺丁橡胶的合成
	六氟丙烯	六氟丙烯制造
	苯酚	酚醛树脂生产、苯酚生产
	氮氧化物	硝酸制造
Ⅳ级（轻度危害）	溶剂汽油	橡胶制品（轮胎、胶鞋等）生产
	丙酮	丙酮生产
	氢氧化钠	烧碱生产、造纸
	四氟乙烯	聚全氟乙丙烯生产
	氨	氨制造、氮肥生产

对接触同一毒物的其他行业的危害程度，可依据车间空气中毒物浓度、中毒患病率、接触时间的长短，划定级别。凡车间空气中的毒物浓度经常达到 TJ36—79《工业企业设计卫生标准》中所规定的最高容许浓度值，而其患病率或症状发生率低于本分级标准中相应的值，可降低一级。

接触多种毒物时，以产生危害程度最大的毒物的级别为准。

此外，原化工部 1996 年颁发了《化工行业职业性接触毒物危害程度分级》（HG24001—96），补充制定了 104 种工业毒物的危害程度级别，同样进行了行业举例。

二、作业场所毒物危害程度分级

1. 计算三项指标

《有毒作业分级》（GB12331—90）标准选用了三项指标综合进行作业场所毒物危害程度分级。

毒物危害程度级别、有毒作业劳动时间、毒物浓度超标倍数是有毒作业分级的三项指标，并分别用 D、L、B 表示。

（1）第一项指标——毒物危害程度级别，即毒物危害程度级别权数 D，见表 3－6。

表 3－6　毒物危害级别与加权系数的对应关系

毒物危害程度级别	毒物危害分级级别对应的加权系数 D
Ⅰ级——极度危害	8
Ⅱ级——高度危害	4
Ⅲ级——中度危害	2
Ⅳ级——轻度危害	1

（2）第二项指标是以工人实际接毒时间为计算依据，确定有毒作业劳动时间权数 L，见表 3－7。

表 3－7　有毒作业劳动时间与权数对应关系

有毒作业劳动时间/h	L
≤2	1
2～5	2
＞5	3

（3）第三项指标为有毒物质浓度的超标倍数 B。

以工作地点实际测定的毒物超标倍数值作为计算依据。工作地点空气中有毒物质的采样超标倍数 B 的计算公式为：

$$B=M_c/M_s-1$$

式中：M_c——测定的毒物浓度均值，mg/m^3；

M_s——该种毒物在 TJ 36 表 4 中的最高容许浓度，mg/m^3。

2. 计算分级指数 C

$$C_i = D_i \times L_i \times B_i$$

式中：D_i——毒物危害分级级别对应的加权系数；

L_i——有毒作业接毒时间对应的加权系数；

B_i——作业环境空气中有毒物质平均浓度的超标倍数。

由分级指数确定相应的分级级别，见表 3-8。

表 3-8　分级指数与级别的对应关系

分级指数 C 范围	有毒作业分级级别
$C \leqslant 0$	零级(安全作业)
$0 < C \leqslant 6$	Ⅳ级(轻度危害作业)
$6 < C \leqslant 24$	Ⅲ级(中度危害作业)
$24 < C \leqslant 96$	Ⅱ级(高度危害作业)
$C > 96$	Ⅰ级(极度危害作业)

当有毒作业工作地点空气中存在多种毒物时，应分别进行毒物作业的分级，以最严重的级别定级，同时注明其他生产性毒物作业的级别。

第五节　预防职业中毒的主要措施

为了保护职工在生产活动过程中的安全与健康，防止职业中毒事故的发生，必须从工艺和设备的技术改造、通风排毒、毒物净化、个体防护、管理与法制等方面采取综合措施，才能达到理想的要求，保证职工在生产活动过程中的安全与管理。

工业毒物的综合防治措施主要从以下几个方面加以改进。

一、生产工艺和设备的技术改造

生产工艺和设备的技术改造是防治毒物污染源的根本途径，是防止职业中毒事故发生的最主要方法。生产工艺和设备技术改造主要包括：以无毒低毒代替有毒高毒，生产过程中设备的密闭化、机械化、自动化等。因此，在治理有毒物质污染时，首先应考虑尽可能采用新材料、新工艺、新设备，从技术改造入手，根本改变生产环境、改善劳动条件、保障职工的安全和健康。

1. 以无毒低毒代替有毒高毒

在生产过程中应尽量采用无毒或低毒的原料及辅料，以代替有毒或高毒的原料及辅料，以无毒低毒工艺和物料取代有毒高毒的工艺和物料是劳动安全卫生工作中防毒的重要原则，也是防毒的根本方法。

在化工生产过程中，乙炔制乙醛、乙炔与氯化氢合成氯乙烯等，过去大都是采用汞催化剂，而采用乙烯为原料的工艺(乙烯氧化、氧氯化)，则不需用汞作为催化剂；蒽醌磺化—氯化制四氯蒽醌染料，以往用汞作为蒽醌磺化反应的定位剂，而改用碘催化，从蒽醌直接氯化制四氯蒽醌，不仅大大简化了工艺流程和操作程序，同时根除了汞的危害。

清洗各种金属零部件、材料和设备上的油污，以往常用碱液、汽油、三氯乙烯清洗。碱液清洗效率低，劳动条件差；汽油等有机溶剂清洗，虽除油效率高，但毒性大。为改善劳动条件，在清洗各种金属零部件、材料和设备上的油污时，应采用无毒低毒清洗剂。

2. 生产设备的密闭化、机械化和自动化

生产设备的密闭化、机械化和自动化是防毒的重要技术措施之一。它不仅能大大改善作业环境，而且能提高劳动生产率和产品质量，减少原材料的消耗，生产设备的防毒技术措施，已在各个行业生产过程中普遍采用。

生产设备的密闭化、机械化和自动化的具体内容主要应从以下几个方面做好工作。

(1)生产设备密闭化。生产设备密闭的原理和结构非常简单，在生产设备的开口处设置密闭罩，以防止设备内的毒物和粉尘逸散。一般情况下，应保持密闭设备内为负压状态，以提高密闭效果。

(2)喷漆作业的密闭。在喷漆作业过程中散发出大量有毒气体，严重污染作业环境。实践证明：隧道式、房屋式、罩子式的全密闭或半密闭的喷漆室是控制喷漆作业有毒气体污染的有效方法。在实际中，可根据喷漆工件的外形、尺寸、喷漆工艺和现场条件而确定采用何种形式。喷漆室内的气流组织应合理，不要形成死角或涡流。喷漆中、小工件的旁侧抽风机室应设置具有旋转工件的装置，以方便操作者对工件各面进行喷漆，而不受漆雾喷逸的影响；采用底部抽风顶部送风的喷漆室喷漆大工件时，应设有登高工具，其高度应保证操作者呼吸带不受有害物质污染；喷涂带沟槽的工件，宜使用长柄喷枪，使操作者呼吸带不处于漆雾区域。

(3)投料点和出料点的密闭。在生产过程中，投料点和出料点是重要污染源，因此，必须对出料点和投料点采取密闭措施，并与工艺的机械化和自动化相结合。

(4)防止泄露。防毒的另一个重要环节是提高设备和管道的密封性，以防止有毒物料的逸散和泄露。生产过程的跑、冒、滴、漏是造成作业场所环境污染的主要因素。为防止有毒物料的泄露，在设计上应尽量减少机械连接，在材质上要选用耐腐蚀的材料和防腐蚀涂料，对泵或阀等应选用优质法兰垫圈或采用双层密封，对因腐蚀易引起泄露的部位，在设计上要考虑便于监测和维修。加强设备的管理和维护，对法兰、阀门、接头等应经常进行检查，及时进行检修，使设备经常处于完好状态，以提高设备完好率，保证作业环境质量。

(5)隔离。将生产设备和操作者隔离起来，最简单的方法就是把生产设备的管线、阀门、控制系统等设置在与生产场所完全隔开的操作室内，使人体与设备隔离；另一种方法就是将生产设备或设施放置在隔离室内，并采取排风的方法，使隔离室内产生负压，以免有毒物料逸散，从而达到人与设备隔离的目的。一般在生产作业场所空气中有毒有害物质浓度较高时，采用隔离的方法。

(6)生产工艺的自动化系统。生产设备和工艺的自动化，使作业人员在作业时远离生产设备，进行远距离控制，而不直接接触毒物的危害，保证作业者的安全与健康。生产设备和工艺的自动化要求技术先进，机械化程度高的工艺流程。这种方法在现代企业中应用十分广泛，是提高生产效率，防止生产过程中毒物危害的根本途径。

二、排毒和净化措施

1. 通风排毒措施

通风排毒是工业防毒技术的重要措施之一。在有毒有害作业场所应用通风排毒技术的目的是:①保证作业场所空气的清新,将作业场所空气中有毒有害物质的浓度控制在国家有关标准规定的最高允许浓度范围内,保证职工的健康;②使生产工艺、设备和作业场所空气中易燃易爆气体的浓度低于其爆炸下限,防止火灾爆炸事故的发生,保障作业者的安全,保护设备和财产不受损失;③控制作业场所的温度和湿度,创造良好的作业环境,保证作业者的健康和生产的正常运行。

(1)通风排毒的方式。根据通风动力,通风排毒可分为:自然通风和机械通风。根据作业范围,可分为局部通风和全面通风。相对而言,全面通风排毒效果差、所需风量大、系统复杂、能耗大、投资大,一般不宜采用,只有在场地等其他条件限制而无法采用局部通风时,方可采用全面通风的方法。

(2)通风排毒的原则。为了达到排毒符合国家标准的要求效果,应充分考虑以下原则。

1)通风系统的设计。设计时,应根据有毒物质的用量、气体的浓度、最小控制风速、作业场所的浓度要求、有毒物质的排放标准、气体的爆炸极限等进行设计计算,建立合理的通风系统,选择合适的风机;在通风设备安装时,要保证施工质量,防止系统漏风,保证通风排毒的有效性。

2)选择合理的通风方式和合理气流组织。在选择通风排毒方式时,应首先考虑局部排风方式,其次考虑局部排风与全面通风相结合的方式。根据现场实际情况,选择合适的排风罩,正确设置进风口和排风口的位置。

3)合理调整生产工艺,满足通风排毒的要求。将有毒与无毒、毒性大(或浓度大)与毒性小(或浓度小)的作业尽可能分开。

4)加强通风排毒系统的管理与维护。通风排毒系统应有专人管理,通风设备应进行定期维修,通风系统车间的气体浓度应定期检测,以充分发挥通风排毒系统和设备的作用。

2. 毒物净化措施

工业生产中,有毒有害物质必须经过净化达到排放标准后,方可排入大气。净化的方法很多。生产中,应根据不同有害物质的化学性质和物理性质,以及作业条件等具体情况分别采用不同的净化方法。

(1)冷凝法。冷凝法是利用不同物质在同一温度下具有不同的饱和蒸气压,以及同一物质在不同的温度下具有不同的饱和蒸气压的特性,将混合气体冷却,使其中某些污染物冷凝成液体,从而使其从混合气体中分离出来,并对分离出来的物质给予以回收利用的方法。因此,这种方法可对高浓度的有毒有害气体进行回收。

冷凝的关键是冷却温度,冷却温度越低,净化效率越高。一般采用水、冷冻混合物、固体二氧化碳以及其他制冷方法。

冷凝法的优点是工艺设备和操作比较简单,回收的物质比较纯;但冷凝法只适用于高浓度的有毒有害物质的净化,对温度高的有毒有害气体,其净化效率较低。所以,冷凝法多用作吸附法、燃烧法等净化方法的前期处理,一般不单独采用冷凝法来净化回收有害气体。

(2)吸附法。不同物质接触时,其中一种或多种物质吸附在另一种物质上的现象称为吸附现象。具有吸附能力的物质称为吸附剂，被吸附的物质称为吸附质。

吸附过程是利用吸附气相分子和吸附剂的表面分子的吸附力，使吸附质气相分子吸附在吸附剂表面上。吸附法一般适用于对低浓度分子状态有毒有害物质的净化和回收，特别适用于溶剂蒸气的净化回收。

(3)燃烧法。燃烧净化是净化有机废气的重要方法之一。燃烧法分为催化燃烧与热力燃烧法。

催化燃烧是利用催化剂在较低温度下将有机废气转化成 CO_2 和 H_2O。催化燃烧法具有净化效率高、设备简单、无二次污染、管理方便等优点。

热力燃烧法是将被处理的可燃有机废气直接导入燃烧炉，使废气中的可燃组分燃烧氧化成无害的 CO_2 和 H_2O，并产生热量。热力燃烧法具有性能可靠、设备简单、投资省、管理方便等优点，但这种方法能耗大，运行费用高。

(4)吸收法。吸收法不仅可用于许多有机气体的净化，而且可用于许多无机气体的净化。利用吸收液与混合气体接触，将其中某些有毒有害物质组分溶解或吸收于吸收液中的过程称为吸收。在吸收过程中，被吸收的气体称为吸附质，吸收用的液体称为吸收剂。

三、个体防护措施

个体防护是防毒的重要技术措施之一。在下列情况下，必须采取个体防护措施，以防止作业人员受有毒有害物质的危害。有些生产工艺虽然已经采取了防毒措施，但有毒有害气体浓度仍然超过国家规定的标准要求；在生产过程中，由于生产技术的局限性，对有毒有害物质难以控制；在设备运行过程中发生有毒有害物质泄露，引起作业场所空气中有毒有害气体的浓度突然增高；在有些工艺过程中，作业人员不可避免地与毒物接触等。

个体防护措施主要是使用个体防护用品。个体防护用品可分为：呼吸系统防毒用具、人体防护用品、皮肤防护用品等。

1. 呼吸系统防毒用具

呼吸系统的防毒用具主要包括过滤式防毒面具和口罩、隔离式防毒面具等。

(1)过滤式防毒面具和口罩。过滤式防毒面具分为导管式和直接式。防毒面具的作用原理是在面罩上用导管接上一个滤毒罐，或在面罩上直接接一个或两个滤毒盒，使含毒气体经过经过滤毒罐(盒)而被吸附或氧化成为无毒的气体。滤毒罐(盒)内装有吸附剂或催化剂。

过滤式防毒面具的使用应满足以下条件：①空气中氧气体积分数不低于 18%；②环境温度为 30～45℃；③不能用于有限空间的槽、罐等密闭容器的工作环境；④使用环境中的毒气气体浓度不高于表 3-9 的规定。

表 3-9 过滤式防毒面具使用毒气浓度范围

种 类	规 格	使用环境中气体体积浓度%
导管式防毒面具	全面罩，大型滤毒罐	≤2(氨 3%)
	全面罩，中型滤毒罐	≤1(氨 2%)
直接式防毒面具	全面罩，小型滤毒罐	≤0.5
	全面罩，滤毒盒	≤0.1

选用和使用过滤式防毒面具和口罩时应注意以下几个方面的问题：①根据毒物种类、浓度等，选用合适型号的防毒面具或防毒口罩；②熟悉和掌握防毒面具和防毒口罩的正确使用方法；使用时应检查全套面具的气密性是否良好，阻力是否符合要求；③防毒面具在使用中应经常测试失效情况，如发现失效应及时更换；④防毒面具用后应擦拭干净，保存在洁净干燥的地方。

(2)隔离式防毒面具。隔离式防毒面具包括氧气呼吸器、隔离式自救器和送风头盔。

2. 人体防护用品

人体的防护用品包括：工作服、工作鞋、工作帽和手套等。其作用是防止毒物从皮肤侵入人体，防止强酸、强碱等毒物对皮肤的伤害，防止吸附性较强的汞等毒物吸附在头发和服装上。人体防护用品种类很多，应根据生产中毒物的种类、性质和工作条件等，选择合适的种类和型号。若工作场所空气中的毒物为易燃易爆气体时，则选用防静电的防护用品，防止因人体静电而引起燃烧爆炸事故。

3. 皮肤防护剂

职业性毒物除能从皮肤侵入人体，引起人体病变外，尚能对皮肤作用形成职业性皮肤病。防止毒物从皮肤侵入人体，除采用个体防护用品外，对外露皮肤应采用皮肤防护剂。常用的防护剂有软膏、糊剂、成膜剂和乳剂等。选用皮肤防护剂时，需根据工作时接触毒物的性质和危害来确定。当接触物是酸、碱等刺激性毒物时，应用软膏；接触毒物是焦油、沥青等时，应用糊剂；接触毒物为油类、漆、树脂等时，应用成膜剂；接触毒物为油脂、涂料、无机盐类，应用乳剂。

四、卫生保健措施

卫生保健也是工业防毒的重要措施之一。在工业防毒中，不仅要注重在技术上采取措施，同时也要从医学卫生角度，采取必要的卫生保健措施。卫生保健措施主要包括：健康检查、个人卫生、职业病的诊断与处理。其中身体健康检查包括新进人员从业前健康检查和定期健康检查。

五、管理与法制措施

管理与法制措施是搞好防毒工作必不可少的重要措施。所谓管理与法制措施，是指通过家庭、学校和社会等不同途径，宣传教育防毒方面的有关知识和操作方法，并通过国家、部门与企业的有关规范和安全卫生标准等来加强对有毒物质的管理。

1. 管理和教育

采取防毒的管理和教育措施，一方面可保障作业人员及周围居民的健康，提高劳动生产率，促进文明与卫生生产；另一方面可提高产品质量和经济效益。前者主要是从安全与健康角度考虑，后者则是从经济效益出发，如果从健全的经营管理思想出发，应该是两者的统一。

2. 工业卫生法规

车间空气中有毒物质的检测工作是搞好防毒工作的重要一环，通过测定可以了解生产场所污染的程度、污染范围及动态变化，便于防毒管理的日常检查；通过测定可以标示毒物的浓度，是评价劳动条件、采取防毒措施的依据；通过测定空气中有害物质浓度的变化，可以判明防毒技术的实施效果，通过对劳动环境的测定，可以为职业病的诊断提供依据，为制定和修改有关法律积累资料。所以，车间空气中有毒物质的测定，对搞好防毒工作是十分必要的，又是必不可少的。

制定空气中有害物质的最高允许浓度，是衡量车间空气污染程度的卫生标准，也是制定防毒措施的依据。最高允许浓度的概念、制定方法及实施原则等，各国不尽相同。仅就最高允许浓度的概念而言，主要可分为以下三种。

(1)最高允许浓度：指工作地点、在一个工作日内、任何时间均不应超过的有毒化学物质的浓度。作业人员在最高允许浓度以下进行长期的生产劳动就不会引起急性或慢性职业性危害。

最高允许浓度标准的依据，主要是从毒理学研究、卫生学调查和临床观察三方面考虑，同时也考虑到国家现有的技术水平和经济能力。

(2)阈限值：美国政府在工业卫生工作者讨论会上制定了阈限值标准。此标准是指大多数工人，对大多数毒物，在每周40h工作中反复接触的平均浓度值。此阈限值实际为在一定浓度内波动的限值。

(3)一次接触限值(最高允许峰值)：即一次临时性接触时的允许浓度标准，也称为应急接触限值。此限值规定的浓度是受其接触时间制约的。接触时间越短，一次接触限值就越高。

3. 消除二次尘毒源

二次尘毒源是指有毒物质以粉尘、蒸汽等形式从生产设备中或贮运过程中逸(排)出，散落在作业场所、车间内或厂区内，再次成为有毒气体或烟尘的来源。消除二次尘毒源是搞好防毒的重要方面。在使用挥发性物料和粉状物料的生产过程中，二次尘毒源的发生就更为突出。

消除工业毒物对人体的危害不但要有先进的管理方法，而且还要借助于先进的科学技术手段。但先进的管理方法必须建立在先进的科学技术的基础上。科学的进步，生产的发展，使得新技术、新工艺、新材料、新设备、新产品不断推陈出新，而随之带来对人体的危害也是多种多样，为消除这些危害，必须开展相应的防毒科学研究。改革生产工艺，选用无毒低毒物料，解决生产过程中的危险有害因素，确保生产过程中作业人员的安全与健康等具有十分重要的意义。

第六节　职业中毒应急救援

职业危害事故的主要有害因素分为物理因素事故、核与放射事故、化学性有害因素事故和生物性有害因素事故。职业性中毒事故隶属于化学性有害因素事故范畴。造成突发事故的化学因素的种类非常多，它是造成食物中毒、职业中毒、环境污染等突发事故的主要原因。这些有害因素主要包括生产事故、操作故障、误食、谋害、化学武器、环境污染等，通过空气、水、食物等环境渠道进入人体。进入的方式可以是吸入、食入、饮入甚至是皮肤接触吸收都可以使机体受到伤害。有些有害因素在气象条件恶劣时，造成的危害更严重，例如炎热、严寒、逆温、大风或使水流速度变化等环境因素的影响，都能加剧化学性有害因素的作用。

1. 危险化学品中毒事故应急处理

为了及时准确掌握化学物品中毒的品种和原因，积极开展有效防范措施及防止其蔓延，并为中毒病人的急救治疗提供可靠正确的途径，对已采取的急救治疗措施给予补充或纠正，挽救更多的生命财产，把危害减少到最低程度，必须及时、快速、准确、科学、规范地进行事故调查。

(1)应急处理的程序：①接报告人要详细询问并记录；②接报告人要告之报告人除及时抢

救病人外，要保护现场，保留可疑化学物品等；③接报告人要立即按规定向有关部门及领导报告；④组成调查处理组，做调查处理前的准备工作等；⑤现场调查；⑥现场、实验室检测；⑦依法采取临时控制和应急救援措施，指导现场处理工作；⑧根据现场调查、检测结果得出结论；⑨告知抢救病人的医院，可使原定的急救治疗措施给予补充或纠正；⑩及时按规定向有关部门及领导报告事故调查处理情况及结果。写出调查处理报告，并结案存档，由监督部门依法查处。

(2)事故应急救援的基本形式。危险化学品事故应急救援根据事故波及范围及其危险程度，可采取单位自救和社会救援两种形式。

《安全生产法》第六十九条规定危险化学品的经营单位应当建立应急救援组织或指定兼职的应急救援人员。《危险化学品管理条例》第五十一条也明确了单位内部发生危险化学品事故时，单位负责人对组织救援所负有的责任和义务。要求单位内部一旦发生危险化学品事故，单位负责人必须采取立即按照本单位指定的应急救援预案组织救援，并立即报告当地负有危险化学品安全监督管理职责的部门和公安、环境保护、质监部门。

《危险化学品管理条例》第五十二条明确规定，发生社会事故时，当地人民政府和其他有关部门所负有救援的责任和义务，规定有关地方人民政府应当做好指挥、领导工作。负有危险化学品安全监督管理职责的部门和环境保护、公安、卫生等有关部门，应当按照当地应急救援预案组织实施救援，不得拖延、推诿。

(3)危险化学品事故应急救援的组织与实施。

1)事故报警。事故报警的及时和准确是能否及时控制事故的关键环节。当发生危险化学品事故时，现场人员必须根据各自企业制定的事故预案采取积极而有效的抑制措施，尽量减少事故的蔓延，并向有关部门报告和报警。

2)出动应急救援队伍。各主管部门在接到事故报警后，应迅速组织应急救援专职队，赶赴现场，在做好自身防护的基础上，快速实施救援，控制事故发展，并将伤员救出危险区域和组织群众撤离、疏散，消除危险化学品事故的各种隐患。

3)紧急疏散。建立警戒区域，迅速将警戒区及污染区内与事故应急处理无关的人员撤离，并将相邻的危险化学品移到安全地点，以减少不必要的人员伤亡和财产损失。

4)现场救援。现场救援注意事项：①选择有利地形设置急救点(一般设在事故地点的上风向开阔处)；②做好自身及伤病员的个体防护；③防止发生继发性损害；④应至少 2～3 人为一组集体行动，以便相互照应；⑤所用的救援器材需具备防爆功能。

5)泄漏处理。具体操作包括：①泄露源控制。关闭阀门、停止作业或改变工艺流程、物料走副线、局部停车、打循环、减负荷运行等。采取合适的材料和技术手段堵住泄露处；②泄漏物处理。筑堤堵截泄露液体或者引流到安全地点。向有害物蒸气云喷射雾状水，加速气体向高空扩散。对于可燃物，也可以在现场施放大量水蒸气或氮气，破坏燃烧条件。对于液体泄漏，为降低物料向大气中的蒸发速度，可用泡沫或其他覆盖外泄物的物料，在其表面形成覆盖层，抑制其蒸发。对于大型泄漏，可选择用隔膜泵将泄露出的物料抽入容器内或槽车内；当泄漏量小时，可用沙子、吸附材料、中和材料等吸收中和。将收集的泄漏物运至废物处理场所处置。用消防水冲洗剩下的少量物料，冲洗水排入污水处理系统；③危害监测。对事故危害现状，要不断检测，直至符合国家环保标准。

6)灭火注意事项。发生危险化学品火灾时，灭火人员不应个人单独灭火，出口通道应始终保持清洁和畅通，要选择正确的灭火剂，灭火时还应考虑人员的安全。

第四章　物理性职业危害因素

第一节　噪声、振动危害分析

随着工业的发展，噪声的危害日趋严重。据统计，我国有 1 000 万工人在噪声超标的环境中作业，其中 100 万人患有不同程度的职业性耳聋。人们在强噪声环境中暴露一段时间，会引起听力下降，离开噪声环境后，听力可以恢复，此现象称为听觉疲劳。在强噪声环境中如不采取保护措施，听觉疲劳继续发展，可导致听力下降或永久性听力损失。噪声除影响听觉系统外，还影响神经系统、心血管系统和消化系统等，造成神经衰弱、血压不稳、肠胃功能紊乱等。

一、噪声的基本概念

生理学将对人体有害或人们不需要的声音称为噪声。物理学将和谐的声音叫做乐音，不和谐的声音称为噪声。

噪声是各种不同频率和不同强度声音无规则的杂乱组合，与乐音相比，噪声的波形曲线通常是无规则的。物理学的噪声是指频率、振动上杂乱及间歇或随机的声音，生理学、心理学所说的噪声，是指足以干扰人们心理或生理、影响人们生活和健康的一切声音。

广义噪声是指人们不需要的一切声音。噪声具有主观性，一个人对同一个声音，在不同的时间、地点等条件下，常会做出不同的主观判断，如思考问题时谈话声或音乐也可能成为噪声。

生产过程中产生声音的频率、强度变化没有规律，易使人产生厌烦感，故称之为生产性噪声。

我国制定的《中华人民共和国环境噪声污染防治法》中把超过国家规定的环境噪声排放标准，并干扰他人正常生活、工作和学习的现象称为环境噪声污染。声音的分贝是声压级单位，记为 dB，用于表示声音的大小。《中华人民共和国城市区域噪声标准》中则明确规定了城市五类区域的环境噪声最高限值：疗养区、高级别墅区、高级宾馆区，昼间 50dB、夜间 40dB；以居住、文教机关为主的区域，昼间 55dB、夜间 45dB；居住、商业、工业混杂区，昼间 60dB、夜间 50dB；工业区，昼间 65dB、夜间 55dB；城市中的道路交通干线道路，内河航道，铁路主、次干线两侧区域，昼间 70dB、夜间 55dB(夜间指 22 点到次日晨 6 点)。

按照国家标准规定，住宅区的噪音，白天不能超过 50dB，夜间应低于 45dB，若超过这个标准，便会对人体产生危害。那么，室内环境中的噪声标准则依据国家《城市区域环境噪声测量方法》中第 5 条 4 款规定，在室内进行噪声测量时，室内噪声限值低于所在区域标准值 10dB。

二、噪声的分类

噪声的分类方法很多，基本分类方法有以下两种。

1. 按照发声体（声源）的特点划分

（1）空气动力性噪声是指气体压力或体积的突然变化或流体流动所产生的声音，如通风机或空压机运转时进、排气口的噪声。

（2）机械噪声是机械设备运转时各零部件之间的相互碰撞、摩擦产生的交变力使设备金属板或其他运动部件发生振动而辐射出的噪声。

（3）电磁噪声是利用电磁工作的组件因磁场脉动、磁致伸缩、电磁涡流等因素发生振动而辐射出的噪声，如发电机、变压器等设备开动时所发出的噪声。

2. 按照声音的叠加特性划分

（1）加性噪声叠加在语音信号波形上，用下式表示：

$$x(i)=s(i)+n(i)$$

式中：$x(i)$——含噪语音信号；

$s(i)$——语音信号；

$n(i)$——噪声信号。

（2）乘积性噪声又称为卷积噪声，乘积性噪声可以通过同态变换成为加性噪声。

在对噪声进行讨论时，一般取加性噪声进行处理与研究。

三、噪声的传播特性

传播声波的空间为声场，分自由场、半自由场和扩散场等。声波传播方向为声线，某时刻声波到达各点所连成的曲面称为波阵面。按波阵面形状，典型声波分为平面波、球面波和柱面波。

声波传播过程中存在着衰减、反射、折射、绕射和干涉等现象。声源发出声波在媒介中传播时，声压或声强随传播距离的增加而逐渐衰弱，包括扩散衰减和吸收衰减两种，因波阵面扩大造成声强随距离减弱的现象称为扩散现象。

四、噪声的危害

噪声对人体的危害表现为靶器官效应和非靶器官效应两方面。靶器官效应是指对听觉器官的作用，非靶器官效应是指对其他器官或系统的致病作用。噪声靶器官效应分为听觉疲劳和听力损伤两类。

听觉疲劳，又称为暂时性听阈位移，指在一定强度噪声的作用下，人耳听觉机能暂时性下降，经过一段时间休息，听觉机能可得到恢复的现象，其作用机理可以理解为生物机体的急性适应能力。发生听觉疲劳后，恢复听力所需要的时间长短，与噪声暴露的时间、暴露强度、暴露频率以及是否使用了特定药物、个体差异，甚至个体的生物节律等因素有关。

听力损伤，主要是指噪声所导致的耳聋，又被称为听力损伤、特异性噪声病、永久性听阈位移或噪声性耳聋，表现为突发性和渐进性两类。突发性听力损伤即爆震性耳聋，常发生在短时间暴露在120dB以上强噪声环境时，病理表现有鼓膜破裂、听骨断裂、内耳损伤性变化、听觉皮质损伤等，因常与职业因素相关，故又称职业性噪声耳聋。

噪声的非靶器官效应即噪声对其他系统的危害，又称噪声的听觉外效应，主要影响神经、心血管和消化系统。如噪声能影响人的注意力，干扰睡眠，使神经系统平均兴奋水平下降，影响感觉器官的敏度、锐度，使人的分辨能力下降等。

噪声具有局部性、暂时性和多发性的特点。噪声不仅会影响听力，而且还对人的心血管系统、神经系统、内分泌系统产生不利影响，所以有人称噪声为“致人死命的慢性毒药”。噪声给人带来生理上和心理上的危害主要有以下几方面。

1. 干扰休息和睡眠、影响工作效率

(1)干扰休息和睡眠。休息和睡眠是人们消除疲劳、恢复体力和维持健康的必要条件。但噪声使人不得安宁，难以休息和入睡。当人辗转不能入睡时，便会心态紧张，呼吸急促，脉搏跳动加剧，大脑兴奋不止，第二天就会感到疲倦或四肢无力。从而影响到工作和学习，久而久之，就会得神经衰弱症，表现为失眠、耳鸣、疲劳。人进入睡眠之后，即使是较轻的 40～50dB 噪声干扰，也会从熟睡状态变成半熟睡状态。人在熟睡状态时，大脑活动是缓慢而有规律的，能够得到充分的休息；而半熟睡状态时，大脑仍处于紧张、活跃的阶段，这就会使人得不到充分的休息和体力的恢复。

(2)使工作效率降低。研究发现，噪声超过 85dB，会使人感到心烦意乱，感觉到吵闹，因而无法专心地工作，结果会导致工作效率降低。

2. 损伤听觉、视觉器官

从锻压车间出来，耳朵总是嗡嗡作响，甚至听不清对方说话的声音，过一会儿才能恢复。这种现象叫做听觉疲劳，是人体听觉器官对外界环境的一种保护性反应。如果人长时间遭受强烈噪声作用，听力就会减弱，进而导致听觉器官的器质性损伤，造成听力下降。

(1)强的噪声可以引起耳部的不适，如耳鸣、耳痛、听力损伤。据测定，超过 115dB 的噪声还会造成耳聋。据临床医学统计，若在 80dB 以上噪音环境中生活，造成耳聋者可达 50%。医学专家研究认为，家庭噪音是造成儿童聋哑的病因之一。噪声对儿童身心健康危害更大。因儿童发育尚未成熟，各组织器官十分娇嫩和脆弱，不论是体内的胎儿还是刚出世的孩子，噪声均可损伤听觉器官，使听力减退或丧失。据统计，当今世界上有 7 000 多万耳聋者，其中相当部分是由噪声所致。专家研究已经证明，家庭室内噪音是造成儿童耳聋的主要原因，若在 85dB 以上噪声中生活，耳聋者可达 5%。

(2)噪声对视力的损害。噪声不只会影响听力，还可能影响视力。试验表明：当噪声强度达到 90dB 时，人的视觉细胞敏感性下降，识别弱光反应时间延长；噪声达到 95dB 时，有 40% 的人瞳孔放大，视觉模糊；而噪声达到 115dB，多数人的眼球对光亮度的适应都有不同程度的减弱。所以长时间处于噪声环境中的人很容易发生眼疲劳、眼痛、眼花和视物流泪等眼损伤现象。同时，噪声还会使色觉、视野发生异常。调查发现，噪声对红、蓝、白三色视野缩小 80%。

3. 对人体的生理影响

噪声是一种恶性刺激物，长期作用于人的中枢神经系统，可使大脑皮层的兴奋和抑制失调，条件反射异常，出现头晕、头痛、耳鸣、多梦、失眠、心慌、记忆力减退、注意力不集中等症状，严重者可产生精神错乱。这种症状，药物治疗疗效很差，但当脱离噪声环境时，症状就会明显好转。噪声可引起植物神经系统功能紊乱，表现在血压升高或降低，心率改变，心脏病加剧。噪声会使人唾液、胃液分泌减少，胃酸降低，胃蠕动减弱，食欲不振，引起胃溃疡。噪声对人的内分泌机能也会产生影响，如：导致女性性机能紊乱、月经失调、流产率增加等。噪声对人的心理影响主要是使人烦恼、激动、易怒，甚至失去理智。此外，噪声还对动物、建筑物有损害，在噪声环境下的植物也生长不好，有的甚至死亡。

(1)损害心血管。噪声是心血管疾病的危险因子，噪声会加速心脏衰老，增加心肌梗塞发病率。医学专家经人体和动物实验证明，长期接触噪声可使体内肾上腺分泌增加，从而使血压上升，在平均70dB的噪声中长期生活的人，可使其心肌梗塞发病率增加30%左右，特别是夜间噪音会使发病率更高。调查发现，生活在高速公路旁的居民，心肌梗塞率增加了30%左右。调查1 101名纺织女工，高血压发病率为7.2%，其中接触强度达100dB噪声者，高血压发病率达15.2%。

(2)对女性生理机能的损害。女性受噪声的侵害，还可以有月经失调、流产及早产等，如导致女性性机能紊乱、月经失调、流产率增加等。国外曾对某个地区的孕妇普遍发生流产和早产作了调查，结果发现她们居住在一个飞机场的周围，祸首正是那飞起降落的飞机所产生的巨大噪声。

(3)噪声还可以引起如神经系统功能紊乱、精神障碍、内分泌紊乱甚至事故率升高。高噪声的工作环境，可使人出现头晕、头痛、失眠、多梦、全身乏力、记忆力减退以及恐惧、易怒、自卑甚至精神错乱。在日本，曾有过因为受不了火车噪声的刺激而精神错乱，最后自杀的例子。

五、噪声的控制

在我国，有关标准规定，住宅区噪声，白天不能超过55dB，夜间应低于45dB。世界上一些城市颁布了对交通运输所产生噪声的限制。为了防止噪声，总结和研究了国内外现有各类噪声的危害和标准，提出了以下建议：①为了保护人们的听力和身体健康，噪声的允许值在75～90dB；②保障交谈和通讯联络，环境噪声的允许值在45～60dB；③对于睡眠时间建议在35～50dB；④30～40dB是理想的安静环境；⑤70dB会影响谈话；⑥长期生活在90dB以上的环境中，听力会受到严重影响并产生神经衰弱、头疼、高血压等疾病；⑦如果突然暴露在高达150dB的噪声中，轻者鼓膜会破裂出血，双耳完全失去听力；重者则会引发心脏共振，导致死亡。

在应用工程控制措施将工作场所的噪声减至最小的场所，采用下述措施。

1. 控制噪声源

最好是在设计阶段就要考虑降低声源噪声，工业、交通运输业可以选用低噪声的生产设备和改进生产工艺，或者改变噪声源的运动方式(如用阻尼、隔振等措施降低固体发声体的振动)。

2. 阻断噪声传播

在传音途径上降低噪声，控制噪声的传播，改变声源已经发出的噪声传播途径，如给产生噪声的设备加上护罩(但可能会带来散热和维修方面的问题)，采用吸音、隔音、音屏障、隔振等措施，以及合理规划厂房及其布局等。将噪声设备与操作人员隔离开，或加大噪声设备与操作人员间的距离。通过在表面安装吸声材料覆层来吸收噪声，但这样会削弱反射声。

3. 个体防护

变更作业模式，如通过换班的方式来减少在高噪声场所的接触时间，以此来减少接触。使用听力保护用具，如耳罩、耳塞等，选择合适类型的防护用具、正确使用与定期保养对确保有效的防护水平是极为重要的。

4. 加强实时监测

工作场所的噪声，由于现有的设备会老化，而又会有新设备被引入生产场所，并且企业及法规也可能会发生变更，因此要定期地更新监控结果。对可能接触职业噪声的员工要进行岗前和岗中的听力测试，以此来检验听力保护规程执行的有效性。

六、振动的基本概念及分类

振动是指一个质点或物体在外力的作用下，沿直线或弧线围绕于一平衡位置的往复运动。生产过程中产生的一切振动，统称为生产性振动。

生产性振动的分类方法很多，通常可以分为以下几类。

1. 按振动作用于人体的部位划分

(1)局部振动是指生产中使用手持振动工具或接触受振工件时，直接作用或传递到人的手臂系统的机械振动或冲击。

(2)全身振动是指人体以立位、坐位或卧位接触而传至全身的振动。

2. 按照振动的波形划分

(1)正弦振动指可用时间的正弦函数表示其位移变化的振动。

(2)复合周期振动指成倍比周期的简谐振动合成的非简谐周期振动。

(3)复合振动指由不成倍比的周期振动合成的非周期性振动。

(4)随机振动指振动周期无规则且不能精确重复的一种振动过程，该振动的任何时间的瞬间值均不能预先确定。

(5)冲击振动指动能传递到一个系统，其发生传递的时间短于该系统自振周期的振动。

(6)瞬变振动的传递时间持续可达到该系统振动周期的几倍。

3. 按照振动的方向划分

还可将其分为垂直振动和水平振动两类。按照振动系统结构参数的特性，又可将其分为线性振动和非线性振动等。

七、振动的危害

振动的危害一般分为局部振动、全身振动对机体的危害以及不同频率振动的危害。

1. 局部振动对机体的影响

局部振动虽然主要作用于人体手或足等局部，但其对机体的影响却是全身性的，可引起神经系统、心血管系统、骨骼及肌肉系统、听觉器官、免疫系统和内分泌系统等多方面的改变。

由于振动常常与噪声同时发生，振动与噪声共同作用于人体，可加重对听力的损伤。

2. 全身振动对机体的影响

全身振动主要是低频率、大振幅的振动，全身振动作用下人的主观感觉因振动频率和振幅的不同而不同。低强度振动主要引起组织和器官的位移、挤压，易引起不舒适感、疲劳、头晕、注意力分散等，高强度振动易引起组织和器官的撞伤、压伤等机械性损伤，出现耳鸣、胸腹痛、注意力难于集中等现象。

3. 振动频率对人体的影响

(1)振动能引起脑电图改变，条件反射潜伏期改变，交感神经功能亢进，血压不稳、心律不稳等，皮肤感觉功能降低，如触觉、温热觉、疼觉，尤其是振动最早出现的感觉是迟钝。

(2)40～300Hz 的振动能引起周围毛细血管形态和张力的改变，表现为末梢血管痉挛、脑血流图异常；心脏方面可出现心动过缓、窦性心律不齐和房内、室内、房室间传导阻滞等；同时握力下降，肌电图异常，肌纤维颤动，肌肉萎缩和疼痛等。40Hz 以下的大振幅振动易引起骨和关节的改变，骨的 X 光底片上可见到骨贸形成、骨质疏松、骨关节变形和坏死等。振动引起的听力变化以 125～250Hz 频段的听力下降为特点，但在早期仍以高频段听力损失为主，而后才出现低频段听力下降。振动和噪声有联合作用。

(3)长期使用振动工具可产生局部振动病。局部振动病是以末梢循环障碍为主的疾病，亦可累及肢体神经及运动功能。发病部位一般多在上肢末端，典型表现为发作性手指变白(简称白指)。我国 1957 年就将局部振动病定为职业病。

(4)影响振动作用的因素是振动频率、加速度和振幅。人体只对 1～1 000Hz 振动产生振动感觉。频率在发病过程中有重要作用。30～300Hz 主要是引起末梢血管痉挛，发生白指。频率相同时，加速度越大，其危害亦越大。振幅大、频率低的振动主要作用于前庭器官，并可使内脏产生移位。频率一定时，振幅越大，对机体影响越大。寒冷是振动病发病的重要外部条件之一，寒冷可导致血流量减少，使血液循环发生改变，导致局部供血不足，促进振动病发生。接触振动时间越长，振动病发病率越高。工间休息对预防振动病有积极意义。人对振动的敏感程度与身体所处位置有关。人体立位时对垂直振动敏感，卧位时对水平振动敏感。有的作业要采取强制体位，甚至胸腹部或下肢紧贴振动物体，振动的危害就更大。加工部件硬度大时，工人所受危害亦大，冲击力大的振动易使骨、关节发生病变。

八、振动控制技术

1. 振动控制

控制振动的方法很多，主要可归纳为减少扰动、防止共振、采取隔振措施三类。

(1)减少扰动的措施主要指减少或消除振动源的激励，如改善机器的平衡，减少构件加工误差，提高安装质量，对薄壁结构作阻尼减振等。

(2)防止共振是指防止或减少设备、结构对振动源的响应，如改变振动系统固有频率，改变振动系统扰动源频率，增大阻尼，减少振动振幅等。

(3)隔振措施主要指采取措施减少或隔离振动的传递，常为在振源与需要防振的设备间安装弹性隔振装置，使振源的大部分振动被隔振装置吸收，减少振源对设备或场所的干扰。

2. 隔振设计

(1)主动隔振。将其隔离，防止振动向外传递的隔振方式。

(2)被动隔振。将设备进行隔离，防止周围振源传给设备的隔振方式。

3. 隔振装置

隔振装置是使系统与稳态激励源隔离开的一类弹性装置，主要包括钢弹簧减振器、橡胶隔振器、橡胶隔振垫、隔振沟等。

(1)钢弹簧减振器。钢弹簧减振器的力学性能稳定，对低频振动具有较好的隔振效果，能适应较广的频率范围，使用年限长，体积小，易更换，耐高温，能在潮湿和油污环境下使用。

(2)橡胶隔振器。橡胶隔振器具有良好的隔振缓冲性能和阻尼性能，在通过共振区时，不会出现过大振动。

4. 阻尼减振

阻尼减振是指在金属结构上涂敷一层阻尼材料，抑制结构振动、减少噪声的一种措施。

阻尼振动能够抑制共振频率下的振动峰值，减少振动沿结构的传递，降低结构噪声，有利于机械系统受到瞬间振动后尽快恢复到稳定状态。

第二节　电磁辐射危害与防护

一、电磁辐射的基本概念

电磁辐射是指能量以电磁波的形式通过空间传播的现象，而该能量是由加速移动的电荷所产生的。

变化的电场产生变化的磁场，变化的磁场又产生变化的电场，变化的电场又产生变化的磁场，如此循环反复，这就产生了电磁波。

在日常工作和生活中，我们接触到的电磁辐射通常可分为射频辐射和极低频辐射。

射频是可以辐射到远处空间中去的电磁波，频率范围在 100kHz～300GHz 之间。手机、电视塔、通信基站都产生射频电磁场。

微波是一种电磁波，微波辐射通常是指频率在 300MHz～300GHz 之间，波长在 1m 以下的电磁波。

极低频电磁场的频率范围在 3～3 000Hz 之间。在日常的工作及生活中，我们最常见的极低频电磁场就是工频电磁场。工业上用的交流电源的频率为 50Hz，我们称之为工频。工频电源（输变电线路及用电设备）因为频率太低、波长太长，不能以电磁波形式向周围形成有效的电磁能量辐射，在周围形成的是感应电场和感应磁场。

二、电磁辐射的危害

当电磁辐射能量超过一定限度后，就会出现负面效应，变有益为有害，形成电磁辐射污染。

1. 工频磁场对人体的危害

工频电磁辐射对作业人员身体产生的危害，主要体现在低频磁场对人体健康的不良影响。高强度极低频磁场可在人体诱发感应电场，对神经和肌肉产生刺激并导致中枢神经系统的神经细胞兴奋。

2. 射频辐射对人体的危害

射频辐射主要对神经系统、心血管系统、免疫系统、眼睛和生殖系统有影响，使人出现头昏、头痛、疲劳、乏力、嗜睡、记忆力减退和失眠等神经衰弱综合征，脱发、妇女月经失调、心悸、胸闷、脑萎缩、脑电图和心电图的某些改变、口干舌燥和消瘦等。眼睛和生殖系统对射频辐射的敏感性最强，可引起白内障、晶状体浑浊、睾丸损伤和生殖系统的障碍等。

如果电磁辐射强度低，一般在停止接触数周后症状消失，如果长期在高场强环境中工作，则症状持续时间可以很长。受电磁辐射危害严重者，对身体的危害有可能无法恢复。

3. 微波辐射对人体的危害

微波辐射对神经系统、心血管系统、眼睛和生殖系统会产生较大影响:易引起神经衰弱综合征、植物神经机能紊乱,引起低血压、心动过缓或过速、窦性心律不齐等,诱发白内障和视网膜损坏,引发精子畸变、妇女月经紊乱,严重的可致孕妇流产。另外,微波辐射还可对内分泌、消化、血液等系统产生影响,如食欲差、胃部不适、恶心等症状。微波辐射对人体免疫系统也有影响。

4. 电磁辐射对人心理的负面影响

许多作业人员知道自己所处工作环境存在一定程度的电磁辐射,但是不知道实际的辐射水平,产生了心理压抑或者心理恐惧。

三、电磁辐射危害的影响因素

1. 与电磁辐射源的性质有关

(1)电磁场强度:场强越大,对人体的危害与影响越严重。

(2)电磁场频率:电磁场的频率越高,对人体造成的危害越大。

(3)震荡性质:脉冲波对人体的不良影响比连续波要严重。

2. 与工作时间有关

(1)在电磁辐射环境中工作的时间越长(指累积作业时间),对人体的影响程度越严重。

(2)连续作业比间断作业所受不良影响要严重得多。

(3)与受体人群及受体部位有关。

3. 与年龄与性别有关

儿童和妇女对电磁辐射所表现出的敏感性相比其他人群要大。

四、存在电磁辐射的行业

存在电磁辐射的行业有:雷达系统、电视和广播发射系统的发射机房、设备调试机房工作环境,射频感应及介质加热设备,射频及微波医疗设备、各种电加工设备工作环境,通信发射台站、卫星地球通信站工作环境,飞机、雷达预警飞机工作环境,大学、科研院所、企业电磁相关实验室工作环境,移动设备研发实验室工作环境,大型网站及无线网络设备工作环境,大型电力发电站、输变电设备、高压及超高压输电线工作环境,地铁列车及电气火车工作环境等。

五、电磁辐射危害的预防和控制

1. 加强作业场所电磁辐射的管理

指定专人负责工作环境电磁辐射管理,并及时学习电磁辐射的相关知识,了解国家在电磁辐射方面的标准。根据企业实际运行情况、设备电磁辐射状况以及工作场所的电磁辐射水平,制定本企业的电磁辐射防护措施。

2. 增加辐射防护距离

增加辐射源与操作人员之间的距离,能够有效地降低工作人员受电磁辐射的影响。

3. 电磁辐射的屏蔽措施

电磁屏蔽分为两大类:电场分量屏蔽、磁场分量屏蔽。

电场分量屏蔽是利用金属板或金属网等良导体,或导电性能好的非金属组成屏蔽体,进行良好接地，使辐射的电磁能量引起屏蔽体电磁感应，将其传导至地线，流入大地。截至目前，屏蔽电场的良导体有紫铜、铝等金属材料。

磁场分量屏蔽主要是利用一些磁导率很高的金属材料，封闭磁力线，当磁场变化时，屏蔽材料感应出涡流，此涡流产生与原来磁通方向相反的磁通，达到阻止原来的磁通穿出屏蔽体，防止辐射出去的目的。一般磁导率高的材料均可用来屏蔽磁场。

4. 个体防护

选用个体防护产品时，应首先根据工作、生活场所的电磁辐射场强数值与国家标准之间的差值，确定电磁辐射的衰减度，然后，参照产品说明中对电磁波的衰减参数，确定使用相应形式的电磁防护用品，降低电磁辐射的个体防护用品主要包括防护服、防护眼镜及辐射防护屏。

第三节　不良气象因素危害与防护

一、作业场所气象条件

气象条件主要是指空气的温度、湿度、气流、热辐射与气压而言，在作业场所这五个要素组成的微小气候和劳动者的健康关系很大。作业场所的微小气候既受自然条件影响，也受生产条件影响。

(1)空气温度。生产环境的气温，受大气和太阳辐射的影响，在纬度较低的地区，夏季容易造成高温作业环境。生产场所的热源，如各种熔炉、锅炉、化学反应釜，以及机械摩擦和转动产生的热量，都可以通过传导和对流使空气加热。

(2)空气湿度。对空气湿度的影响主要来自各种敞开液面的水分蒸发或蒸气发散，如造纸、印染、缫丝、电镀、屠宰等，可以使生产环境湿度增加。潮湿的矿井、隧道以及潜涵、捕鱼等作业也可以遇到相对湿度大于80%的高湿度的作业环境。

(3)风速。生产环境的气流除受自然风力的影响外，也与生产场所的热源分部和通风设备有关，热源使室内空气加热，产生对流气流，通风设备可以改变气流的速度和方向。

(4)热辐射。热辐射是指能产生热效应的辐射线，主要是指红外线和一部分可见光。太阳的辐射以及生产场所的各种熔炉、开放的火焰、熔化的金属等均能向外散发热辐射，既可以作用于人体，也可以使周围物体加热成为二次热源，扩大了热辐射面积，加剧了热辐射的强度。

(5)气压。一般情况下，工作环境的气压与大气压相同，虽然在不同的时间和地点可以略有变化，但变化范围很小，对肌体无不良影响。在某些特殊作业中，如潜水作业、航空飞机等，在异常气压下工作，此时的气压与正常气压相差很远。

二、不良气象条件下的作业类型

1. 高温作业

高温作业可以分为高温强辐射作业、高温高湿作业和夏季露天作业。

(1)高温强辐射作业。生产场所中的热源同时以对流和辐射两种形式作用于人体，且气温超过30～32℃，辐射强度超过41.8kJ/(m^2 · min)时，称为高温强辐射作业。如冶金工业的炼焦、炼钢车间，机械工业的铸造、热处理车间，热电站，锅炉间等。这类车间中有的夏季温度气温可达 40℃以上，辐射强度超过 400 kJ/(m^2 · min)，若防护不当极易造成人体过热。

(2)高温高湿作业。指气温超过 30℃、相对湿度超过 80%的场所。其特点是气温、气湿高，热辐射强度不大，或不存在热辐射源。常见于造纸、印染车间和较深的矿井中。尤其在井下，通风不良时最易形成这种气候。

(3)夏季露天作业。热源主要是太阳的热辐射和地表被加热后形成的二次热辐射源。常见于地面运输、装卸、建筑施工等作业中，露天工作时间较长，如劳动强度过大又无风时，容易发生机体蓄热和中暑。

2. 低温作业

接触低温环境主要见于冬天在寒冷地区或极地从事野外作业，如建筑、装卸、农业、渔业、地质勘探、科学考察，在寒冷天气中进行战争或军事训练。室内因条件限制或其他原因而无采暖设备亦可形成低温作业环境。在冷库或地窖等人工低温环境中工作，人工冷却剂的储存或运输过程中发生意外，亦可使接触者受低温侵袭。

3. 高气压作业

高气压作业主要有两类：潜水作业和潜涵作业。

(1)潜水作业。水下施工、桥梁建设、打捞沉船、海洋矿藏勘探等，都经常要进行潜水作业。水面下的压力和下潜的深度成正比，即每下沉约 10.3m，则增加 101.3kPa(1 个标准大气压)，此压力称为附加压，附加压与水面大气压之和称为总压或绝对压。当潜水员在水下工作时，都需穿上特制的服装——潜水服，为保持潜水服内外压力平衡，通常是通过一根导管将压缩空气送入潜水服内，并根据潜水深度不同随时调节其压力大小。这样，潜水人员身体将承受的空气压力，就始终等于工作处的水下总压力。

(2)潜涵作业。又称为沉箱作业，是指人员置身于地下或水下深处的构建物(潜涵)内工作。各种地下工程、水下工程、矿山竖井延深等，都可能需要进行潜涵作业。当潜涵在地下或水下某一深度工作时，为了排出潜涵内的水或泥浆，必须用略大于潜涵处压力的高压气体送入潜涵内，以保证水或泥浆不会进入潜涵而便于进行工作。由于潜涵内的气压远高于正常大气压，因此，当工人出入潜涵时，在减压和加压过程中，或在潜涵内工作期间，如不严格遵守操作规程，都可能对健康造成一定的危害。

4. 低气压作业

高空、高山、高原均属低气压环境，在这类环境中进行运输、勘探、筑路、采矿等生产劳动，属低气压作业。

三、不良气象条件对人的影响

1. 高温对人体的影响

长时间的高温作业可使人的正常生理机能，如体温调节和人体水盐代谢发生障碍，引起体温升高、水盐代谢平衡失调。高温环境还对人体的循环系统、消化系统、神经系统和泌尿系统等造成不同程度的影响，严重时可造成血压变化、食欲减退和消化不良、中枢神经系统抑制、工作能力下降等后果。尽管人体对高温环境有较强的适应能力，但这种能力又是有限的。研究人体对高温气候的耐受性及体温调节机理，也是职业卫生的一个重要研究内容。

人之所以能在多变的热环境中生存下来，是因为我们有灵敏而复杂的体温调节系统，这个系统的机理是复杂的，但过程却比较简单。人体新陈代谢所产生的热量，以及从周围环境中通过辐射和对流所获得的热量，经血液转移到皮肤，再经皮肤通过辐射或对流，或者通过汗液蒸发而散发到环境中去。人的循环系统和汗液分泌系统是体温调节的两个主要的生理系统。其次是神经系统，神经系统不仅具有中枢和末梢温度感受器，而且还对参与体温调节的各个系统的功能进行综合管理。其他如内分泌系统和呼吸系统等也参与体温调节，作用相对较小。人体的热平衡可用公式 $M \pm C \pm R - E = \pm S$ 来表示，该式中的各参数意义分别为：通过新陈代谢(M)、对流(C)、辐射(R)、蒸发(E)而获热或散热，其总和表示人蓄积或散失的热量(S)。在一定限度内，人体和环境之间的热交换是可以计算的，且热交换主要是通过人的皮肤完成的，所以皮肤在体温调节中占有特别重要的位置。当人体较长时间处于过热环境中，S 值将持续为正值，人体热平衡被破坏，体温将持续上升，当人体的中心温度升至 39～39.5℃以上时，将会导致热疾病。在高温环境中作业，应控制人体的中心温度不超过 38℃。

2. 低温作业对人体的影响

低温对人体的影响主要是加强人体的散热作用。低温高湿环境以加强人体的负辐射散热为主，而低温下的强气流主要是加强人体的传导散热，使人体过冷或局部过冷，导致各种伤风感冒性疾病。低温影响最敏感的是手指的精细动作，手部皮温降至 15.5℃以下时，手指操作灵敏性将明显下降，手肌力和肌动感觉能力都会明显变差。长时间暴露在低温环境中，人体将产生冻伤。在低温下，人体体表血管剧烈收缩，血液循环和细胞代谢发生障碍，造成组织缺血、缺氧，进而出现组织变性或坏死，产生冻伤，冻伤多发生在人体的末梢部位，如手、足、耳朵等处。人暴露在 0℃以下气温中，除局部冻伤外，还将出现全身疲惫感、寒颤，甚至冻僵。

表 4-1 给出了人在不同高低温环境中的主要症状和生理反应，所列各项内容均系无相应防护情况下产生的。

表 4-1 无防护情况下人体对不同温度的反应

温度/℃	后果	可耐时间	症状	生理反应
120	烧伤	1s～1min	痛	极限负荷
95	虚脱	1min～1h	头晕	
50	疲惫	1～24h	疲惫	血管舒张和出汗
21	舒适	无限	无	
−7	疲惫	1～24h	冷感觉	寒颤
5(水中)	冻僵	1min～1h	冻僵	寒颤
−55(在金属壳内)	昏迷	1s～1min	痛	极限负荷

3. 温度对工作效率及安全的影响

国内外许多统计资料表明，炎热季节，特别是 7～8 月份发生事故较多。这是因为夏季温度高、湿度大，人的中枢神经系统容易失调，工人常感到精神恍惚、疲劳、周身无力、昏昏沉沉，这种精神状态常成为诱发事故的原因。

美国和日本的研究人员提出用温湿指数研究脑力劳动的效果。温湿指数也称为不快指数(D. I)，温湿指数为：

$$D.I = (t_d + t_w) \times 0.72 + 40.6$$

式中：t_d——干球温度，℃；

t_w——湿球温度，℃。

通常认为D.I在70以下为舒适带，75以上约有50%的人感到不适，达到80时则所有人都出现不适，超过85将达到耐受极限，这时就应停止某些工作。D.I在61～65之间最适于脑力劳动，思维敏捷，70～80时只有最佳状态的一半，81～85时下降到33%。

4. 高气压作业对人体的影响

人对高气压有一定的耐受能力。一般健康人均能耐受3～4标准大气压，但若超过此限度时，就可能引起机体的正常机能障碍。

高气压对机体的影响，主要发生在加压和减压过程中。加压时，由于外耳道压力比内耳大，使骨膜内陷，可出现内耳充塞感、耳鸣及头晕等症状，压力上升太快时，可压迫骨膜，造成难以修复的后果。

在持续高压下，可发生神经系统机能的改变。如附加压超过7～10标准大气压以上时，可发生氮中毒症状。开始表现为兴奋度增高，如酒醉状，以后意识模糊，出现幻觉等。这些症状与氮的麻醉作用有关。氮的麻醉作用，还可以引起血液循环系统机能的改变，使心脏活动增强，血压升高和血流速度加快。

高气压对人体的影响，最重要的还是从高压环境返回到正常气压环境时，由于未遵守逐渐减压的原则，致使溶解在组织和血液内的氮来不及经肺排出而引起的减压病。

5. 低气压作业对人体的影响

高原和高山地区都属于低气压环境。高原或高山均指海拔3 000m以上的地区，其自然气候特点是空气稀薄、氧气不足、气温低、气湿低、昼夜温差大、太阳辐射强烈、气候多变，这些不利的自然因素将对人们的健康产生不同程度的影响。

高原(山)地区特有的诸因素中，起主导作用的是缺氧，多数高山反应症状均与缺氧有关，其次是低湿低温和太阳辐射。

(1)气压与氧分压。地球表面的大气层厚约200km，施加在海平面上的大气压力为101.325kPa，通常称为一个标准大气压。其中，氮气、氧气、二氧化碳以及其他微量气体各占有一定的分压。人在呼吸过程中氧的吸入、二氧化碳的排出是否顺利进行，主要决定于肺泡中氧气和二氧化碳的分压差。

在海平面以上，随着海拔高度的增加，大气压、氧分压都随之下降，氧和二氧化碳的分压差越来越小，肺泡接受氧的速度越来越慢，这可以通过动脉中血氧饱和度的降低反应出来。这些指标随海拔高度的变化情况见表4-2。

由于机体对低氧环境具有一定的适应能力，所以绝大多数人在海拔3 000m以下时都可以适应，不出现明显缺氧症状。故一般认为高原反应的临界高度为海拔3 000m。在海拔3 000～5 000m之间，多数人将出现缺氧症状，但通过代偿和经过一段时间的习惯可逐渐适应，故将3 000～5 000m作为机体通过习惯能适应的范围，5 000m作为代偿障碍的临界高度，而超过5 000m人就难以完全习惯。

表 4-2　海拔高度与大气压、氧分压、血氧饱和度的关系

海拔高度(km)	大气压力(kPa)	氧分压(kPa)	肺泡中氧分压(kPa)	动脉中血氧饱和度(%)
0	101.33	21.27	13.60	95
1	89.87	18.83	12.00	94
2	79.47	16.65	9.33	92
3	70.09	14.64	8.27	90
4	61.62	12.88	6.67	85
5	54.00	11.28	6.00	75
6	47.16	9.85	5.33	70
7	41.04	8.57	4.67	60
8	35.57	7.44	4.00	50
9	30.72	6.52	3.33	20～40

(2)低温与低湿。太阳辐射对大气的直接加热作用是微不足道的,大气中的热量主要来源于地面接收太阳辐射的热量。故在自由大气中和高山地区,一般海拔每增加 1 000m,平均气温约下降 6℃。对高原地区来说,由于地面宽广,虽然气温随高度的变化小于这个梯度,但仍然随高度的增加而降低。在高山和高原地区,低温再加上日温差大,特别是某些季节里,气温常急剧下降,很容易导致局部受冷或冻伤。衣着调整稍一疏忽,极易引起感冒、上呼吸道感染等疾病。

随海拔高度增加,绝对湿度也迅速减小,表 4-3 表明空气中的相对含湿量随海拔高度变化的情况。由于空气过于干燥,人体水分极易蒸发,会产生口渴和皮肤开裂等。因此,在高原工作的人,饮水量应明显增多。

表 4-3　海拔高度与水蒸气含量

海拔高度(km)	0	2	4	6	8
空气含湿量(%)	100	41	17	5	1

(3)太阳辐射线。太阳是自然界最大的辐射源,不仅每时每刻向地球辐射着可见光线,而且还辐射大量的不可见的红外线和紫外线。在高原地区,由于空气稀薄,水分含量低,大气层对紫外线和红外线的吸收能力大为减弱,到达地面的辐射强度远远高于平原地区。如防护不当,过量的辐射直接作用于人体,将会给健康带来一系列的危害。

四、不良气象条件引起的职业病

1. 中暑

中暑是高温作业环境下发生的一类疾病的总称,是肌体散热机制发生障碍的结果。按病情轻重可分为先兆中暑、轻症中暑、重症中暑。

重症中暑可发生昏倒或痉挛,皮肤干燥无汗,体温在 40℃以上。

2. 减压病

急性减压病是指在高气压环境中工作一定时间后,在返回正常气压时,因减压过速、减压

幅度过大，以致机体组织和血液内产生大量气泡所引起的一种职业病。减压病的症状主要表现为：皮肤奇痒、灼热感、紫绀、大理石样斑纹，肌肉、关节和骨骼酸痛或针刺样剧烈疼痛，头痛、眩晕、失明、听力减退等。

3. 高山病

由于高原地区特殊的自然气候条件，对于因工作需要而进入高原地区的人员，可能因机体不能适应或者不能完全适应高原环境而引起不同程度、不同类型的高原适应不全症，即通常所说的高山病。根据临床症状的不同，可将高山病归纳为如下七种类型。

(1)高原反应征。这是高山性疾病中最常见也是最轻的一种。严格地说，高原反应征并不是一种疾病，而是人的机体对低氧环境的适应过程。初进高原时，多数人都会有一些缺氧的表现，在一定的高度适应之后，再上至新的高度，缺氧症状又会重新出现。其表现轻重与海拔高度、升高速度、劳动强度以及个人身体状况等有关。一般临床表现为：头痛、头晕、胸闷、心慌、气短、恶心、呕吐、食欲减退、腹泻、腹胀、失眠或嗜睡、血压略高、手足麻木等。少数人可出现兴奋性增高、多语、步态不稳如酩酊状。上述现象多在进入高原的路途中发生，一般不需要治疗，1～3 周可自行消失，若必要时，可对症处理。

(2)高原肺水肿。高原肺水肿是一种严重的急性高山反应，多发生在海拔 3 500m 以上的地区。肺水肿的发病往往有寒冷、感冒、饮酒、过度劳累等诱因。其早期表现为一般高原反应征，并且逐渐加重，中期表现为呼吸困难、两肺广泛性湿罗音、咳嗽并吐粉红色泡沫样痰，后期除咳痰严重外，还出现循环衰竭，最终可因右心衰竭或全心衰竭而致死亡。

对高原肺水肿患者，原则上应就地抢救，让患者绝对卧床休息，注意保暖，防止感染，少饮水。早期可输氧治疗，氧对治疗肺水肿极为重要，早期肺水肿往往经过吸氧，病情可以好转。同时，针对不同表现症状，采取相应的药物治疗。如病情严重，当地又无抢救条件，应立即送往低海拔地区治疗。

(3)高原昏迷。发病高度一般在海拔 4 000m 以上。由于脑组织对缺氧非常敏感且耐受性差，缺氧可直接导致细胞损害，引起大脑皮层的广泛抑制。严重缺氧时，可引起脑血管痉挛，脑血流量减少，脑小血管通透性增大，产生脑水肿。脑水肿又进一步影响脑部的供血状况，加重脑缺氧。对昏迷患者的抢救和治疗，原则上应就地进行，及时给氧，降低颅脑压力。

(4)高原心脏病。发病多为在 3 000m 以上高原地区居住 3～6 个月以上者，主要是因缺氧引起的肺小血管痉挛、变窄、硬化，使肺循环阻力增大，肺动脉压力升高，加重右心室负荷，最终导致以右心衰竭为主的心脏病。

(5)高原血压异常。高原血压异常的机理尚不十分清楚，其发病特点是初进高原时血压升高得多，4～6 个月后，出现血压下降得多，并可出现在同一人身上。不管是高血压还是低血压，回到平原后，10～30 天内即可完全恢复。

(6)高原红细胞增多征。由低海拔地区进入高原，红细胞、血红蛋白增多是机体对高原低氧环境的适应反应之一，但若红细胞超过 650 万/mm^3，血红蛋白超过 20g%(克每 100 毫升血液)并伴有相应症状时，则称为红细胞增多症。由于红细胞过多使血液黏滞性加大，血流速度减慢，影响氧气的释放使组织细胞供氧不足，从而导致一系列病理变化。

(7)混合型高山征。常见的混合型高山病多为高原红细胞增多征、高原心脏病和高原高血压同时存在，或其中两种同时存在。主要是因为这几种病的发病机理互相联系，关系十分密切。如有了红细胞增多征后，血液总量和黏滞性加大，加重了心脏的负担，再加上心肌缺氧，便可并发高原心脏病，又如高血压形成后，也是心脏负担加重，肺动脉压升高，也可形成以右心室改变为主的心脏病。有了心脏病后，患者肺部供血将受到影响，进而影响到肺内气体交换，使血氧饱和度下降，血氧下降又进一步刺激红细胞生成，又可加重红细胞增多征。

五、不良气象因素的个体防护

1. 高温防护

地面生产车间和矿井下作业都可能因存在高温热源而使环境温度过高。夏季地表温度过高，也会在不同程度上影响车间的温度。高温的防护主要有以下几种。

(1)通风降温。通风可以排出热空气而调节温度，它适用于温度不太高的工作地点。当工作场所空间过大，不能采取全面通风时，可采取局部通风法，使操作人员处于凉爽的送风流中。但应注意，风流速度不宜过大。工厂车间常用此法，送风流的冷却可以采用空调器、冷水或冰块等，视热源情况而定。

(2)个体防护。存在高温强辐射源的工作场所，仅靠通风是不能奏效的，必须穿戴高温防护服，以阻止辐射热的烘烤。常见的高温防护服有隔热石棉服、通风防护服等，可用于钢铁、电力、天然气等高温作业行业，也能有效防止烧伤等重大事故发生。

此外，合理布置热源、设置空调设备、采取适当的卫生保健措施，如制定合理的劳动休息制度，为工人创造良好的休息环境，合理供给饮料，适当增加营养等，也是常用的高温防护手段。

2. 低温防护

低温对人体的伤害主要有三种类型：①使组织产生冻痛、冻伤和冻僵；②冷物体（如金属）与皮肤接触产生的局部黏膜伤害；③低温对全身造成的不舒适状态。第一、二类伤害发生在温度很低情况下，时间不长也会致伤。第三类主要发生在全身低温暴露时间长的状态，虽未引起冻伤，仍可造成人体深部温度下降过多。

防护方法主要是保温，手、脚及耳、额面部分应佩戴适宜的防寒用具，如手套、棉鞋、面罩、帽子之类。全身应穿着保暖轻便服装，以利于工作。对特定工作要求的服装，应专门加以设计。

第四节　光环境与视觉保护

光环境包括照明和颜色两方面内容。在生产、工作和学习场所，良好的照明能振奋人的精神，使人保持乐观向上的情绪和高度的生理活力，减少出错率和事故，从而提高工作效率和质量，有利于人身安全和实力保护。反之则对人的情绪产生不良影响，加速视觉疲劳，影响工作成绩并可能导致生产事故。因此，设计良好的照明，无论从职业安全与健康还是经济效益上看都是有着重要意义的。

颜色是在照明条件下，物体的一个固有属性。颜色视觉也是人类视觉功能的重要组成部分。充分利用颜色的各种特性创造一个良好的光环境，不仅是一门技术，也是一门艺术。在生产环境中，合理的色彩搭配有助于提高人们对信号、标志的识别速度。特别是在现代生产条件下，对于比较复杂的机器设备，在很多情况下必须依靠颜色来协助操作者进行正确的观察和操纵，以减少差错和提高工作效率。同时，不同的颜色还对人的心理感受产生不同的影响。

一、常用照明度量单位及其应用

常用的光度量单位主要有光通量、光强、照度和亮度。

1. 光通量

光源发出的辐射通量中能产生光感觉的那部分辐射能流称为光通量。或者说，光通量是按照人眼视觉特征来评价的辐射通量。根据这一定义，光通量与辐射通量之间有如下关系：

$$F=K_m\int\Phi_\lambda V(\lambda)\mathrm{d}\lambda$$

式中：F——光通量，lm；

Φ_λ——波长为 λ 的单色辐射通量，W；

$(V)\lambda$——国际标准视觉光谱光效率函数；

K_m——最大光谱光效率，lm/W。

根据国际有关组织的测定结果，最大光谱光效率在 $\lambda=555$nm 处，其值 $K_m=683$lm/W。

在照明工程中，光通量是标志光源发光能力的基本物理量。例如，普通的白炽灯泡，每瓦电能约发出 8～20lm 的光通量。各种灯具的发光效率通常都是用 lm/W 表示的。

2. 光强

光强也称为发光强度。它表示光源在一定方向上光通量的空间密度，单位为坎德拉，符号 cd。光强是国际单位制(SI)的基本单位。其定义为：一个光源发出的频率为 540×10^{12} Hz($\lambda=$555nm)的单色辐射，若在一定方向上的辐射强度为 1/683 W/sr，则光源在该方向上的发光强度为 1 坎德拉(cd)。

对于电光源，在任一给定方向的发光强度 I 是该光源在这一方向上立体角元 dω 内发射的光通量 dF 与该立体角元之比。即：

$$I=\frac{\mathrm{d}F}{\mathrm{d}\omega}$$

如果光源在有限立体角 ω 内发出的光通量 F 是均匀分布的，则在该方向上的光强为：

$$I=\frac{F}{\omega}$$

立体角 ω 的单位是球面度(sr)。定义一个球面度的立体角等于在半径为 R 的球表面上面积等于 R^2 的球面所对的球心角，即 $\omega=S/R^2$。因为球的总表面积为 $4\pi R^2$，所以立体角的最大值为 4π(sr)。

如果一个点光源向周围空间均匀发光，其光强为：

$$I=\frac{F}{4\pi}$$

这里 F 为光源发出的总光通量，光源所有方向上发光强度相等。

光强和光通量都是表示光源特性的重要物理量。光通量表示光源的发光能力，而光强则表示其分布状况。如一只 40W 白炽灯，不用灯罩时，其正下方的发光强度约为 30cd，若装上一白色反光灯罩，则灯下方的发光强度能提高到 70～80cd。事实上灯泡发出的光通量并没有改变，只是在空间的分布改变了。

3. 照度

照度是受照表面上光通量的面密度。设被照表面上某面积元 dS 上接受的光通量为 dF，则该点的照度 E 为：

$$E=\frac{dF}{dS}$$

若光通量 F 均匀分布在被照表面 S 上时，则此被照面的照度 E 为：

$$E=\frac{F}{S}$$

在国际单位制中，照度的基本单位是勒克斯，符合 lx，它等于 1 流明(lm)的光通量均匀地分布在 $1m^2$ 的被照面上。所以 $1lx=1lm/m^2$。

下面是几个常见的照度值。一只 100W 的白炽灯在正下方 1m 远的平面上，照度约为 1 000lx。夏天中午，阳光投射到地面上的照度可达100 000lx，月光的照度只有几个 lx。

点光源在被照面上形成的照度，与该方向上光源的发光强度成正比，与光源到被照表面的距离平方成反比。即：

$$E=\frac{I}{R^2}$$

式中：E——被照面上的照度，lx；

I——光源在被照面方向的光强，cd；

R——光源至被照面的距离，m。

该式可由光强和照度的定义直接导出，称为距离平方反比定律。

若被照面的法线与光源入射线的夹角不为零，而成 α 角时，容易得到：

$$E=\frac{I\cos\alpha}{R^2}$$

该式更具有一般性，在照明工程计算中经常用到。距离平方反比定律适用于点光源。

一般当光源尺寸小于它至被照面的距离的 1/5 时，均可视为点光源。

照度具有直接相加性。若 n 个光源对某点的照度分别为 $E_i(i=1,2,3,\cdots,n)$lx，则该点处的总照度为：

$$E=\sum E_i$$

照度这一光学量在照明工程设计中是很重要的，照明工程的主要任务就是要在工作场所内创造足够的照度。

4. 亮度

在同一照度下，不同物体能引起不同的视觉感受，白色物体看起来要比黑色物体亮得多。这说明物体表面的照度并不能直接反映在人眼对物体的视觉感受。视觉上的明暗感取决于物体在视网膜成像上光通量的密度，即成像的照度。像的照度越高，我们所看到的物体就越亮。因此，我们引出亮度这一概念，它是由视觉直接感受的光学量。

视网膜上成像的照度，主要取决于物体在视线方向上发射或反射出的光通量的密度。它等于物体表面上某微小面积元在视线方向上的发光强度与该面积元在视线方向垂直面上的投影面积之比。用公式表示，即：

$$L_\alpha=\frac{dI_\alpha}{dS\cos\alpha}$$

式中：α 表示视线与物体表面法线所形成的夹角。因此，亮度可以定义为：物体在视线方向单位面积上发出的光强。

发光体的表面亮度和被照物体的表面反射亮度在视觉感受上是没有本质差别的。但后者的影响因素较多，它的大小取决于该物体表面上的照度、反射系数(ρ)以及表面反射特性等。对于均匀漫反射的物体表面，其亮度正比于他的表面照度 E 和反射系数 ρ，且在各个方向上亮度相等。即：

$$L=\frac{\rho E}{\pi}$$

在光环境设计中常用上式计算平均亮度。

下面是几种常见发光表面的亮度：

太阳表面 2.25×10^{9} cd/m²、月亮 2 500 cd/m²、普通白炽灯灯丝 $(2\sim12)\times10^{6}$ cd/m²，荧光灯表面 8 000～9 000 cd/m²、60W 内部磨砂灯泡 1.2×10^{5} cd/m²。

二、光环境与照明

工业生产场所的光环境，分为天然光照明、人工光照明以及在天然光不足时用人工光补充的混合照明三种。

1. 天然光照明

天然光照明的光源是太阳，太阳光穿过大气层时被大气中的气体分子、水蒸气和尘埃扩散，使天空具有一定的亮度。地球上接受的天然光就是由直射日光和天空扩散光形成的。通常以地平面照度、天空亮度和天然光的色度值来定量描述天然光环境。地面照度取决于太阳的角度、天空的亮度和大气透明度。

太阳是自然界中最大的光源，在条件允许时，应最大限度地加以利用，因为这不仅最经济，而且天然光光色最好。人眼在天然光下比在人工光下具有更高的灵敏度。同时，我国地处温带，日照时间较长，也为我们充分利用天然光提供了有利条件。

如何充分利用自然光，在建筑工程中称为采光设计。在各种建筑物内，采光是通过窗户来实现的。因此，在采光设计中，确定窗户的大小、位置和形状是至关重要的。但窗户除了采光功能外，还与自然通风，室内外视觉联系、隔热、隔声等问题有关。因此在具体设计时，应同时考虑这些因素。

2. 人工照明

从 20 世纪中叶以来，其他种类的人工照明光源已逐渐被电光源所取代，所以近代人工照明又称为电气照明。电光源种类繁多，发光特性也各不相同，为了正确地选用电光源，下面对工业生产场所常用的电光源种类、适用场所等作些介绍。

(1)电光源种类。现代照明常用的电光源按发光原理可分为两大类：一类是热辐射光源，以白炽灯和卤钨灯为代表；另一类是气体放电光源，包括荧光灯、高压汞灯、钠灯和金属卤化物灯等。各种电光源的发光效率有较大差异，气体放电光源比热辐射电光源要高得多。无特殊要求时，应尽量选用光效高的气体放电光源。

白炽灯也称钨丝灯泡，通电时钨丝温度约为 2 000～3 000℃，达到白炽程度而发光。白炽灯的光效率低，仅 12lm/W 左右，有效寿命约 1 000h。但因其具有适用性强、光色好、通电即亮、价格便宜、便于控光等优点，仍是目前用量较大的一种光源。

卤钨灯工作原理与白炽灯基本相同，是在装有钨丝的管状石英玻璃壳内充入卤族元素而构成，卤族元素的作用是减缓钨的蒸发速度，为提高灯丝温度创造了条件，而且还能减轻钨蒸发对玻壳的污染，提高光的透射率，故其发光效率和光色均优于白炽灯。通常光效率约为22lm/W，寿命可达到2 000h。

荧光灯是一种低压汞蒸气放电灯，大多为直管形，少数场合也使用U形和环形等异型产品。荧光灯的发光原理完全不同于白炽灯，它的玻壳内壁涂有荧光物质，管内充有低压汞蒸气和少量氩气，管的两端装有电极，通电后灯丝加热发射出电子，电子使汞蒸气电离，产生的紫外线激发荧光粉发出可见光。荧光灯的特点是发光效率高、表面亮度低、光色好、寿命长和表面温度低等，比白炽灯节电70%，适用于办公室、宿舍及顶棚高度低于5m的车间等室内照明。

高压汞灯、钠灯和金属卤化物灯的发光原理与荧光灯相似。主要区别在于灯管内压力和填充物不同，且各有其优缺点和适用场合。如高压钠灯光效是白炽灯的5倍以上，且寿命长、特性稳定、光通量维持率高，但光色较差，一般仅适合于显色性要求不高的道路、广场、码头和高大的厂房、仓库等场所照明。而金属卤化物灯虽然光效、光色都较好，但又有寿命较短的特点。在具体选用时，应根据使用要求，扬长避短。同时还要求考虑经济指标和适用于工作场所的安装方式、灯具机械强度以及防水、防尘、防爆等性能。

目前，第四代照明光源白光LE正以节能、环保、寿命长、体积小等特点走进生产和生活各个领域。

(2)人工光照明方式。根据工作性质的不同，人工光照明分为三种方式，即一般照明、局部照明和混合照明。

1)一般照明。一般照明指不考虑特殊的局部需要，为照亮整个工作场所而设置的照明。适用于对光的投射方向无特殊要求和工作点密集以及工作点不固定的场所。这种照明在视野内亮度均匀，视觉条件好，系统设置简单且投资较少，但耗电较多。

2)局部照明。局部照明是指为增加特定地点的照度而设置的照明。由于光源一般靠近工作面，故耗电少而照度较高，但要注意直接眩光和明暗差太大的影响。从职业卫生角度来看不宜单独采用这种照明。

3)混合照明。混合照明是指以上两种照明方式的组合。要求一般照明的照度至少占总照度的5%～10%，且不低于20lx。大多数情况下，混合照明的效果较好，但工作面与环境差别不宜太大，其照度比以1/5～1/3为宜。

3. 照明的基本要求

工业照明的目的主要有三个方面：提高劳动生产率；确保安全生产；创造舒适的视觉环境。由于工业生产种类繁多，不同的工种其工作对象、操作方法、工作环境等差别很大，因而对照明的具体要求也各不相同，但从安全和卫生学的观点来看，良好的照明应满足如下要求：

(1)合适的亮度以及避免眩光。人眼能感觉到的最小亮度是$1\times10^{-6}cd/m^2$，视觉达到最大灵敏度时的亮度约为$1\times10^{4}cd/m^2$。在一般情况下，允许的最大亮度是5 000～7 000cd/m^2。

眼睛具有高度的适应能力，短时间内可以忍受很高的亮度。但当亮度大于1×10^{4} cd/m^2时，由于光对视觉细胞的刺激作用太强，灵敏度反而下降，因此亮度并非越大越好。当亮度超过$(1.5\sim1.65)\times10^{5}cd/m^2$时，无论是光源还是物体表面的反射光，均能破坏眼睛的正常视觉机能，这种现象称为炫目。能引起炫目的光源称为眩光。

眩光一般来自工作区附近的强烈光源，太阳的直射光以及光滑表面的反射光。工作场所中眩光的存在对视觉是非常有害的，轻则使人产生不舒适感，重则能损害视觉功能甚至引起各种眼病。因此，工作场所内必须防止出现眩光，可采取以下三方面的措施：

1)限制光源高度。炫目作用除了与光源本身亮度有关外，还与环境背景亮度有关。当环境亮度很低时，亮度不到 $1\times10^4cd/m^2$ 的光源也能产生炫目作用。

2)采用适当的悬挂高度和必要的保护角。通常光源位于水平视线45°范围以外，炫目作用就比较微弱，超过60°就不会产生炫目作用。当光源位置较低且处于视野内时，则必须加灯罩遮光，以形成保护角，所谓保护角是指灯丝与灯罩下缘连线和水平线成的夹角，这个角度以30°～40°为宜，至少不应小于20°，目的是避免光源对眼睛的直接照射。

3)合理分布光源。对于炫目光源应尽可能布置在工作区的正常视野外，对于反射眩光，首先应避免使用高反射性的工作面。

(2)均匀的照度和亮度分布。在工业照明设计中，除了工作面上的照度必须符合要求外，还要求工作场所的照度要比较均匀。尤其是单独采用一般照明的工作场所，要求工作区内最大、最小照度值与平均值相差应不大于1/6。

(3)照度的稳定性。工作场所照度的稳定与否，主要取决于电压的变化，要求照明的供电电压应该保持相对稳定。另外，要求工作场所内的照明灯具，最好固定安装。采用悬吊式照明时，应避免吊灯摆动，否则极易造成视错觉而导致事故。

在使用荧光灯等气体放电光源照明时，由于这类光源的发光亮度是随交变电流而变的。当工作区内有运转着的机器设备时，有时可能产生频闪效应而造成视觉判断错误，从这个意义上说这类光源也属于不稳定光源。

(4)设置应急照明。应急照明是在正常照明系统由于各种原因熄灭时，能迅速点燃并独立工作的辅助照明系统。应急照明包括备用照明、安全照明和疏散照明，应符合下列规定：

1)当正常照明因故障熄灭后，对需要确保正常工作或活动继续进行的场所，应装设备用照明。

2)当正常照明因故障熄灭后，对需要确保处于危险之中的人员安全的场所，应装设安全照明。

3)当正常照明因故障熄灭后，对需要确保人员安全疏散的出口和通道，应装设疏散照明。

三、厂房照明与色彩调节

以改善视觉条件和提高工作效率为主要目的的色彩设计技术称为色彩调节。工作场所内正确地运用色彩调节能获得如下效果：增加亮度，提高照明装置的利用系数，改善视觉条件；提高眼睛的分辨率，从而有助于提高工作质量和工作效率，减少差错和事故发生；能满足人的审美要求，提高工作热情；使人精神愉快，减轻疲劳。

色彩调剂主要是利用颜色对人的生理、心理作用以及颜色的物理性质，在工作场所内创造出有利于上述效果的颜色分布。

1. 颜色的生理作用

颜色的生理作用主要是能够提高视觉工作能力和减少视觉疲劳。在颜色视觉中，我们能够根据色调、明度和彩度的一种或几种差别来认识物体，因而提高了辨认灵敏度。当物体具有颜色对比时，即使物体的亮度和亮度对比不是很大，也能有较好的视觉条件，并且眼睛不容易疲劳。

颜色的生理作用还表现在眼睛对不同的颜色具有不同的敏感性。色彩鲜明的颜色，很容易引起人们的注意，这就是色彩的诱目性。诱目性主要决定于彩度和色调，彩度高的颜色，其诱目性也高。就色调而言，黄色的诱目性最高，红橙色次之。因此黄色常用作警戒色。如车间内危险部位常涂以黄黑相间的颜色以示警告。

2. 颜色的心理作用

颜色离开他所属的对象是不存在的。因此，人们生活中积累起来的与物的关系以及对物的态度决定了颜色对心理的影响。在很多情况下，当人们看到某种颜色时就会同时想到某些事物或状态，这就是颜色的联想。联想分为具体的联想和抽象的联想，前者如看到蓝色想到蓝天、大海，看到黑色想到煤、钢铁等；后者如看到红色想到热情、喜庆，看到绿色想到和平、安静。虽然对颜色的评价和联想由于人的性别、年龄、社会经历和民族习惯等因素的影响而有较大的个性差异，但多数人对各种颜色的心理印象却大致相同。归纳起来，颜色的心理作用有以下一些表现：冷暖感；兴奋和抑制感；前进后退感；轻重感；轻松和压抑感；大小感。

3. 环境色的应用

颜色在实际应用中，根据其所起作用的不同，可分为环境色和安全色两大类。前者与照明设计关系密切，以突出照明效果，改善视觉条件为目标，而后者则以防止差错、事故和灾害为主要目的。当颜色被作为环境色来应用时，不仅要考虑其对人的生理心理作用，而且还应较多地注重其物理性质。在具体选择色调时，还必须考虑生产车间的特点，下面是一些在实践中比较成熟的设计原则。

(1)生产车间的色彩调节。

1)根据车间特点选用一种主色调，另配一到两种辅助色，以形成对比，但对比不宜过分强烈，色调种数也不宜过多，否则易造成色彩渲染，影响注意力。

2)一般生产车间应使用明度较高的颜色，以提高照明效率，增加光的扩散，使光线柔和，减少阴影。但彩度不宜过大，否则易使照明带有明显的色调，同时也使人感到不够安静。

3)从天棚到地板明度应一次降低，以在心理上造成一种稳定感。

4)充分利用颜色的心理作用，改善视觉印象。如利用颜色的远近感，能使低矮的天棚显得高些，也可使狭小的房间显得宽些。或者在炎热的车间采用冷色调以造成凉爽感，在寒冷的车间采用暖色调造成温暖感等。

(2)机器、设备和工作台的颜色选择。生产车间内机器、设备的颜色选择应与车间装饰同时考虑，以取得色调的和谐。设备主体应少采用深灰色，而以蓝绿色调为宜，或采用套色、浅灰、乳白等。明度高于地板，但彩度不宜太大。

工作台是指工作过程中眼睛接触最多的那个台面。工作台颜色的选择取决于在它上面加工或观察的物体的颜色，要求两者之间形成一定的色调对比，以便更好地认知，但彩度对比不宜过大，最好选择较弱的对比色。在长时间加工或观察同一种颜色的物品时，应规定在工人视野中有另外一种颜色，以便使眼睛能得到休息。

4. 安全色的应用

用于表达安全信息的颜色称为安全色。使用安全色的目的是使人们能够迅速发现或分辨各种标志和信号，提醒人们注意，以防发生事故。

我国国家标准《安全色》(GB2893—2001)规定在工业生产中使用红、蓝、黄、绿四种颜色作为安全色，其定义和用途见表 4 - 4。

表 4－4　安全色的含义和用途

颜色	含义	用　途
红色	禁止 停止	禁止标志 停止信号：机器、车辆上的手柄或按钮，以及禁止人们触动的部位
	红色也表示防火	
蓝色	指令 必须遵守的规定	指令标志：如必须佩戴个人防护用具，道路上指引车辆和行人行驶方向的指令
黄色	警告 注意	警告标志 警告标志：如厂内危险机器和坑池边周围的警戒线，行车道中线，安全帽等
绿色	提示 安全状态 通行	提示标志 车间内的安全通道 行人和车辆通行标志 消防设备和其他安全防护设备的位置

在使用安全色时，常常需要同时使用对比色。对比色有黑、白两种颜色。标准规定：红、蓝、绿色采用白色作为对比色，黄色采用黑色作为对比色。在文字、符号等对安全标志加以说明时，黑、白色则互为对比色。

安全标志是由安全色、几何图形和符号构成，用以表达指定的安全信息。我国规定的安全标志分为禁止标志、警告标志、指令标志和提示标志四类，与国际通用标志基本相同。

第五章 有毒有害物的净化

第一节 有害蒸气的冷凝净化

冷凝净化，就是将蒸气从空气中冷却凝结成液体收集起来，再加以利用的方法。冷凝净化法只适用于蒸气状态的有害物质，多用于回收空气中的有机溶剂蒸气。只有空气中蒸气浓度较高时，冷凝净化法才实用有效。冷凝净化法还适用于处理含大量水蒸气的高湿废气，水蒸气凝结，可有部分有害物溶于凝液中，减少了有害物的浓度。因此，冷凝净化法常用作燃烧、吸附等净化方法的前处理措施。

冷凝方法在理论上可以达到很高的净化程度，但是净化要求愈高，则需冷却的温度愈低，冷却所需费用也就愈大。物质在不同的温度下具有不同的饱和蒸气压，降低工业生产排出的废气的温度，能使一些有害气体或蒸气态的物质冷凝成液体，从废气中分离出来而被去除。冷凝法对有害气体的去除程度同冷却温度有关，冷却温度越低，有害气体的去除程度越高。冷凝法有一次冷凝法和多次冷凝法。多次冷凝法是通过两次以上冷凝去除有害气体，可提高废气的净化程度。冷凝净化法的优点：冷凝法设备简单，操作方便，可回收较纯的产品，并不引起二次污染，但用于去除低浓度有害气体则不经济。冷凝法一般适于作吸附或化学转化等处理技术的前处理。

一、冷凝净化原理

冷凝净化法是把蒸气从空气中冷却凝结为液体，收集起来加以利用。用冷却法把空气中的蒸气冷凝为液体，其限度是冷却温度下饱和蒸气压的浓度，而蒸气压随温度的降低而变小，蒸气浓度亦随之变小。所以，气体混合物只有冷却到其露点以下，部分蒸气才会冷凝液化。冷凝净化后，仍有冷却温度下饱和蒸气压浓度的有害蒸气残留在空气中。

有机液体的饱合蒸气压与温度的关系如下图 5－1 所示。

不同温度下饱和蒸气压 $P_{饱}$ 可按下式计：

$$\lg P_{饱} = -A/T + B$$

式中：$P_{饱}$——绝对温度 T 时的饱和蒸气压，Pa；

T——有机液体的绝对温度，K；

A、B——常数，其数值可参照表 5－1。

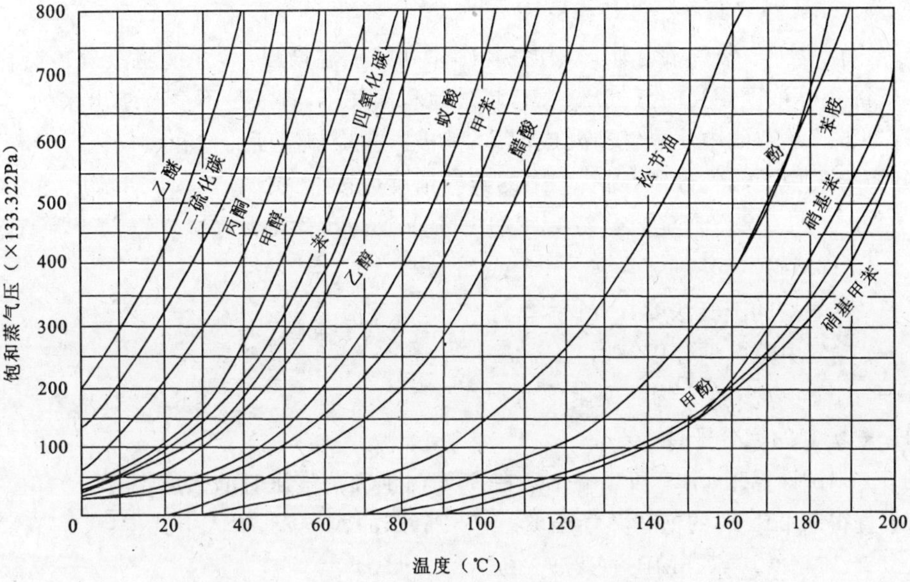

图 5－1　有机液体的饱合蒸气压与温度的关系图

表 5－1　一些常见有机溶剂的 A、B 值

物质名称	分子式	A	B
苯	C_6H_6	1 731	7.783
二硫化碳	CS_2	1 446	7.410
甲醇	CH_3OH	1 992	8.780
乙酸甲酯	CH_3COOCH_3	1 679	7.961
四氯化碳	CCl_4	1 668	7.651
甲苯	$C_6H_5CH_3$	1 901	7.837
乙酸乙酯	$CH_3COOC_2H_5$	1 827	8.099
乙醚	$C_2H_5OC_2H_5$	1 463	7.639
乙醇	C_2H_5OH	2 185	9.101

[例 5－1]试按上式计算苯在不同温度下的饱和蒸气压。

[解]查表得苯的 A 值为 1 731、B 值为 7.783，苯在不同温度下的饱和蒸气压按上式：

$$\lg P_{饱} = -1\ 731/T + 7.783$$

苯在不同温度下的饱和蒸气压计算数值与温度是一一对应的。

已知空气中某种有机蒸气的分压(蒸气压)，相当于这个分压数值为饱和蒸气压的温度，就是这个特定的空气、蒸气混合体的露点温度。

例如，空气中含二硫化碳蒸气分压为 600Pa 时，查有机液体的饱合蒸气压与温度的关系曲线图(图 5－1)中的第 2 条曲线，可知其露点为 40℃。

也可用温度与饱和蒸气压公式反算，代入二硫化碳的 A、B 值和 $P_{饱}$(80kPa)，可得：

$$T=A/(B-\lg P_{饱})=1\,446/(7.41-2.778)=312.2(K)$$

即露点为 39.2℃(312.2－273＝39.2)。

对于这样的空气、蒸气混合体，只有将其冷却到露点温度以下，才能将蒸气冷凝出来。否则，与蒸气的实际浓度相当的蒸气压，没有超过饱和蒸气压，蒸气是不会凝结出来的。

用冷却方法从空气中使蒸气冷凝成液体，其极限是冷却温度的饱和蒸气压。

已知混合气中的蒸气分压，则空气中的蒸气浓度可按下式计算：

$$C=(P/760)\times[273/(273+t)]\times(1\,000/22.4)\times M \qquad (g/m^3)$$

即：$C=(16MP)/(273+t) \qquad (g/m^3)$

式中：C——空气中的蒸气浓度，g/m^3；

P——空气中蒸气的分压，Pa；

t——空气与蒸气混合物的温度，℃；

M——蒸气的克分子量，g。

[例 5－2]试计算苯、甲苯和二硫化碳在 20℃时饱和蒸气压时的浓度。

[解] 查得苯 20℃时的饱和蒸气压 $P_{饱}=75Pa$，苯的 M＝78，代入上式得：

$$C_{苯}=(16MP)/(273+t)$$
$$=(16\times78\times75)/(273+20)$$
$$=320\ (g/m^3)$$

查得甲苯 20℃时 $P_{饱}$ 22.3Pa，M＝92，得：

$$C_{甲苯}=(16MP)/(273+t)$$
$$=(16\times92\times22.3)/(273+20)$$
$$=112\ (g/m^3)$$

查得二硫化碳 20℃时 $P_{饱}=40kPa$，M＝76，得：

$$C_{二硫化碳}=(16MP)/(273+t)$$
$$=(16\times76\times298)/(273+20)$$
$$=1\,237\ (g/m^3)$$

冷凝净化的关键是冷却温度。冷却温度愈低，净化程度也愈高。为了强化冷却，可以使用冰、冷冻混合物、固体二氧化碳(干冰)及其他制冷方法。用于冷凝净化的冷却方法，可分为直接法与间接法两类。

二、直接冷却法——接触冷凝器

直接法采用接触冷凝器，冷却剂和蒸气直接接触，冷却剂、蒸气、冷凝液混合在一起。在接触冷凝器中，冷却剂与要冷凝的蒸气直接接触，冷却剂是冷水，即用冷水洗涤要冷凝回收的空气蒸气混合物，并且冷却剂、蒸气和冷凝液是立即混合的。接触冷凝器示意如图 5－2 所示。

1. *直接冷却法的特点*

接触冷凝器结构简单，安装方便，使用灵活。接触冷凝器适用于含大量水蒸气的高湿废气，也多用于不回收有害物或含污冷却水不需另行处理的情况。但其用水量大，仍存在废水处理的问题。但是，用水量大，如果不采取凉水塔循环使用办法，不仅耗水多，而且废水污染问题也不易解决，见图 5－3。

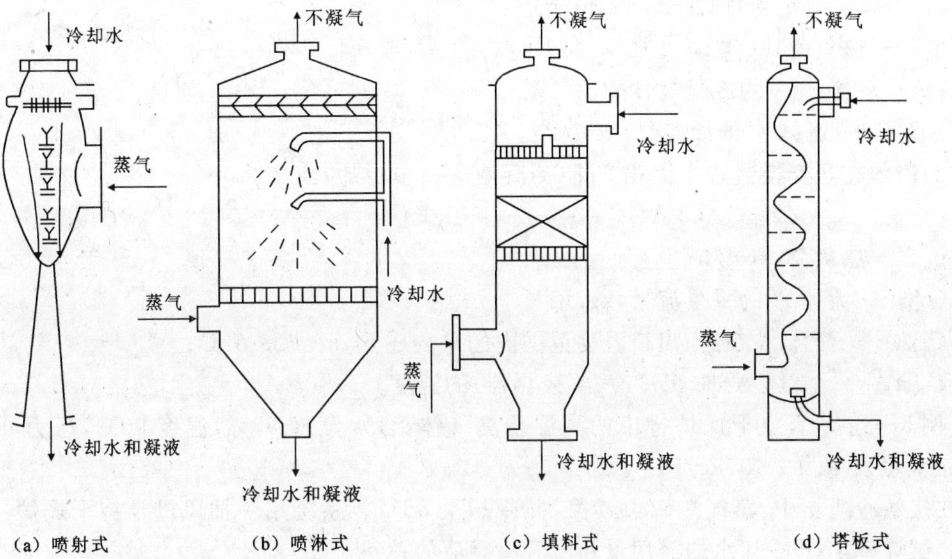

图 5-2　接触冷凝器示意图

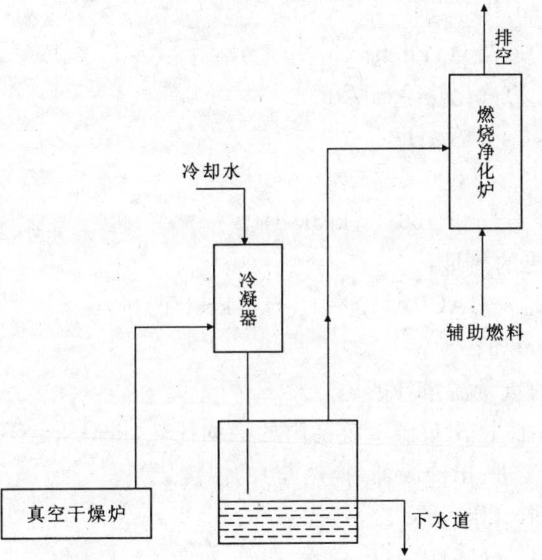

图 5-3　使用密闭热水池分离不凝气体的冷凝-燃烧净化系统

2. 接触冷凝器的有关热计算

可以假定为平衡,用热量衡算来解决。

蒸气冷凝所释放出的汽化热及冷凝液进一步冷却的热量 $q_{热}$,都由冷却水来吸收 $q_{冷}$。

即 $q_{热}=q_{冷}$,称为热量衡算式。

热负荷 q_L 的计算,根据工艺特点,可分两种情况:

(1)流体在热交换过程中发生了相变化(蒸气冷凝成冷凝液)：

$$q_L = DA\Delta HA\ (kcal/h)$$

式中：q_L——热负荷，kcal/h；

DA——流体 A 的冷凝量，kg/h；

ΔHA——流体 A 的冷凝热，kcal/kg。

(2)流体在热交换过程中无相变化(冷凝液进一步冷却)：

$$q_L = GACPA(t_{A2} - t_{A1})\quad (kcal/h)$$

式中：q_L——热负荷，kcal/h；

GA——流体 A 的重量流量，kg/h；

CPA——流体 A 在进、出口温度范围内的平均比热，kcal/kg·℃；

t_{A2}、t_{A1}——流体 A 进、出冷凝器(换热器)的温度，℃。

［例 5-3］从真空干燥炉排出的高湿恶臭气体，含水蒸气 95%，温度 90℃，压力 0.8kg/cm²，最大蒸发量为 1 000kg/h。

在接触冷凝器中，蒸气在 90℃冷凝，并冷却至 65℃。系统用一抽风机维持干燥炉一定的负压。试计算 15℃冷却水的需用量和最后冷凝液的总量。

［解］查水蒸汽表 90℃时水蒸气的汽化热为 545.4kcal/kg。

(1)水蒸汽冷凝放出的热量：

$$q_{L水蒸气} = DA\Delta HA\quad (kcal/h)$$

式中：q_L——热负荷，kcal/h；

DA——流体 A 的冷凝量，kg/h；

ΔHA——流体 A 的汽化热，kcal/kg。

$$\begin{aligned} q_{L水蒸气} &= DA\Delta HA \\ &= 1\,000 \times 545.4 \\ &= 545\,400\quad (kcal/h) \end{aligned}$$

(2)冷凝液冷却放出的热量：

$$q_{L冷凝液} = GACPA(t_{A2} - t_{A1})\quad (kcal/h)$$

式中：q_L——热负荷，kcal/h；

GA——流体 A 的重量流量，kg/h；

CPA——流体 A 在进、出口温度范围内的平均比热，kcal/kg·℃；

t_{A2}、t_{A1}——流体 A 进、出冷凝器(换热器)的温度，℃。

水的平均比热为 1kcal/kg·℃；

$$\begin{aligned} q_{L冷凝液} &= GACPA(t_{A2} - t_{A1}) \\ &= 1\,000 \times 1 \times (90 - 65) \\ &= 25\,000(kcal/h) \end{aligned}$$

(3)冷却放出的总热量

$$\begin{aligned} q_{L总} &= q_{L水蒸气} + q_{L冷凝液} \\ &= 545\,400 + 25\,000 \\ &= 570\,400(kcal/h) \end{aligned}$$

(4)冷却水需用量 $G_水$ 根据热量衡算关系得：

$$G_{水}CP_{水}(t_{水2}-t_{水1})=q_{L总}$$

$$G_{水}=q_{L总}/[CP_{水}(t_{水2}-t_{水1})]$$

$$=570\ 400/[1\times(65-15)]$$

$$=11\ 408(kg/h)$$

(5)冷却水和冷凝液总量：

$$G_{总}=11\ 408+1\ 000$$

$$=12\ 408(kg/h)$$

(6)管道、热水池及有关设备的尺寸设计。

三、间接冷却法——表面冷凝器

间接法采用表面冷凝器。表面冷凝器常用的有列管冷凝器、螺旋板冷凝器、淋洒式冷凝器等。表面冷凝器处理量比接触冷凝器小，但耗能小，回收的凝液也纯净。例间接冷凝法处理含有高温臭味废气的流程，见图 5-4；废气中含有 60%～99%的水蒸气，温度接近 100℃，经表面冷凝器的间接冷却，水蒸气凝结，不凝气体则抽至燃烧炉去作最后处理，这样经过冷凝器可使废气体积减少 95%以上，同时废气中的有害物质被冷凝，另外一些可能融解在冷凝剂中。

列管式换热器，或称管壳型换热器。图 5-5、图 5-6 所示浮头式冷凝器，分别是单程和双程列管式换热器。

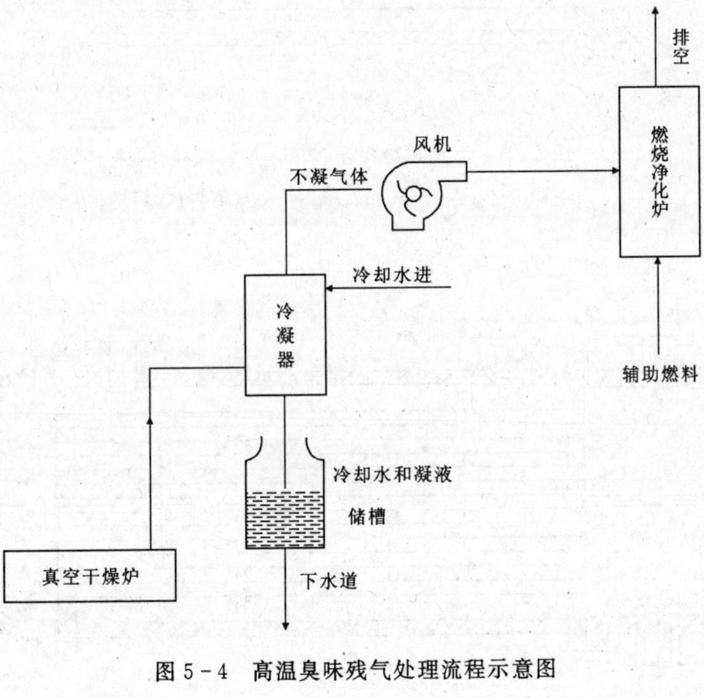

图 5-4　高温臭味残气处理流程示意图

翅片管式冷凝器带有翅片，这些翅片既增加了传热面积，又增加了气体流动时的湍流程度，见图 5-7。

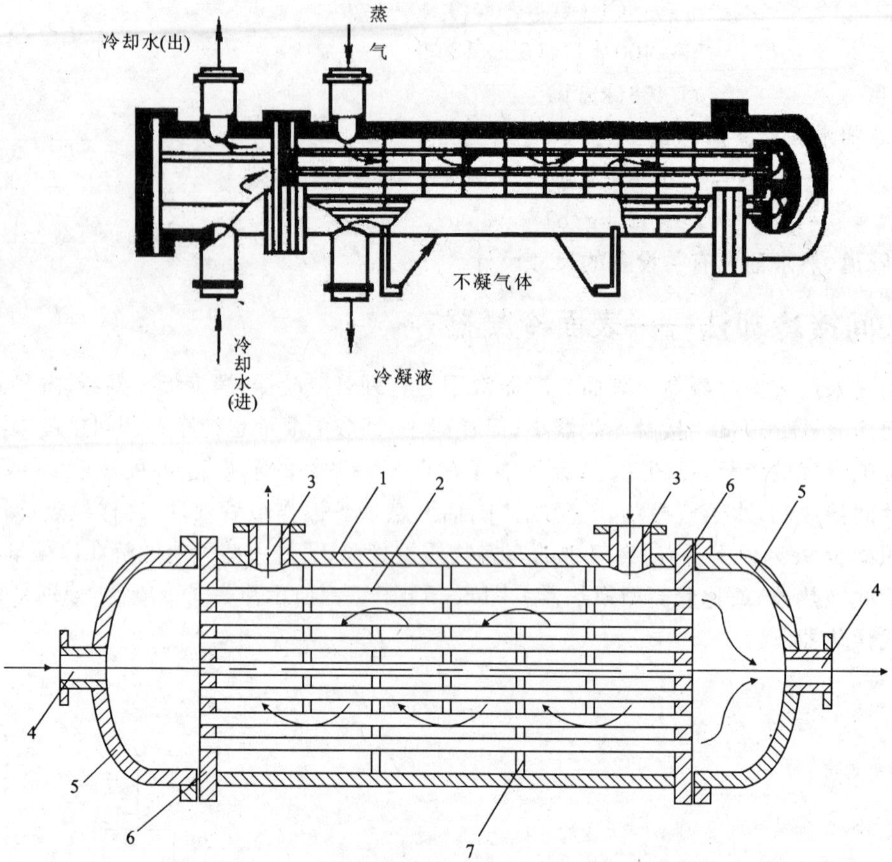

图 5-5　浮头式冷凝器和单程列管式换热器

1. 外壳；2. 管束；3、4. 接管；5. 封头；6. 管板；7. 挡板

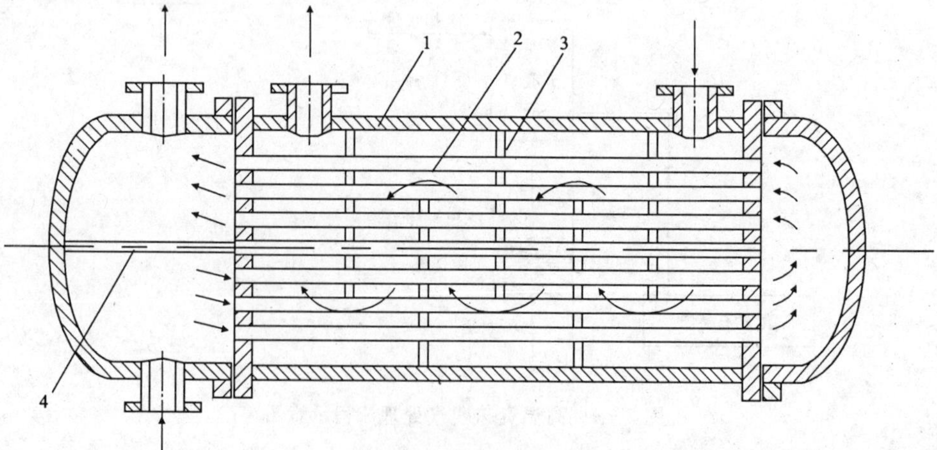

图 5-6　双程列管式换热器

1. 壳体；2. 管束；3. 挡板；4. 隔板

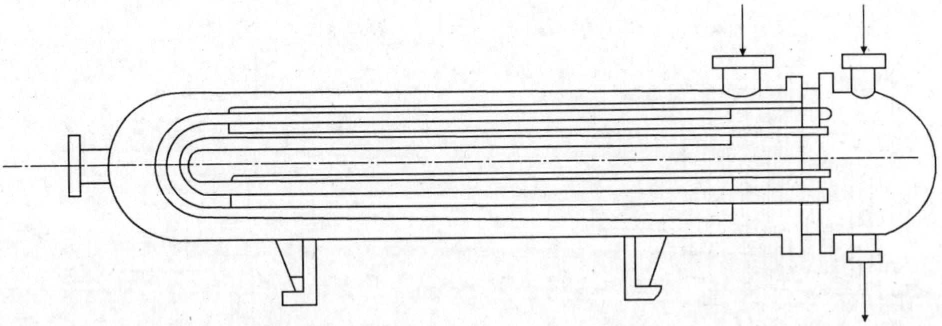

(a)翅片管式换热器

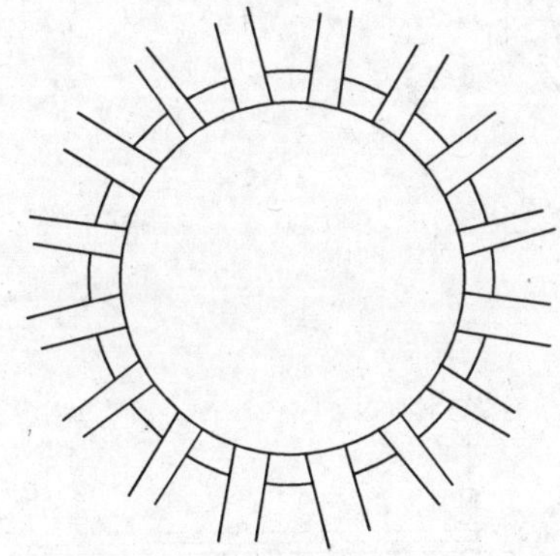

(b) 翅片管断面

图 5-7　翅片管式冷凝器

螺旋板冷凝器见图 5-8。

在冷凝气中可能回收有机溶剂的最大量为：

$$G=16MV/(273+t_1)[P_1-(760-P_1)/(760-P_{饱})\times P_{饱}]$$

式中：G——可能回收溶剂的最大量，g/h；

M——蒸气的克分子量，g；

V——空气蒸气混合气体流量，m^3/h；

P_1——冷凝前蒸气分压，Pa；

t_1——冷凝前空气温度，℃；

$P_{饱}$——冷凝后饱和蒸气压，Pa。

热有机液体储灌上的冷凝回收见图 5-9。

冷凝液在与大气接触前要求冷却到 60℃或更低。可以用以下方法降低冷凝液的温度：①增加一个单独的冷凝液冷却器；②使冷凝液积于底层，如果冷却水从低层管子处进入，低层管子处于低温，则使冷凝液的温度降低。

具有过冷的列管式冷凝冷却器见图 5-10。

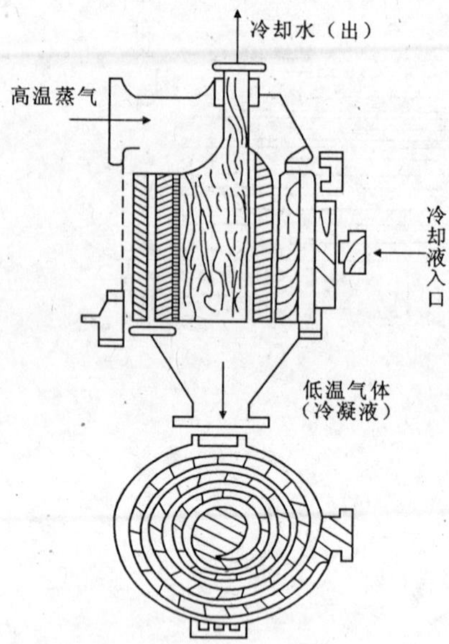

图 5-8　螺旋板冷凝器

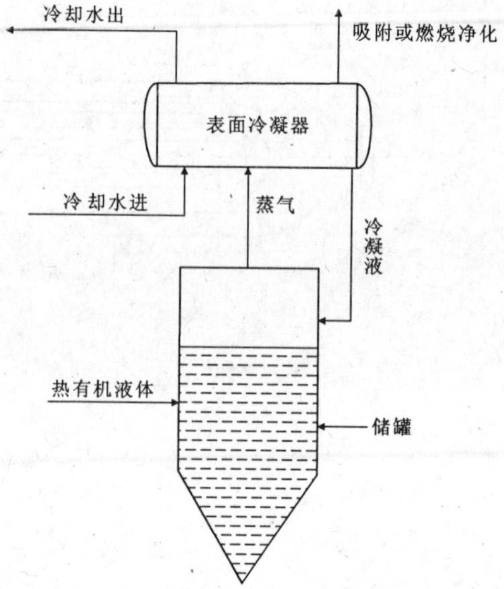

图 5-9　热有机液体储罐上的冷凝回收示意图

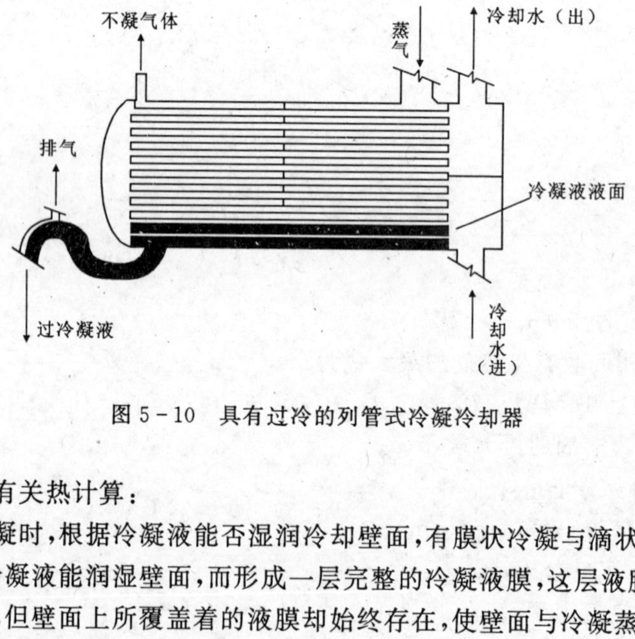

图 5-10　具有过冷的列管式冷凝冷却器

表面冷凝器的有关热计算：

蒸气在壁面冷凝时，根据冷凝液能否湿润冷却壁面，有膜状冷凝与滴状冷凝两种不同的机理。膜状冷凝，是冷凝液能润湿壁面，而形成一层完整的冷凝液膜，这层液膜愈结愈厚，多余的冷凝液自壁面坠落，但壁面上所覆盖着的液膜却始终存在，使壁面与冷凝蒸气之间的传热必须克服液膜的热阻力。滴状冷凝，是冷凝液不能润湿冷却壁面，而结成滴状小液珠，最后从壁面落下，来直接冷凝蒸气。滴状冷凝无须克服液膜的热阻力，传热系数可比膜状冷凝大几倍以至几十倍。

表面冷凝器的设计计算，一般还是以膜状冷凝为依据。

换热器在单位时间内所能交换的热量称为传热速率，以 q 表示，其单位为千卡/时。

传热速率的大小与热流体和冷流体之间的传热面积 F 及温度差 Δt_m 成正比，即：

$$q=KF\Delta t_m$$

则　$$F=q/K\Delta t_m$$

式中：q——传热速率，千卡/时；$q \geqslant q_L$（热负荷，kcal/h）

F——传热面积，m^2；

Δt_m——平均温度差，℃。

K——传热系数，kcal/m^2·h·℃。

传热速率 q 的计算：$q \geqslant q_L$（热负荷）

(1)流体在热交换过程中发生了相变化：

$$q_L=DA\Delta HA \ (kcal/h)$$

式中：q_L——热负荷，kcal/h；

DA——流体 A 的冷凝量，kg/h；

ΔHA——流体 A 的冷凝热，kcal/kg。

(2)流体在热交换过程中无相变化：

$$q_L=GACPA(t_{A2}-t_{A1}) \quad (kcal/h)$$

式中：q_L——热负荷，kcal/h；

GA——流体 A 的重量流量，kcal/h；

CPA——流体 A 在进、出口温度范围内的平均比热，kcal/kg·℃；

t_{A2}、t_{A1}——流体 A 进、出冷凝器（换热器）的温度，℃。

对于热流体和冷流体在传热面的两侧分别以相对的方向流动（即逆流），则：

$$\Delta t_m=[(T_{进}-t_{出})-(T_{出}-t_{进})]/\ln[(T_{进}-t_{出})/(T_{出}-t_{进})]$$
$$=(\Delta t_1-\Delta t_2)/\ln(\Delta t_1/\Delta t_2)$$

式中：T——热流体（有毒蒸气）温度；

t——冷流体（冷却水）温度。

当 $\Delta t_1/\Delta t_2<2$ 时，用算术平均温度差值，即：

$\Delta t_m=(\Delta t_1+\Delta t_2)/2$

第二节　有害气体的燃烧净化

有害气体、蒸气或烟尘，通过焚烧使之变为无害物质，称为燃烧净化方法。燃烧净化方法仅适用于可燃或在高温下可分解的有害气体或烟尘。燃烧净化法广泛用于碳氢化合物和有机溶剂蒸气的净化处理。这些物质在燃烧过程中被氧化为二氧化碳和水蒸气。常用的燃烧净化法有直接燃烧、热力燃烧及催化燃烧等。燃烧净化的方法仅能用于销毁那些可燃的或在高温下能分解的有害气体和烟尘。

一、火焰传播理论

在热力燃烧过程中，一般认为，只有燃烧室的温度维持在 760～820℃，驻留时间为 0.5s 时，有机物的燃烧才能比较完全。而达到这个温度范围是依靠火焰传播过程来实现的。火焰传播的理论分为两大类。

1. 热传播理论

这类理论认为：火焰传播是依靠燃烧时所放出的热量加热周围的气体，使其达到燃烧所需要的温度而实现的。

因此，能否实现火焰传播主要与三个方面的因素有关：①混合气体中的含氧量；②混合气体中含有可燃组分的浓度；③辅助燃料燃烧过程中所放出的热量。当燃烧过程中放出的热量不足以使周围的气体达到燃烧所需要的温度，火焰自然不能向外传播；当助燃废气中的含氧量不足，燃烧过程难以进行，火焰也不能传播出去。例如：丙烷气体在空气当中很容易燃烧，但在氧和氮各占12%和88%的气体中，丙烷燃烧非常困难。此外，混合气体中可燃组分的浓度与火焰能否传播有着紧密的联系。浓度过低，燃烧过程不能实现；浓度过高时，由于没有足够的氧而使得废气不能在正常的着火温度下产生燃烧反应，因而火焰也得不到传播。人们将这种能够维持火焰传播的浓度范围称为爆炸极限。使用燃烧法处理各种有机废气的过程中，爆炸极限的范围是至关重要的。

2. 自由基连锁反应理论

该种理论认为：在燃烧室中，火焰之所以能够进行很快的氧化反应，就是因为火焰中存在着大量活性很大的自由基。由于自由基是具有不饱和价的自由原子或原子团，极易同其他的原子或自由基发生连续的连锁反应，而使得火焰得以传播。

1970年，西里和鲍曼提出甲烷燃烧反应的历程如下：

（1）$CH_4+M \longrightarrow C\dot{H}_3+\dot{H}+M$

（2）$CH_4+\dot{O} \longrightarrow C\dot{H}_3+O\dot{H}$

（3）$C\dot{H}_4+\dot{H} \longrightarrow C\dot{H}_3+H_2$

（4）$CH_4+O\dot{H} \longrightarrow C\dot{H}_3+H_2O$

（5）$C\dot{H}_3+O \longrightarrow HCHO+O\dot{H}$

（6）$C\dot{H}_3+O_2H \longrightarrow HCHO+O\dot{H}$

（7）$\dot{H}CO+O\dot{H} \longrightarrow CO+H_2O$

（8）$HCHO+O\dot{H} \longrightarrow \dot{H}+CO+H_2O$

（9）$\dot{H}+O_2 \longrightarrow OH+\dot{O}$

（10）$CO+O\dot{H} \longrightarrow CO_2+\dot{H}$

（11）$\dot{O}+H_2 \longrightarrow \dot{H}+O\dot{H}$

（12）$\dot{O}+H_2O \longrightarrow 2O\dot{H}$

（13）$\dot{H}+H_2O \longrightarrow H_2+O\dot{H}$

（14）$\dot{H}+O\dot{H}+M \longrightarrow H_2O+M$

（15）$C\dot{H}_3+O_2 \longrightarrow \dot{H}CO+H_2O$

（16）$\dot{H}CO+M \longrightarrow H+CO+M$

从以上的这个历程中可以看出，由于火焰的存在，使得自由基大量产生，所产生的自由基加速了废气中可燃组分的销毁速度。

二、燃烧类型

大多数可燃气体在超过500℃时便开始燃烧，在600～800℃下燃烧迅速增快，甚至在

0.1s 以内即可接近完全燃烧。

当可燃性气体浓度高于爆炸下限时，燃烧放热可使燃烧温度达 1 100℃以上，因此，这样的气体可用明火点燃，这类燃烧即称为直接燃烧。

作业环境空气或工业生产废气中可燃成分的浓度一般低于爆炸下限，燃烧放热达不到 600℃，因此，不能用明火点燃，须将废气预热到 600℃以上，才可进行燃烧反应，这类燃烧称为热力燃烧。

如果废气中可燃成分浓度低于爆炸下限，但在催化剂参与下，废气预热至 200～400℃下，便能进行燃烧，这类燃烧称为催化燃烧，见表 5-2。

表 5-2　三类燃烧的特点

燃烧种类	直接燃烧	热力燃烧	催化燃烧
燃烧温度	热至 1 100℃进行氧化反应	预热至 600～800℃进行氧化反应	预热至 200～400℃进行催化氧化反应
燃烧状态	在高温下滞留短时间生成明亮火焰	在高温下停留一定时间，不生成火焰	与催化剂接触，不生成火焰
特点	不需预热，能回收废气中热能只用于高于爆炸极下限的气体	预热耗能较多，燃烧不完全时，产生恶臭，可用于各种气体燃烧	预热耗能较少，催化剂较贵，不能用于催化剂中毒的气体

(一)直接燃烧

直接燃烧，也称直接火焰燃烧，是把可燃的有害废气当作燃料直接烧掉的办法，对于有害废气中可燃组分浓度较高的情形，可采用直接燃烧的方法做净化处理。在直接燃烧中，有害废气是作为燃料来燃烧的，燃烧温度一般在 1 100℃以上。完全燃烧的产物是二氧化碳、水蒸气和氮气。直接燃烧的条件是有害废气中可燃组分的浓度应在燃烧极限浓度范围之内。如果有害废气中可燃组分浓度高于燃烧上限，则需另外补充空气再燃烧；如果可燃组分浓度低于燃烧下限，则需补充一定数量的其他辅助燃料，以维持燃烧。

直接燃烧的设备，浓度高于爆炸下限的废气可在一般的炉、窑中把可燃废气当燃料使用直接燃烧，并回收其热能。也可用燃烧器。敞开式的，特别是垂直位置的直接燃烧器称作“火炬”。火炬很少用于溶剂蒸气，而只用于有很少灰分的废燃料气。在石油工业和石油化学工业中，主要是“火炬”燃烧。它是将废气连续通入烟囱，而在烟囱末端进行燃烧。气流混合良好和氢碳比在 0.3 以上有助于燃烧彻底。蓝色的火焰以蔚蓝色的天空为衬托显示不出色彩，说明操作良好；黄橙色的火焰，并拖着一条黑烟尾巴（碳氢化合物中 H/C≥0.33 的，较为易燃而无烟。H/C 重量比愈低，愈容易产生黑烟），说明操作不良。

若在烟囱顶部喷入蒸气，则有助于消除不完全反应的问题。

其蒸气量为：

$$m_s = 0.1m_f + 4.15m_u$$

式中：m_s——所需蒸气量(kg)

m_f——被燃组分混合物的质量(kg)；

m_u——在 m_f 质量燃料中的可燃组分的量。

(二)热力燃烧

热力燃烧,一般指利用燃烧辅助燃料所产生的火焰提高混合气体的温度,将废气中的可燃组分氧化或销毁。因此,产生火焰不是目的,而是一种提供热量的手段。在这种手段下,只要能够保证合适的温度,废气中的可燃组分就会得到销毁。此外,在热力燃烧过程中废气主要走两路,一路作为辅助燃料燃烧时的助燃气体,另一路作为与高温燃气混合的旁通废气,混合以后的气体温度要达到能使可燃组分销毁的温度。在整个燃烧室中,热量不仅来自于辅助燃料的燃烧,在销毁可燃组分的过程中也会产生热量。一般而言,对于大多数的碳氢化合物,每1%爆炸下限(LEL)在燃烧时放出的热量可以使温度升高15.3℃。因此,这部分热量也是不容忽视的。在一般的热力燃烧的工程中,为防止燃烧过程中的爆炸和回火,废气中可燃组分的含量应控制在25%LEL以下,见表5-3。

表5-3　部分可燃气体在爆炸下限时的热值

可燃物质	爆炸下限含量(室温15℃)(体积)/%	热值(kcal/m³)	燃烧时升温 ΔT/℃
甲烷	5.0	407	1 132
丙烷	2.1	434	1 218
乙烷	1.2	471	1 322
甲苯	1.2	456	1 293
甲乙酮	1.9	440	1 233

注:1kcal=4.184 0J。

1. 热力燃烧机理

热力燃烧的机理大致可以分为以下三个步骤:①辅助燃料的燃烧——提高热量;②废气与高温燃气混合——达到反应温度;③废气中可燃组分氧化反应——保证废气于反应温度时所需要的驻留时间。

具体的流程如图5-11所示。

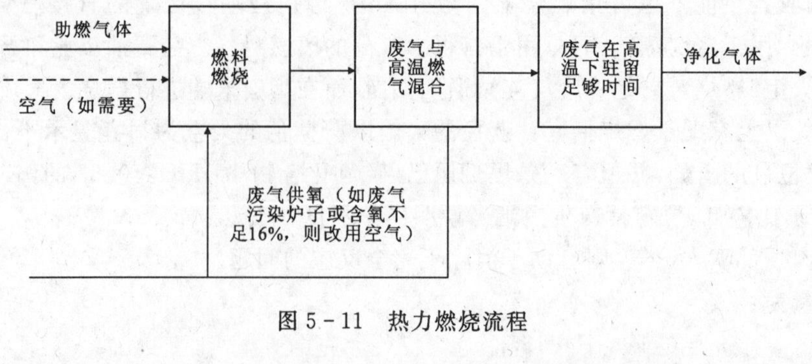

图5-11　热力燃烧流程

然而,在整个热力燃烧的过程中,是否用废气作为助燃气体,要视废气中的含氧量的多少而定,当废气中的含氧量足够燃烧过程中的需氧量时,可以使部分废气作为助燃气体;当不够时,则应以空气作为助燃气体,废气全部旁通。此外,辅助燃料用量的多少与废气的初始温度有很大关系。如废气的初温低,消耗的辅助燃料就多;初温较高,消耗的辅助燃料就少。因此,在工程设计中,利用燃烧过程中产生的预热废气可以节约大量的辅助燃料,见图 5-12。

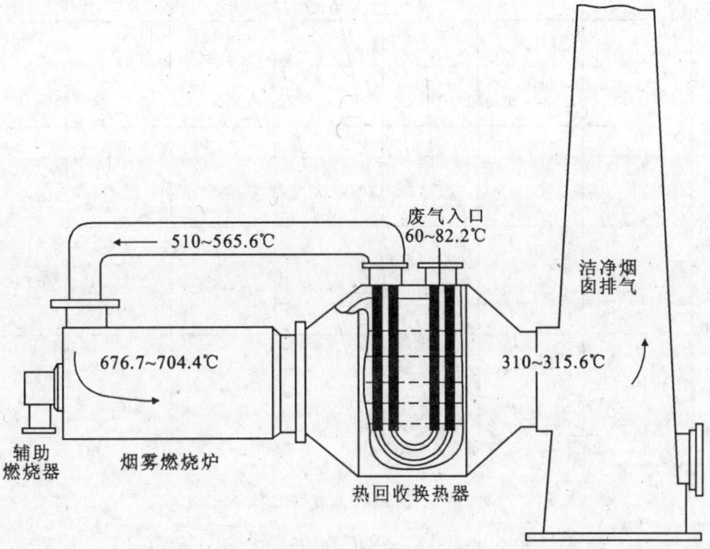

图 5-12　带能量(热量)回收装置的热燃烧炉

低温废气在热回收换热器中得到预热,然后进入燃烧室与高温燃气混合燃烧,燃烧完毕之后从燃烧室流出进入换热器,对其他的低温废气预热,最后从烟道排出。

2. 热力燃烧的"三 T"条件

"三 T"条件指的是反应温度(Reaction Temperature)、驻留时间(Residential Time)、湍流混合(Turbulence Mix)。掌握"三 T"条件对于热力燃烧的过程是至关重要的。

(1)反应温度对热力燃烧的影响。这里所指的反应温度并不是反应可以进行的温度,而是反应速度可达到要求时的温度。换句话讲,就是在一定的区域内,可燃组分的销毁达到设计要求所需要的温度。这就要求反应的速度足够快。提高温度,反应就会加速。例如,一个充分混合的系统在 982.2℃时也许能在 0.3s 内完成某一反应过程,而在 704.4℃时,则可能要 3s 时间才能完成同一反应。

(2)驻留时间对热力燃烧的影响。任何化学反应(燃烧也是一种化学反应)都要经历一定的时间,可燃组分的销毁也是一样。尽管反应绝不会达到 100%的完全程度,但如果反应时间充分,那么不完全反应程度是微不足道的。这个时间是指反应物以某种形式进行混合后在一定温度下所维持的时间。就燃烧反应时间而言,其变化范围在小于 1/10s 至几秒之间,因反应温度和反应物混合程度而异。从图 5-13 可以看出,当反应温度为 648.9℃时,驻留时间为 0.001s,销毁率为 10%;驻留时间 0.1s 时,销毁率一下子上升到 88%。由此可见,驻留时间对热力燃烧的效果影响很大。

(3)湍流混合对于热力燃烧的影响

任何一种化学反应,反应能够发生的前提条件是反应的分子间首先要发生碰撞,不能发生碰撞的分子之间自然不会发生反应。湍流混合的目的,实际上就是要增大可燃组分的分子与

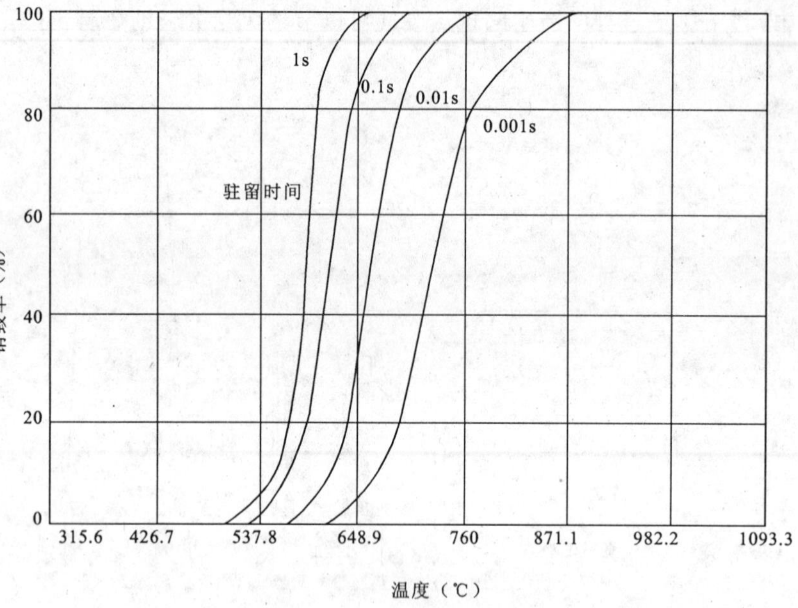

图 5－13　温度和时间对可燃组分氧化速率的影响

氧分子或自由基的碰撞机会，使其处于分子接触的水平，以保证所要求的销毁率。否则，即使有足够的反应温度和驻留时间，但由于没有足够的碰撞机会，照样不会达到预期的销毁率。这一点，从反应速率常数与分子碰撞系数的关系式中也可以看出：

$$\frac{1}{K_{反}}=\frac{1}{K_{碰}}+\frac{1}{K_{质}}$$

式中：$K_{反}$——反应速度常数；

$K_{碰}$——分子碰撞系数；

$K_{质}$——传质系数。

当 $K_{碰}$ 增加时，$K_{反}$ 也会增加，从而使得反应速率增加。

“三 T”条件之间是具有内在联系的，改变其中的任何一个条件，其他两项都可以得到相应的改变。如提高反应温度，使得反应速度加快，就可以适当地降低驻留时间和湍流强度。然而，在这“三 T”条件中，延长驻留时间会使设备体积增大；提高反应温度会使辅助燃料的消耗增加。因此，最经济的方法就是改善湍流混合情况，以增大分子接触的机会。这就需要在设计燃烧室的时候充分注意其内部的结构。

3. 热力燃烧炉的结构

图 5－14 为热力燃烧典型的工业装置。从图中可以看出，一个热力燃烧装置主要由两部分组成：①燃烧器。其作用是燃烧辅助燃料以产生高温燃气；②燃烧室。其作用是保证废气和高温燃气充分混合并反应的空间。针对不同的要求和火焰燃烧的情况，燃烧器和燃烧室有各种不同的结构。

4. 配焰式燃烧系统

图 5－15 为配焰式燃烧器系统，其工艺特点是：燃烧器将火焰配布成为许多布点成线的小

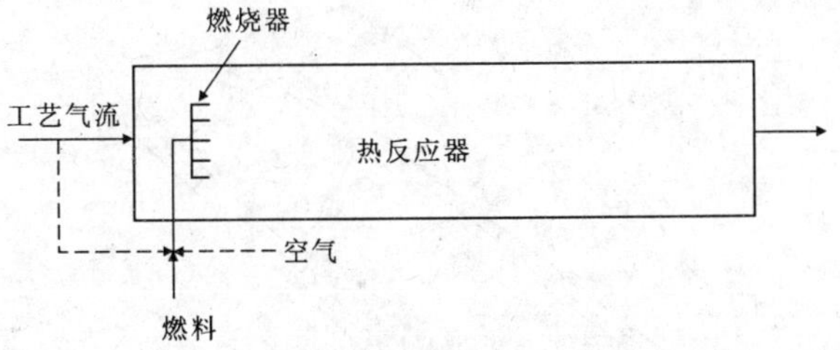

图 5-14 热燃烧装置

火焰,废气从火焰周围流过去,迅速达到湍流混合。因此可以看出,该种燃烧有火焰分散、混合程度高、燃烧净化效率高等特点。但当废气贫氧,废气中含有易沉积的油焦或颗粒物。辅助燃料为油料时,这种系统都不适用。

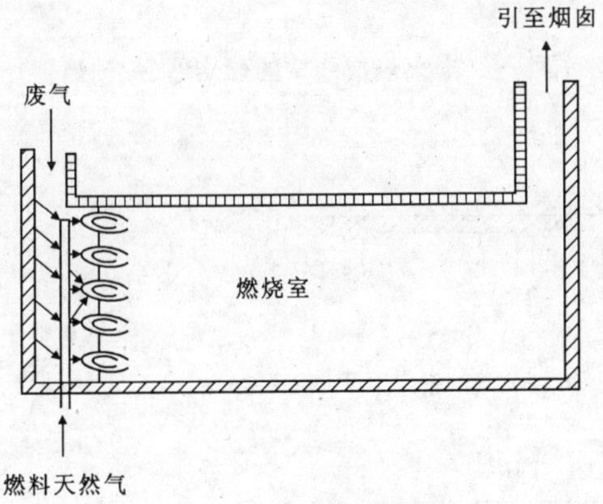

图 5-15 配焰燃烧器系统

(1)配焰式燃烧器。根据燃烧结构的不同,该种形式的燃烧器又可分为火焰成线式燃烧器(图 5-16)、多烧嘴式燃烧器(图 5-17)和格栅式燃烧器(图 5-18)。

火焰成线式燃烧器的辅助燃料气从下部管子引入,作为助燃气体的废气从 V 形板侧面的小孔引入,旁通废气从 V 形板与侧挡板间的缝隙引入。这就是该种燃烧器的特点。当压力降为 392.266Pa 时,该种燃烧器形成的火焰短而稳定,湍流混合程度较好。

多烧嘴式燃烧器的辅助燃料气从后面引入,废气分为两路,助燃气体和旁通气体的量通过调节 d 的大小来控制。该种燃烧器的助燃较好,与火焰成线式相比,不易熄火。但湍流混合不够理想。因此,在燃烧室中应增设挡板或其他措施,提高混合程度。

格栅式燃烧器的辅助燃料气从底部分配管引入,废气从下部引入,该种燃烧器湍流混合较好,适用于废气流量较为稳定的情况。但如压力调节不当,会发生熄火情况。

(2)配焰式燃烧室。针对配焰式燃烧器的结构,其燃烧室要注意解决以下的问题。

1)燃烧器的安装位置。为保证温度分布均匀,反应完全,燃烧器应安置在断面流速尽可能分布均匀的端处,而不要放置在涡流地带。

2)燃烧室截面积。为保证足够的湍流程度,应满足:

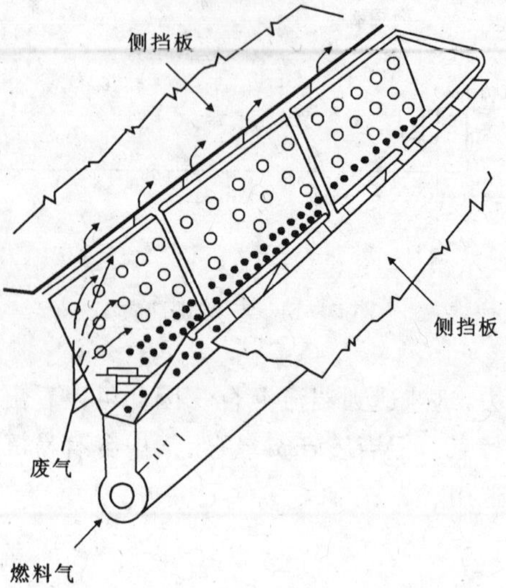

图 5－16　火焰成线式的燃烧器(带侧挡板)

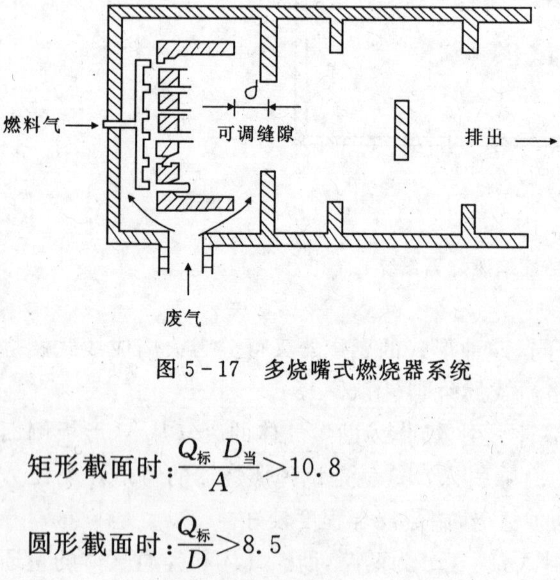

图 5－17　多烧嘴式燃烧器系统

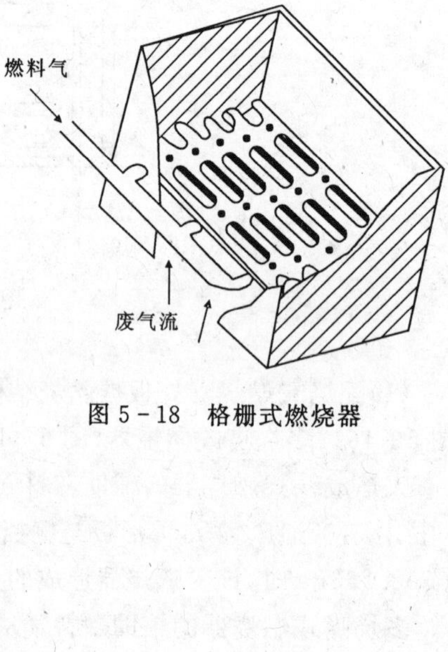

图 5－18　格栅式燃烧器

矩形截面时：$\frac{Q_{标}\ D_{当}}{A}>10.8$

圆形截面时：$\frac{Q_{标}}{D}>8.5$

式中：$Q_{标}$——总体积流量；

$D_{当}$——当量直径；

D——直径；

A——截面积。

3)燃烧室内设置挡板。由于燃烧室的边壁效应或燃烧器的结构形式，都有可能产生局部混合不好，为避免这种现象，应在火焰冲击范围以外装设挡板，以提高湍流混合的程度。表5－4反映了有无挡板之间的差别。

表 5-4 挡板的效果

项目	有挡板（$\times10^{-6}$）	无挡板（$\times10^{-6}$）
进口废气含碳氢化合物 CO	1 300～1 400	900～1 200
	30	10
出口废气含碳氢化合物 CO	100～110	250～700
	约 10	20～100
燃烧断面上最高温度与高低温度之差/℃	86	248～284

5. 离焰式燃烧系统

图 5-19 是一个离焰式燃烧系统装置示意。这种燃烧系统的特点是高温燃气与废气的混合是分离开的，而不像配焰系统那样将火焰与废气一起分成许多小股。所以，就混合效果来讲，不如配焰系统。但是离焰式燃烧器又具有以下优点：由于火焰较长，不易熄火，辅助燃料既可以使用燃料油，又可使用燃料气（图 5-20），燃料气与助燃气体的流速可调幅度大、压力范围宽。

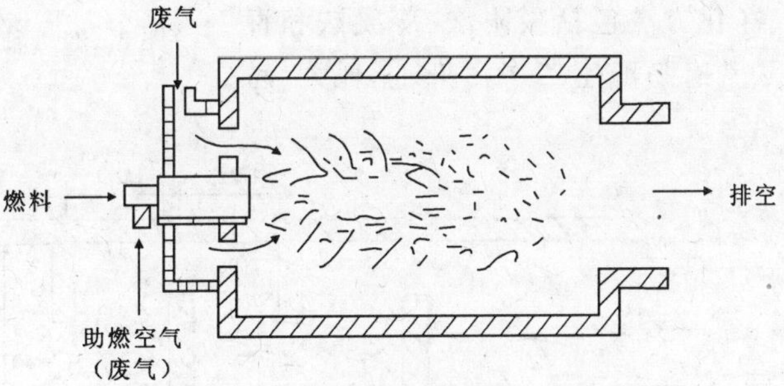

图 5-19 使用离焰燃烧器的燃烧炉

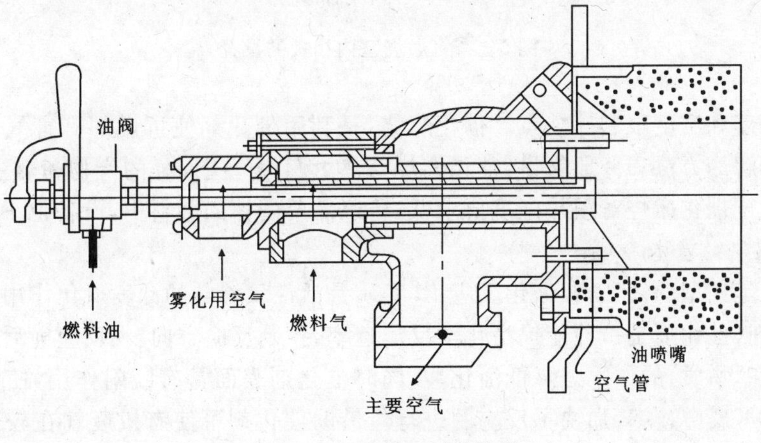

图 5-20 油气两用燃烧器

因此，在克服离焰式燃烧系统混合问题上，出现许多方法。

(1)燃烧过程中火焰喷射产生的抽力将废气引入，然后在联管处充分混合，克服了混合速度慢的问题，见图5－21。

(2)让废气与火焰径向进入燃烧室，增强横向混合速度，利用这一点改善混合情况。

(3)在燃烧室内设置挡板(图 5－22)增加湍流强度，提高混合速度。但要注意正确放置挡板。否则不仅不能改善混合情况，还会造成死角，恶化混合情况，降低燃烧室的有效体积，减少驻留时间。

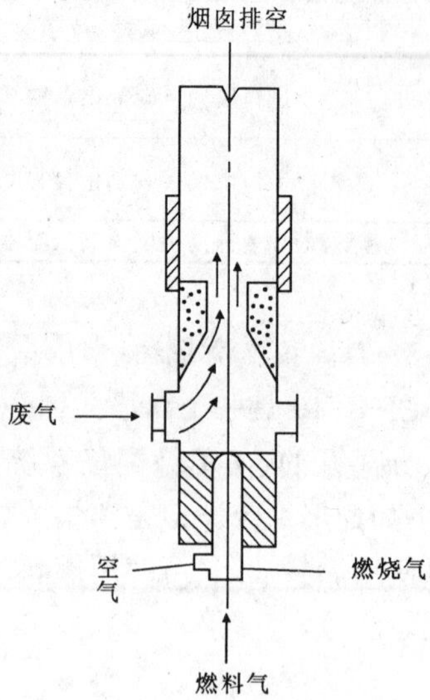

图 5－21　轴向火焰的喷射混合

(三)催化燃烧

有机废气是石油化工、轻工、塑料、印刷、涂料等行业排放的常见污染物，有机废气中常含有烃类化合物(芳烃、烷烃、烯烃)、含氧有机化合物(醇、酮、有机酸等)、含氮、硫、卤素及含磷有机化合物等。如对这些废气不加处理，直接排入大气将会对环境造成严重污染，危害人体健康。传统的有机废气净化方法包括吸附法、冷凝法和直接燃烧法等，这些方法常有易产生二次污染、能耗大、易受有机废气浓度和温度限制等缺点。催化燃烧，是利用催化剂使可燃的有害气体在较低温度下进行氧化分解的方法。一般来讲，催化燃烧与热力燃烧产生同样的产物和热量，废气的温升也相同。但由于催化燃烧对预热温度要求低，所以需要的辅助燃料少，设备也小而轻。

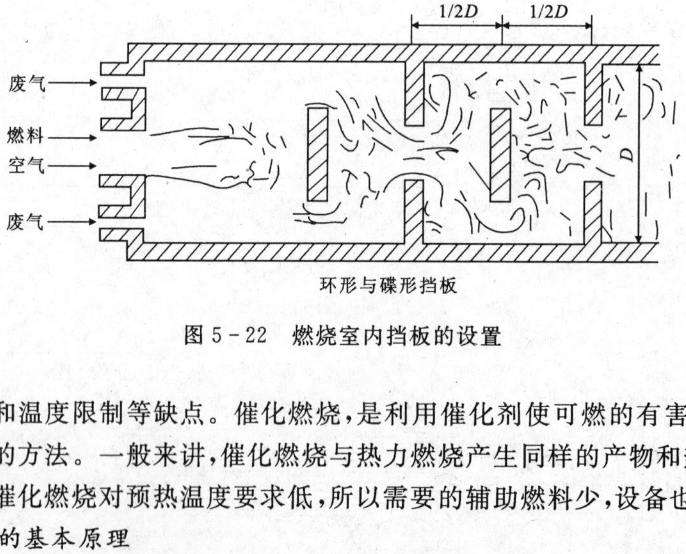

图 5－22　燃烧室内挡板的设置

1. 催化燃烧的基本原理

催化燃烧是典型的气-固相催化反应，其实质是活性氧参与的深度氧化作用。在催化燃烧过程中，催化剂(催化剂是一种能提高化学反应速率，控制反应方向，在反应前后本身的化学性质不发生改变的物质)的作用是降低活化能，同时催化剂表面具有吸附作用，使反应物分子富集于表面提高了反应速率，加快了反应的进行。借助催化剂可使有机废气在较低的起燃温度条件下，发生无焰燃烧，并氧化分解为 CO_2 和 H_2O，同时放出大量热能，从而达到去除废气中的有害物的方法。其反应过程为：

$$C_nH_m+(n+m/4)O_2\xrightarrow[\text{催化剂}]{250\sim300℃}nCO_2\uparrow+\frac{m}{2}H_2O\uparrow+\text{热量}$$

2. 催化燃烧的特点

(1)起燃温度低,节省能源。由表5-5可见,有机废气催化燃烧与直接燃烧相比,具有起燃温度低、能耗小的显著特点。在某些情况下,达到起燃温度后便无需外界供热。

表5-5　催化燃烧与热力燃烧的比较

项目	起燃温度(℃)	燃烧温度(℃)	燃烧方式	(NO_X)产量
催化燃烧	200～400	300～500	催化剂表面无焰燃烧	几乎没有
热力燃烧	600～900	600～800	高温火焰中停留	产生一定量

(2)适用范围广。催化燃烧几乎可以处理所有的烃类有机废气及恶臭气体,即它适用于浓度范围广、成分复杂的各种有机废气处理。对于有机化工、涂料、绝缘材料等行业排放的低浓度、多成分,又没有回收价值的废气,采用吸附-催化燃烧法的处理效果更好。

(3)处理效率高,无二次污染。用催化燃烧法处理有机废气的净化率一般都在95%以上,最终产物为无害的CO_2和H_2O(杂原子有机化合物还有其他燃烧产物),因此无二次污染问题。此外,由于温度低,能大量减少NO_X的生成。

3. 催化燃烧的经济性

影响催化燃烧法经济效益的主要因素有:①催化剂性能和成本;②废气中的有机物浓度;③热量回收效率;④经营管理和操作水平。催化燃烧虽然不能回收有用的产品,但可以回收利用催化燃烧的反应热,节省能源,降低处理成本,在经济上是合理可行的。

4. 催化剂及燃烧动力学

(1)催化剂的主要性能指标。在空速较高、温度较低的条件下,有机废气的燃烧反应转化率接近100%,表明该催化剂的活性较高。催化剂的活性分诱导活化、稳定、衰老失活3个阶段,有一定的使用限期,工业上实用催化剂的寿命一般在2年以上。使用期的长短与最佳活性结构的稳定性有关,而稳定性取决于耐热、抗毒的能力。对催化燃烧所用催化剂则要求具有较高的耐热和抗毒的性能。有机废气的催化燃烧一般不会在很严格的操作条件下进行,这是由于废气的浓度、流量、成分等往往不稳定,因此要求催化剂具有较宽的操作条件适应性。催化燃烧工艺的操作空速较大,气流对催化剂的冲击力较强,同时由于床层温度会升降,造成热胀冷缩,易使催化剂载体破裂,因而催化剂要具有较大的机械强度和良好的抗热胀冷缩性能。

(2)催化剂种类。目前催化剂的种类已相当多,按活性成分大体可分三类。

1)贵金属催化剂。铂、钯、钌等贵金属对烃类及其衍生物的氧化都具有很高的催化活性,且使用寿命长,适用范围广,易于回收,因而是最常用的废气燃烧催化剂。如我国最早采用的$Pt-Al_2O_3$催化剂就属于此类催化剂。但由于其资源稀少,价格昂贵,耐中毒性差,人们一直努力寻找替代品。

2)过渡金属氢化物催化剂。作为取代贵金属催化剂,采用氧化性较强的过渡金属氧化物,对甲烷等烃类和一氧化碳亦具有较高的活性,同时降低了催化剂的成本,常见的有MnO_X、CoO_X和CuO_X等催化剂。大连理工大学研制的含MnO_2催化剂,在130℃的条件下能消除甲醇蒸气,对乙醛、丙酮、苯蒸气的清除也很有效果。

3)复氧化物催化剂。一般认为,复氧化物之间由于存在结构或电子调变等相互作用,活性比相应的单一氧化物要高。主要有以下两大类:①钙钛矿型复氧化物。稀土与过渡金属氧化物在一定条件下可以形成具有天然钙钛矿型的复合氧化物，通式为 ABO_3，其活性明显优于相应的单一氧化物。结构中一般 A 为四面体型结构，B 为八面体形结构，这样 A 和 B 形成交替立体结构，易于取代而产生品格缺陷，即催化活性中心位，表面晶格氧提供高活性的氧化中心，从而实现深度氧化反应。常见的有几类如：$BaCuO_2$、$LaMnO_3$ 等；②尖晶石型复氧化物。作为复氧化物重要的一种结构类型，以 AB_2X_4 表示，尖晶石亦具有优良的深度氧化催化活性，如对 CO 的催化燃烧起燃点落在低温区（约 80℃），对烃类亦在低温区可实现完全氧化。其中研究最为活跃的 $CuMn_2O_4$ 尖晶石，对芳烃的活性尤为出色，如使甲苯完全燃烧只需 260℃，实现低温催化燃烧，具有特别实际意义。

(3)催化剂负载方式。催化剂活性组分可通过下列方式沉积在载体上：①电沉积在缠绕或压制的金属载体上；②沉积在颗粒状陶瓷材料上；③沉积在蜂窝结构的陶瓷材料上。

金属载体催化剂一般是将金属制成丝网或带状，然后将活性组分沉积在其上。金属载体催化剂的优点是导热性能好、机械强度高，缺点是比表面积较小。陶瓷载体结构有颗粒状及蜂窝状两大类，陶瓷材料通常为硅-铝氧化物。颗粒状载体的优点是比表面积大，缺点是压降大以及因载体间相互摩擦，造成活性组分磨耗损失。蜂窝载体是比较理想的载体形式，具有很高的比表面，压力降较片粒柱状低，机械强度大，耐磨、耐热冲击。

(4)催化剂失活与防治。

1)催化剂失活。催化剂在使用过程中随着时间的延长，活性会逐渐下降，直至失活。催化剂失活主要有以下三种类型：①催化剂完全失活。使催化剂失活的物质包括快速和慢速作用毒物两大类。快速作用毒物主要有磷、砷等，慢速作用毒物有铅、锌等。通常情况下，催化剂失活是由于毒物与活性组分化合或熔成合金。对于快速作用毒物来说，即使只有微量，也能使催化剂迅速失活。在 500℃以下时，慢性作用毒物使活性物质合金化的速度要慢得多；②抑制催化反应。卤素和硫的化合物易与活性中心结合，但这种结合是比较松弛、可逆的、暂时性的。当废气中的这类物质被去除后，催化剂活性可以恢复；③沉积覆盖活性中心。不饱和化合物的存在导致碳沉积，此外陶瓷粉尘、铁氧化合物及其他颗粒性物堵塞活性中心，从而影响催化剂的吸附与解吸能力，致使催化剂活性下降。

中毒是指使用过程中，由于体系中存在少量杂质，可使催化剂的活性和选择性减小或者消失的现象。中毒的含义——不单单对催化剂，还有这个催化剂所催化的反应中毒分为暂时性和永久性。

老化是指热稳定性和机械稳定性所致，如低熔点组分的流失和升华，会大大降低催化剂的活性。工作温度对催化剂老化影响较大，温度控制不好，会使催化剂半熔或者烧结，导致表面积减小、降低活性；内部杂质向表面的迁移，冷热应力交替造成的机械粉末被气流带走，也会加速催化剂的老化。

2)催化剂失活的防治。针对催化剂活性的衰减，可以采取下列相应的措施：①按操作规程，正确控制反应条件；②当催化剂表面结碳时，通过吹入新鲜空气，提高燃烧温度，烧去表面结碳；③将废气进行预处理，以除去毒物，防止催化剂中毒；④改进催化剂的制备工艺，提高催化剂的耐热性和抗毒能力。

(5)燃烧动力学。当有机废气在金属氧化物催化剂上燃烧时，碳氢化合物的氧化反应是经过表面氧化还原作用循环实现的。这一机理是由 Mars - Van Krevelen 提出，反应机理如下：

$$R_i + \text{氧化态催化剂} \xrightarrow{k_i} \text{还原态催化剂} + \text{产物}$$

$$O_2+\text{还原态催化剂}\xrightarrow{k_{oi}}\text{氧化态催化剂}$$

式中：R_i——碳氢化合物物种 i。相应反应动力学模型方程式可表达为：

$$r_i=\frac{k_{oi}k_iC_{oi}C_i}{k_{oi}C_{oi}+V_ik_iC_i}$$

式中：k_i、k_{oi}——分别碳氢化合物物种 i 及氧的反应速度常数；

C_i、C_{oi}——分别碳氢化合物物种 i 及氧的浓度；

V_i——每摩尔碳氢化合物物种 i 完全氧化所需氧摩尔数。

实验表明碳氢氧化反应速度对碳氢的反应级数位于 0 和 1 之间。

5. 催化燃烧装置及流程

根据废气预热方式及富集方式，催化燃烧工艺流程可分为三种。

(1)预热式。预热式是催化燃烧的最基本流程形式(图 5－23)。有机废气温度在 100℃以下，浓度也较低，热量不能自给，因此在进入反应器前需要在预热室加热升温，燃烧净化后气体在热交换器内与未处理废气进行热交换，以回收部分热量。该工艺通常采用煤气或电加热升温至催化反应所需的起燃温度。

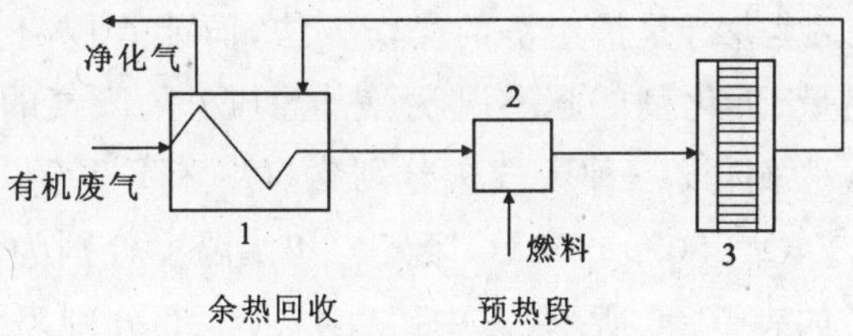

图 5－23　预热式催化燃烧流程

1. 热交换器；2. 燃烧室；3. 催化反应器

(2)自身热平衡式。当有机废气排出时温度较高(在 300℃左右)，高于起燃温度，且有机物含量较高，热交换器回收部分净化气体所产生的热量，在正常操作下能够维持热平衡，无需补充热量，通常只需要在催化燃烧反应器中设置电加热器供起燃时使用(图 5－24)。

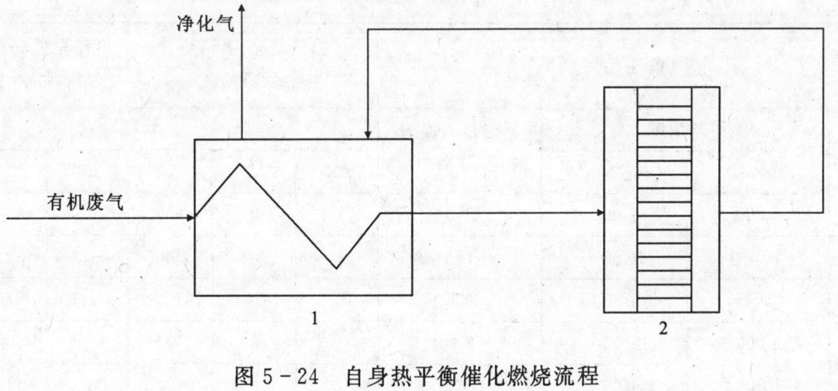

图 5－24　自身热平衡催化燃烧流程

1. 热交换器；2. 催化燃烧室

(3)吸附-催化燃烧。当有机废气的流量大、浓度低、温度低,采用催化燃烧需耗大量燃料时,可先采用吸附手段将有机废气吸附于吸附剂上进行浓缩,然后通过热空气吹扫,使有机废气脱附出来成为浓缩了的高浓度有机废气(可浓缩10倍以上),再进行催化燃烧。此时,不需要补充热源,就可维持正常运行(图5-25)。

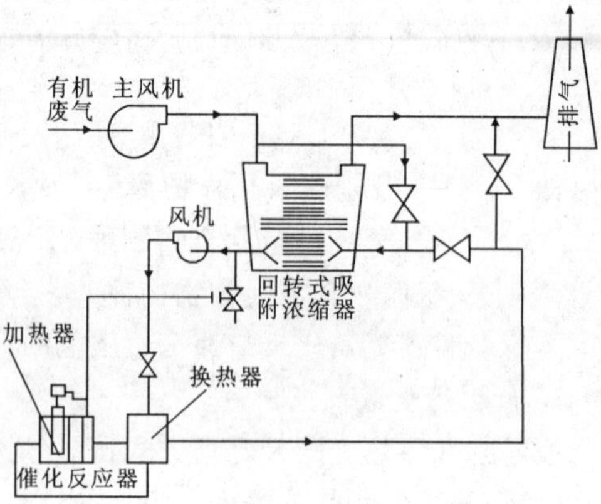

图5-25 吸附-催化燃烧工艺流程

对于有机废气催化燃烧工艺的选择主要取决于:①燃烧过程的放热量,即废气中可燃物的种类和浓度;②起燃温度,即有机组分的性质及催化剂活性;③热回收率等。当回收热量超过预热所需热量时,可实现自身热平衡运转,无需外界补充热源,这是最经济的。

6. 催化燃烧过程的热平衡

催化燃烧是放热反应,放热量的大小取决于有机物的种类及其含量。依靠废气燃烧的反应热,维持催化燃烧过程持续进行是最经济的操作方法,而能否以自热维持体系的正常反应,则取决于燃烧过程的放热量、催化剂的起燃温度、热量回收率、废气的初始温度。

以净化含甲苯的废气为例,设三种废气中分别含有甲苯2 000、1 000、500mg/m³,催化剂的相应起燃温度分别为200℃、250℃、300℃,废气的初始温度分别为30℃、150℃,热交换器的效率与需补充能量的关系如表5-6所示(表中t_1、t_2、t_3、t_4、t_5分别表示废气初始温度、经热交换器预热后的温度、进催化床的温度,出催化床的温度及净化气经热交换器换热后放空的温度)。从表5-6可见,热交换器的效率越高,催化剂的起燃温度越低,废气的初始温度越高,实现自热运转可能性越大。而5 000mg/m³左右的有机物残留量在工业有机废气中是常见的,只要热交换器的换热效率达到50%~60%,就可利用热交换器回收燃烧反应热来维持催化燃烧体系的进行。

表5-6 废气条件、催化剂活性及热交换器效率之间的关系

废气条件				换热效率为55% (t_3~t_2)(℃)			不补充能量时要求换热器的最低效率(%)		
t_1(℃)	甲苯浓度		燃烧升温 (t_4~t_3)(℃)	t_3(℃)					
	(mg/L)	(mg/Nm³)		200	250	300	200	250	300
30	2 000	8 000	250	0	0	0	40.4	46.8	51.9
30	1 000	4 000	125	8	30	53	57.6	63.8	68.4
30	500	2 000	63	42	64	87	72.9	77.7	81.0
150	2 000	8 000	250	0	0	0	16.6	28.3	37.5
150	1 000	4 000	125	0	0	0	28.6	44.4	54.5
150	500	2 000	63	0	10	33	44.2	61.3	70.4

7. 催化燃烧的应用

(1)溶剂类污染物的净化处理。这类污染物量大面广,主要是三苯(苯、甲苯和二甲苯)、酮类、醇类及其他一些含氧衍生物等。詹建锋采用吸附-催化燃烧法治理彩印厂三苯废气,治理前废气浓度为1 320mg/m^3,治理后浓度小于50mg/m^3,达到福建省地方标准DB35/156—93要求。刘忠生等对主要含烃类污染物的石化污水处理场隔油池散发的废气进行处理,采用蜂窝状Pt、Pd、Ce多组分TC79-2H催化剂,对进口总烃体积分数1 000~6 000μL/L进行催化燃烧,可以使总烃去除率达到97%以上,净化排气总烃体积分数小于100μL/L,无恶臭气味。

(2)含氮有机污染物的净化。含氮有机污染物(如RNH_2、$RCONH_2$等),大都具有毒性和臭味,必须进行处理。火箭推进剂偏二甲阱[$(CH_3)_2NNH_2$]是一种易溶于水和有机溶剂、具有强极性和弱碱性的有机化合物,也是一种剧毒物质。采用催化燃烧法处理火箭推进剂偏二甲肼废气(含偏二甲阱1%,压力为0.25MPa,气量为500m^3/h),当催化燃烧温度高于300℃,偏二甲肼废气去除率达99%以上,获得很好的处理效果。

(3)对含硫有机污染物的净化。制药厂、农药厂和化纤厂等在生产中会排出来CH_3SH、CH_3CH_2SH、CS_2等有机硫污染物,对这类污染物的催化氧化,其中的S原子一般氧化成SO_2或SO_3,在催化剂表面上易产生强吸附,造成催化剂中毒失活。新开发的RS-1型催化剂能使反应过程生成的SO_2和SO_3几乎100%地释放出来,使连续运行时的活性保持稳定。

催化燃烧技术涉及化工、环境工程、催化反应和自动检测控制等领域,在我国仍处于发展阶段。今后的发展方向为:①提高催化剂性能。研制具有抗毒能力、大空速、比表面积大及低起燃点的非贵金属催化剂,以降低造价和使用费用;②催化燃烧装置向大型化、整体型和节能型方向发展。

第三节　有害气体的吸收净化

一、吸收法的概述

(一)吸收的概念

有害气体的吸收净化,是用适当的液体(水、水溶液或溶剂)来吸收空气中有毒气体或蒸气的方法。吸收是在化学工业中用得较多的单元操作,在防毒技术中也有重要应用。气相混合物中的溶质不同程度地溶解于液体,从而被液体所吸收。气相混合物主要由不溶的“惰性气体”和溶质所组成,这样就可以实现气相混合物各组元的选择性溶解。液体溶剂与气相基本上不混溶,即液体挥发性较小,气化到气相中的量很少。一个典型的例子是用水从空气中吸收氨,吸收后再用蒸馏的方法从溶液中回收溶质。废气的吸收净化,是应用吸收操作除去废气中的一种或几种有害组分,以防危害人体及污染环境。

(二)吸收的目的和依据

在化学工业中,将气体混合物种的各组分加以分离,其目的如下:

(1)回收或捕获气体混合物中的有用物质,以制取产品。

(2)除去工艺气体中的有害成分,使气体净化,以便进一步加工处理,如有害气体会使催化剂中毒,必须除去;或除去工业放空尾气中的有害物,以免污染大气。

吸收的依据:气体混合物中各组分在溶剂中的溶解度不同,若各组分在吸收剂中的溶解度差异越大,吸收的选择性越好。

例如,欲分离氨气+空气的混合物,可选择水做溶剂,因为氨水在水中的溶解度最大,而空气几乎不溶于水。

(三)溶剂的选择

根据物理化学中有关相平衡的知识可知,评价溶剂优劣的主要依据应包括以下几点:

(1)溶剂应对被分离组分(溶质)有较大的溶解度,或者说在一定的温度与浓度下,溶质的平衡分压要低。

(2)溶剂对混合气体中其他组分的溶解度要小,即溶剂应具备较高的选择性。若溶剂的选择性不高,将同时吸收混合物中的其他组分,只能实现组分间某种程度的增浓而不能实现较为完全的分离。

(3)溶质在溶剂中的溶解度应对温度的变化比较敏感,即不仅在低温下溶解度要大,平衡分压要小,而且随着温度升高,溶解度应迅速下降,平衡分压应迅速上升。这样,被吸收的气体容易解吸,溶剂再生方便。

(4)溶剂的蒸气压要低,不易挥发。一方面是为了减少溶剂在吸收和再生过程的损失,另一方面也是避免在气体中引入新的杂质。

(5)溶剂应有较好的化学稳定性,以免使用过程中发生变质。

(6)溶剂应有较低的粘度,不易产生泡沫,以实现吸收塔内良好的气液接触和塔顶的气液分离。

(7)溶剂应尽可能满足价廉、易得、无毒、不易燃烧等经济和安全条件。

实际上很难找到一个理想的溶剂能够满足上述所有要求,应对可供选择的溶剂做全面的评价,以便作出经济、合理的选择。

(四)吸收操作的经济性

吸收总费用=设备(塔、换热器等)折旧费+操作费(占比重大)

操作费用主要包括:①气、液两相流经吸收设备的能量消耗;②溶剂的挥发度损失和变质损失;③溶剂的再生费用,即解吸操作费用(在三者中占比例最大)。

常用的解吸方法有升温、吹气、减压,其中升温与吹气特别是升温与吹气同时使用最为常见。减压有利解吸,加压有利吸收,溶剂在吸收与解吸设备之间循环,其间的加热和冷却、泄压与加压必消耗较多的能量,故采用减压解吸不常见。若溶剂的溶解能力差,离开吸收塔的吸收液中溶质浓度低,则所需的溶剂循环量大,再生能耗也大。若溶剂的溶解能力对温度变化不敏感,所需解吸温度较高,溶剂再生的能耗也将增大。

若吸收了溶质以后的溶液是产品，此时不再需要溶剂的再生，这种吸收过程自然是最经济的。提高吸收操作经济性的一种措施是对吸收系统进行优化设计（使系统的总费用最低），单塔吸收优化设计较容易，吸收-解吸系统优化设计较难，许多问题有待研究解决。

(五)物理吸收和化学吸收

(1)物理吸收：吸收时溶质与溶剂不发生明显的化学反应，如上述洗油吸收苯，水吸收CO_2、SO_2等。

(2)化学吸收：吸收时溶质与溶剂或溶液中的其他物质发生化学反应。如CO_2在水中的溶解度甚低，但若用K_2CO_3水溶液吸收CO_2，则在液相中发生下列反应：

$$K_2CO_3 + CO_2 + H_2O = 2KHCO_3$$

从而使K_2CO_3水溶液具有较高的吸收CO_2的能力，作为化学吸收可被利用的化学反应一般都满足以下条件：①可逆性。若该反应不可逆，溶剂将难以再生和循环使用；②较高的反应数率。若反应速率较慢，应研究加入适当的催化剂以加快反应速率。

注：本节所作的基本假定：①单组分吸收。其余组分可视为一个惰性组分；②溶剂的蒸气压很低，因此气相中不含溶剂蒸气。

二、吸收过程基础理论

对比吸收（传质）与传热两个过程的相似处：传热与吸收过程均由三步构成（解释三步相似）。但两个过程也有不同处：①传热的推动力是两流体的温度差，过程的极限是两流体的温度相等；②吸收的推动力不是两相的浓度差，过程的极限也不是两相的浓度相等。这是由于气液之间的相平衡不同于冷热流体之间的热平衡，气液相平衡关系是吸收过程的重要基础。

(一)平衡溶解度

在一定的温度t与总压p下，使一定量的溶剂与溶质接触，溶质便由气相向液相转移，随着溶液浓度的逐渐增高，传质速率将逐渐减慢，最后降为零，此时液相中溶质达到饱和，浓度达到一最大限度x_e（x为液相中溶质A的摩尔分数，下标e代表平衡），这时称气液两相达到相平衡，x_e称为平衡溶解度，简称为溶解度（溶解度可以用不同的方式表示，相平衡关系亦可用不同的方式表示，如$p_e \sim x$、$p_e \sim x_e$、$y_e \sim x$、$y_e \sim x_e$等），见图5-26。

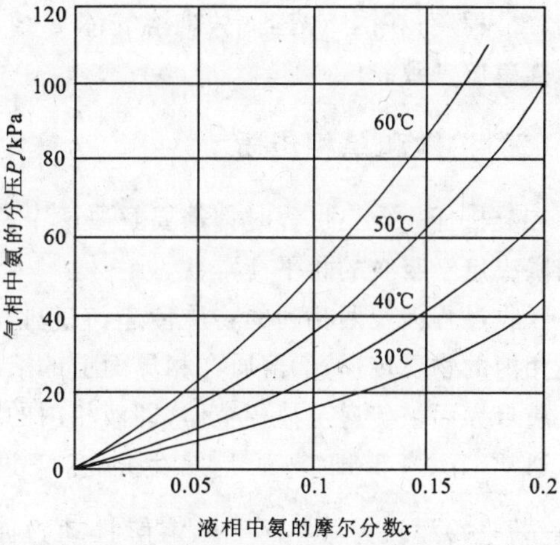

图5-26　氨在水中的平衡溶解度

注意：此时并非没有溶质分子继续进入液相，只是任何瞬间进入液相的溶质分子数与从液相逸出的溶质分子数恰好相等，在宏观上过程就象是停止了。这种状态称为相际动平衡，简称相平衡。

(二)亨利定律

吸收操作最常用于分离低浓度的气体混合物,此时液相的浓度 x 通常比较低,即常在稀溶液范围内。稀溶液的溶解度曲线通常近似地为一过原点的直线,即气液两相的浓度成正比,这一关系称为亨利定律。气液组成用不同的单位表示时,亨利定律有以下三种形式:

$p_e=Ex$　　　　$p_A^*=Ex_A$

$p_e=HC$　　　　$C_A^*=Hp_A$ 或 $p_A^*=\frac{C_A}{H}$

$y_e=mx$　　　　$y^*=mx$

上述三种形式的亨利定律,最常见的是最后一种形式,式中 m 称为相平衡常数,无因次。但题目有时不是已知 m,而是给定亨利常数 E(或 H),必须知道它们相互间的换算关系。

$\frac{p_e}{p}=\frac{E}{p}x\Rightarrow y_e=\frac{E}{p}x=mx$　　　　$\therefore m=\frac{E}{p}$

$p_e=Ex=E\frac{C}{C_M}=HC$　　　　$\therefore E=HC_M$

C_M 为溶液的总摩尔浓度,$C_M=\frac{\rho_M}{M_M}$ $\frac{\text{溶液平均密度}}{\text{溶液平均分子量}}$

注意:解题指南 C_M 用 C 表示。解题指南 H 与本书 H 互为倒数,故 $E=\frac{C}{H}$

对稀水溶液,$C_M\approx\frac{1\,000}{18.02}=55.5(\text{Kmol/m}^3)$,此数据应记住。

$m=\phi(t,p)$,m 小,溶解度大,对水吸收有利,$t\downarrow,p\uparrow,m\downarrow$。亨利系数的值随物系的特性及温度而异;物系一定,$E$ 值一般随温度的上升而增大;E 值的大小代表了气体在该溶剂中溶解的难易程度;在同一溶剂中,难溶气体 E 值很大,易溶气体 E 值很小;E 的单位与气相分压的压强单位一致。

(三)扩散和单相传质

在分析任一化工过程时都需要解决两个基本问题:过程的极限和过程的数率。吸收过程的极限决定于吸收的相平衡常数。

吸收过程涉及两相间的物质传递,它包括三个步骤:①溶质由气相主体传递到两相界面,即气相内的物质传递;②溶质在相界面上的溶解,由气相转入液相,即界面上发生的溶解过程;③溶质自界面被传递至液相主体,即液相内的物质传递。

通常,第②步即界面上发生的溶解过程很容易进行,其阻力很小(传质速率$=\frac{\text{传质推动力}}{\text{传质阻力}}$)故认为相界面上的溶解推动力亦很小,小至可认为其推动力为零,则相界面上气、液组成满足相平衡关系,这样总过程的速率将由两个单相即①步气相和③步液相内的传质速率所决定。无论是气相还是液相,物质传递的机理包括以下两种。

(1)分子扩散。类似于传热中的热传导,是分子微观运动的宏观统计结果。混合物中存在温度梯度、压强梯度及浓度梯度都会产生分子扩散,本章仅讨论因浓度梯度而造成的分子扩散速率。发生在静止或层流流体里的扩散就是分子扩散。

(2)对流传质。是凭藉流体质点的湍流和漩涡而引起的扩散称为对流传质。发生在湍流流体里的传质除分子扩散外更主要的是对流传质。

将一勺砂糖投于杯水中,片刻后整杯的水都会变甜,这就是分子扩散的结果。若用勺搅动杯中水,则将甜得更快更均匀,那便是对流传质的结果。

以下仅讨论定态条件下双组分物系的分子扩散和对流传质。

(四)吸收过程的机理——双膜理论

1. 双膜理论

双膜理论的基本论点(假设):

(1)气液两相存在一个稳定的相界面,界面两侧存在稳定的气膜和液膜。膜内为层流,A 以分子扩散方式通过气膜和液膜。

(2)相界面处两相达平衡,无扩散阻力。

(3)有效膜以外主体中,充分湍动,溶质主要以涡流扩散的形式传质,见图 5-27。

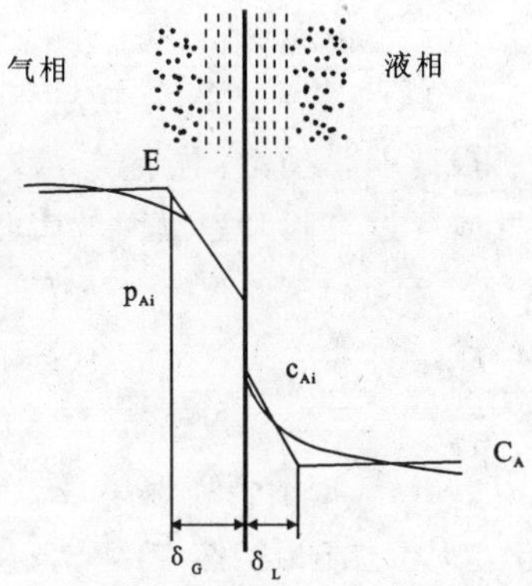

图 5-27　双膜理论图

2. 溶质渗透理论

$$K_1=\sqrt{\frac{D}{\pi\tau}}$$

要点:液体在下流过程中,τ 时间之隔发生一次完全混合,使浓度均匀化,在溶质渗透时间 τ 内,十分非定态的扩散过程。

3. 表面更新理论

$$K_1=\sqrt{DS}$$

要点:溶质在下流过程中,表面不断更新,不断有液体从主体转为界面,使过程大大强化。

定义 S 为更新频率,即单位时间内表面被更新的百分率。双膜理论也称为双膜阻力理论。

4. 扩散速率

物质在单一相中的传递靠扩散,发生在流体中的扩散有两种方式:①分子扩散,是指物质在静止流体或作层流(滞流)流动的流体中以分子运动方式进行的物质传递;②涡流扩散(或称湍流扩散),是指由于流体在流动时所产生的湍流而引起的物质传递。

(1)分子扩散过程的扩散速率。从单向扩散来看,设组分沿长度 dz 的浓度变化为 dc,即浓度梯度为 dc/dz,则分子扩散所传递的物质量 G,与扩散面积 F,及浓度梯度成正比例。

在 $d\tau$ 时间内通过传质界面 F 传递的物质量 dG 可表示为:

$$dG=-DF(dc/dz)\,d\tau$$

即 $N=dG/(Fd\tau)=-Ddc/dz$(费克定律)

式中:N——扩散速率,$kg/m^2\cdot h$;

D——扩散系数,m^2/h。

(2)对流扩散过程的扩散速率。在湍流流动的流体中,在靠近壁面或相界面处存在着很薄的一层层流层,而在层流层外的流体,则产生比较复杂的涡流,因此在湍流流动中,除分子扩散外,还有涡流扩散存在,合称为对流扩散。

对流扩散速率可表示为：

$$N=\mathrm{d}G/(F\mathrm{d}\tau)=-(E+D)\mathrm{d}c/\mathrm{d}z$$

式中：E——涡流扩散系数，m^2/h，随湍动程度的增加而增加；

D——分子扩散系数，m^2/h。

在实际运用时常将上式合并整理为：

$$N=\mathrm{d}G/(F\mathrm{d}\tau)=k\Delta c$$

式中：Δc——扩散物质的浓度差，即传质推动力；

k——传质系数。

5. 吸收速率方程式

根据双膜理论，对于气-液相传质的吸收过程，可以按上式（$N=\mathrm{d}G/(F\mathrm{d}\tau)=k\Delta c$）写出溶质气体穿过气膜和液膜时的吸收速率方程式：

$$N=\mathrm{d}G/(F\mathrm{d}\tau)=k_g(p-p_i)$$

或 $$N=\mathrm{d}G/(F\mathrm{d}\tau)=k_l(c_i-c)$$

即 $$N=k_g(p-p_i)=k_l(c_i-c)$$

式中：N——扩散传质速率，$kg/m^2\cdot h$；

p——气相主体中溶质气体的分压，Pa；

p_i——界面处溶质气体的分压，Pa；

$(p-p_i)$——分压差推动力（气膜吸收推动力），Pa；

c_i——界面处吸收剂中溶质的浓度，kg/m^3；

c——吸收剂液相主体中溶质的浓度，kg/m^3；

(c_i-c)——浓度差推动力（液膜吸收推动力），$kg/m^3\cdot h$；

k_g——气膜吸收传质系数，$kg/m^3\cdot h\cdot Pa$；

k_l——液膜吸收传质系数，m/h。

相界面上的分压 p_i 与浓度 c_i 实际上难以测得，而两相主体中的分压 p 和浓度 c 可以测定，设：

p^* 为气相溶质气体与液相主体溶质浓度 c 平衡时，气相溶质气体的分压，Pa；

c^* 为液相溶质与气相主体溶质分压 p 平衡时，吸收剂液相溶质浓度，kg/m^3。

则在 c_i 与 p_i 之间，c 与 p^* 之间，c^* 与 p 之间，存在着气液平衡关系。

按照享利定律可表达为：

对两相主体有 $c=Hp^*$

或 $p^*=c/H$

$c^*=Hp$

对两相界面有 $c_i=Hp_i$

式中：H——气体溶解度系数，$kg/m^3\cdot Pa$。

将上式 $c_i=Hp_i$ 和 $c=Hp^*$ 代入式

$N=k_g(p-p_i)=k_l(c_i-c)$，得：

$$N=k_g(p-p_i)=H\,kl\,(p_i-p*)$$

改写上式为：

$$N=(p-p_i)/(1/k_g)=(p_i-p^*)/(1/Hk_l)$$

合并整理后，得将总的传质推动力折算成总体的分压差($p-p^*$)来表示吸收速率：

$$N=[(p-p_i)+(p_i-p^*)]/[(1/k_g)+(1/Hk_l)]$$
$$=(p-p^*)/[(1/k_g)+(1/Hk_l)]$$
$$=K_G(p-p^*)$$

即　　$N=K_G(p-p^*)$

式中：p——气相主体中溶质气体的分压，Pa；

p^*——与液相主体浓度 c 平衡时气相溶质气体的分压，毫米汞柱；$p^*=c/H$

K_G——气相吸收传质总系数，即包括气膜和液膜阻力在内而将液膜阻力折算成气膜阻力的总传质系数，$kg/m^3\cdot h\cdot Pa$。

同理也可将总的传质推动力折算成总体的浓度差(c^*-c)来表示吸收速率：

将公式 $c_i=Hp_i$ 和 $c^*=Hp$ 代入式

$N=k_g(p-p_i)=k_l(c_i-c)$ ，得：

$$N=k_g(c^*/H-c_i/H)=kg/H\ (c^*-c_i)=k_l(c_i-c)$$

改写上式为：

$$N=(c^*-c_i)/(H/k_g)=(c_i-c)/(1/k_l)$$

合并整理后，得将总的传质推动力折算成总体的浓度差(c^*-c)来表示吸收速率：

$$N=[(c^*-c_i)+(c_i-c)]/[(H/k_g)+(1/k_l)]$$
$$=(c^*-c)/[(H/k_g)+(1/k_l)]$$
$$=K_L(c^*-c)$$

即　　$N=K_L(c^*-c)$

式中：c^*——与气相主体溶质分压 p 平衡时吸收剂液相溶质浓度，kg/m^3；$c^*=Hp$

c——吸收剂液相主体中溶质的浓度，kg/m^3；

K_L——液相吸收传质总系数，即包括气膜和液膜阻力在内，而将气膜阻力折算成液膜阻力的总传质系数，m/h。

四个传质系数(k_g、k_l、K_G、K_L) 之间的关系：

根据以上 $N=(p-p^*)/[(1/k_g)+(1/Hk_l)]=K_G(p-p^*)$关系，用气膜吸收传质系数 k_g 与液膜吸收传质系数 k_l 来表示气相传质总系数 K_G，可得：

$$1/K_G=1/k_g+1/(Hk_l) \tag{5-1}$$

根据以上 $N=(c^*-c)/[(H/k_g)+(1/k_l)]=K_L(c^*-c)$关系，用气膜吸收传质系数 k_g 与液膜吸收传质系数 k_l 来表示液相传质总系数 K_L，可得：

$$1/K_L=H/k_g+1/k_l \tag{5-2}$$

按照以上(5-1)式 $1/K_G=1/k_g+1/(Hk_l)$，当气体易溶于液体时，气体溶解度系数 H 数值很大，$K_G\rightarrow k_g$，即为气膜阻力控制吸收；

按照以上(5-2)式 $1/K_L=H/k_g+1/k_l$，当气体难溶于液体时，气体溶解度系数 H 数值很小，$K_L\rightarrow k_l$ 即为液膜阻力控制吸收。

因为(5-2)式 $1/K_L=H/k_g+1/k_l$

则 $1/k_l=1/K_L-H/k_g$，

$$k_l=1/(1/K_L-H/k_g),$$

将　$k_l=1/(1/K_L-H/k_g)$代入式(5-1)

$$1/K_G = 1/k_g + 1/(Hk_l),$$

整理后，得：

$$K_G = HK_L \qquad (5-3)$$

三、吸收原理及流程

吸收操作是在一种称为吸收塔的设备中进行的。

(一)工业吸收设备及气、液两相接触方式

我们已经了解了吸收的依据，下面再思考一个问题，上述密闭容器能否用作工业吸收设备？(可以，但吸收效果不好，原因在于气、液两相接触情况不好)对工业吸收设备有什么要求？(尽可能提供气、液两相有足够大的接触面积，尽可能使气、液两相接触充分，尽可能使气、液两相的传质推动力大(逆流))为达到上述要求，目前工业上常用的吸收设备是塔设备，按气、液两相在塔中的接触方式不同分为级式接触和微分接触两大类。

在工业上，上述两种不同接触方式的传质设备不仅用于气体吸收，同样也可用于液体精馏、萃取等其他传质单元操作。两类设备可采用完全不同的计算方法，本章吸收主要讨论填料塔的计算方法，下章精馏主要讨论板式塔的计算方法，而两种方法之间的关系及具体的塔结构及其设计计算在塔设备一章中介绍。

在工业上，两种形式的塔设备大多情况均为连续操作，即设备内的参数都不随时间变化，称为定态连续过程。当然也可以是间歇操作的非定态过程，很少见，故后面除特殊说明外，均指连续定态操作。

(二)工业吸收流程

1. 最简单的吸收流程

吸收剂只与要处理的混合气体进行一次接触。使用大量的吸收剂时，可将要吸收的组分吸收得比较完全，从塔底所得吸收液中被吸收组分的浓度较低。若吸收剂用量小时，则所得吸收液中被吸收组分的浓度较高，但吸收推动力较小，需要的塔较高。另外，如用填料塔时，可能出现吸收剂不能将填料充分温润的情况，因而造成吸收率降低。只适用于吸收液不需要回收利用的情况。

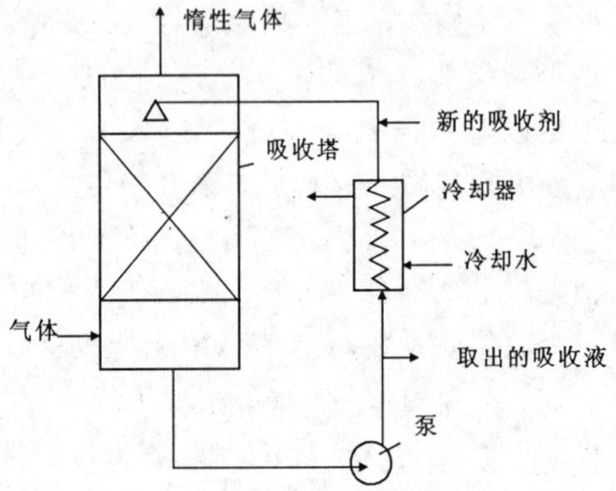

图 5-28　带部分吸收剂再循环的流程

2. 带部分吸收液再循环的流程

将塔底流出的吸收液用泵部分再循环，使之与气体多次接触，提高其中要分离组分的浓度，至吸收液浓度达到规定时连续取出一部分送去加工处理，同时补充入相应数量的新鲜吸收剂。适用于为了得到浓的吸收液以便加工利用，或吸收剂较贵时的情况，见图 5-28。

工业吸收流程如图 5-29 所示。

由图 5-29 可见,采用吸收操作实现气体混合物的分离必须解决下列问题:

(1)选择合适的溶剂。

(2)提供适当的传质设备(多位填料塔,也有板式塔)以实现气液两相的接触,使被分离组分得以从气相转移到液相(吸收)或相反(解吸)。

(3)溶剂的再生,即脱除溶解于其中的被分离组分以便循环使用。除了制取溶液产品只需单独吸收外,一般都要进行解吸操作,使溶剂再生循环使用。

总之,一个完整的吸收分离过程一般包括吸收和解吸两个组成部分。

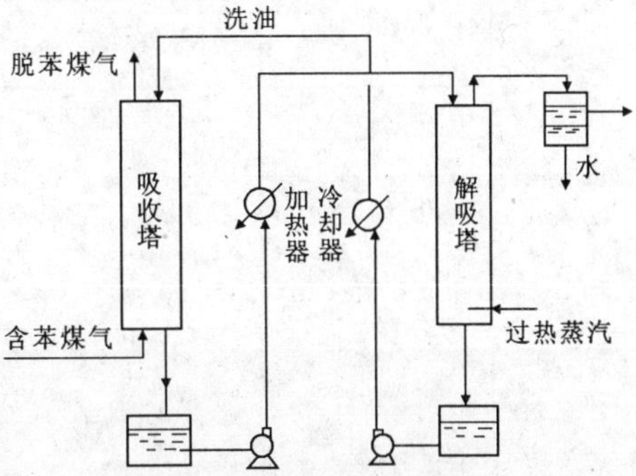

图 5-29　工业吸收流程图

四、吸收装置

(一)工业吸收装置的基本要求

(1)气液之间有较大的接触面积和一定的接触时间。

(2)气液之间扰动剧烈,吸收阻力小,吸收效率高。

(3)操作稳定,并有合适的弹性。

(4)气流通过时压降小。

(5)结构简单,制造维修方便,造价低廉。

(6)具有抗腐蚀、抗堵能力。

(二)典型吸收装置

1. 填料塔

填料塔的结构、填料和填料塔的主要附属结构见图 5-30。

2. 填料

(1)比表面积。单位体积填料所具有的表面积,用 σ 表示,单位是 m^2/m^3。一般地说,比表面积大的填料,其传质效率高。

(2)填料的自由体积。单位体积填料中所具有的自由空间,叫做填料的自由体积,用 V 表示,单位是 m^3/m^3。

填料的自由体积愈大,其压力降愈小,见表 5-8。

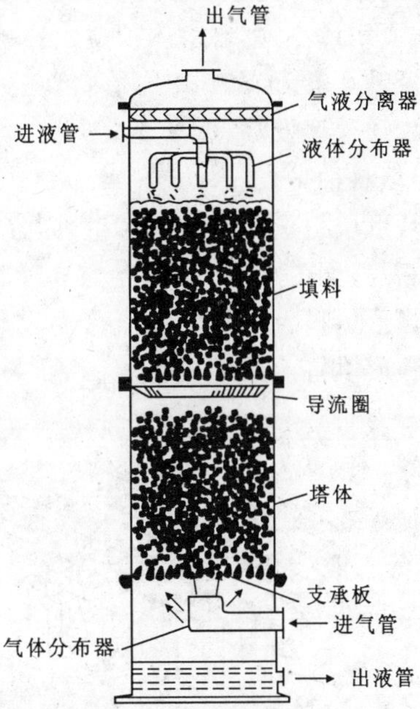

图 5-30　填料塔结构图

表 5-8　填料的特性数据

填料名称	公称尺寸 外径×高×厚 mm	比表面积 σ m^2/m^3	自由体积 V m^3/m^3	单位体积中个数 个/m^3	容重 kg/m^3	当量直径 $d_{当}$ $d_{当}=\frac{4V}{\sigma}$m	材质与堆放方式
拉西环	50×50×5	110	0.735	8 500	650	0.027	陶瓷整砌
	80×80×8	80	0.72	2 200	670	0.036	
	100×100×10	60	0.72	1 050	670	0.048	
	35×35×4	140	0.78	18 000	530	0.022	陶瓷乱堆
	50×50×5	90	0.785	6 000	530	0.035	
	25×25×0.8	220	0.92	55 000	640	0.017	钢质乱堆
	50×50×1	165	0.95	7 000	430	0.035	
鲍尔环	25×25×3	220	0.74	46 000	610	0.014	陶瓷乱堆
	35×35×4	165	0.76	18 500	540	0.018	
	50×50×5	120	0.78	5 800	520	0.026	
	60×60×6	96	0.79	3 350	520	0.033	
	25×25×0.6	235	0.9	52 000	490	0.015	钢质乱堆
	35×35×0.8	170	0.9	18 200	455	0.021	
	50×50×1	108	0.9	6 400	415	0.033	
培尔鞍形填料	12.5	460	0.68	570 000	720	0.006	乱堆
	25	260	0.69	78 000	670	0.011	
	33	165	0.7	30 500	670	0.011	

一般比表面积愈大的填料，其自由体积愈小；反之，比表面积愈小，则自由体积愈大。

这反映了传质效率高的填料，压力降大；压力降小者则传质效率低。

(3)填料种类。

1)环形填料。圆筒形的薄壁环，经常做成外直径与高度相等，见图 5-31。

2)栅形填料。见图 5-32。

3)鞍形填料。见图 5-33。

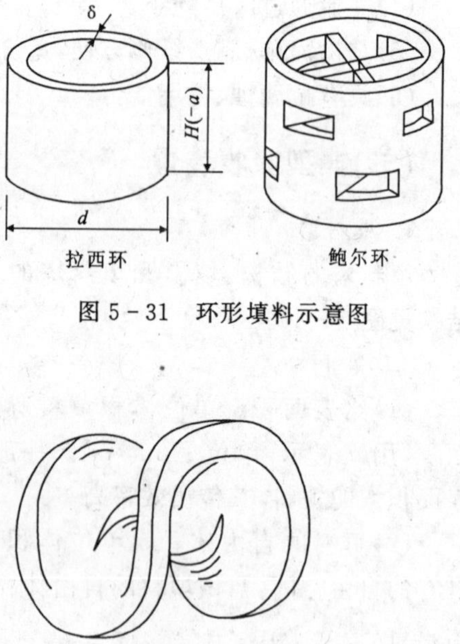

图 5-31　环形填料示意图

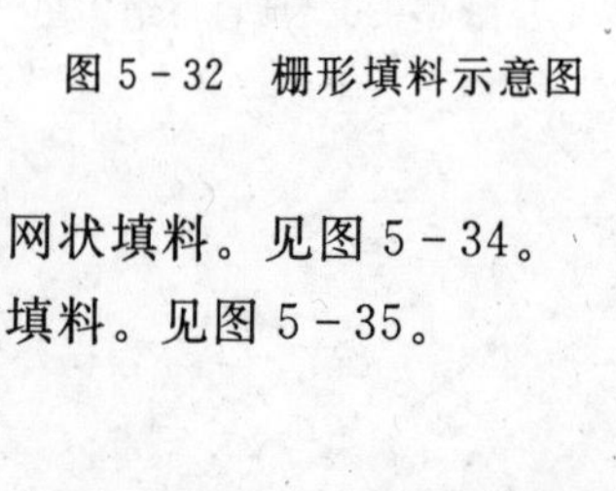

图 5-32　栅形填料示意图

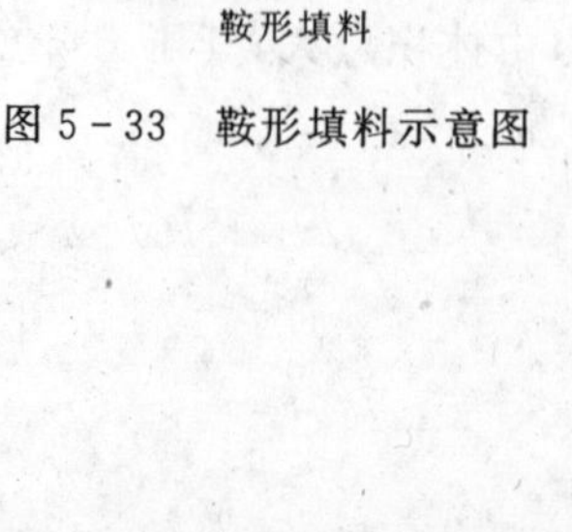

图 5-33　鞍形填料示意图

4)金属网状填料。见图 5-34。

5)波纹填料。见图 5-35。

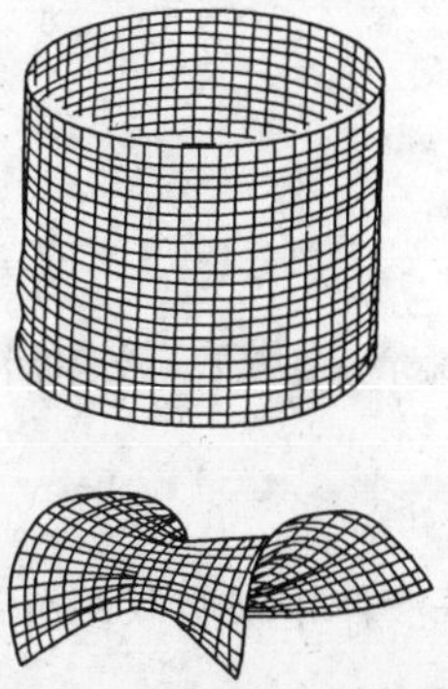

图 5-34　金属网料填料示意图

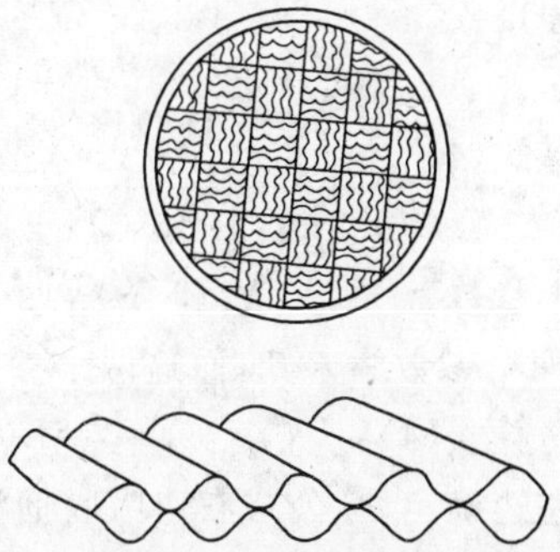

图 5-35　栅形填料示意图

(4)填料塔的吸收设计。

1)物料衡算和操作线方程。

物料衡算见图 5-36。

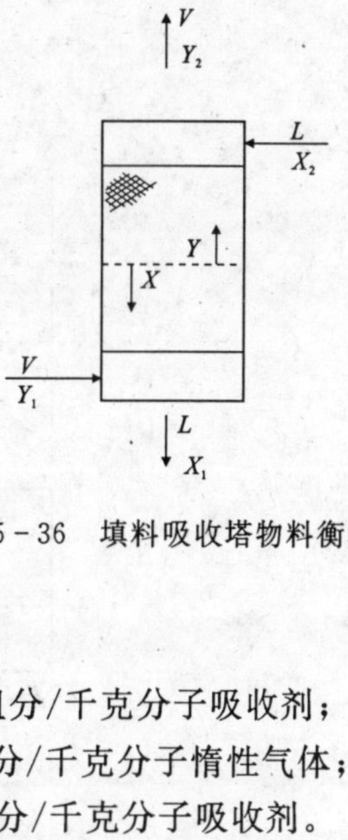

图 5-36　填料吸收塔物料衡算

其中：V——单位时间通过吸收塔的干惰性气体量(流量)，千克分子/时；

L——单位时间通过吸收塔的吸收剂量(流量)，千克分子/时；

Y_1——塔底(气体入口)的气相组成(浓度)(比分子分数)，千克分子被吸收组分/千克分子惰性气体；

Y_2——塔顶(气体出口)的气相组成(浓度)，千克分子被吸收组分/千克分子惰性气体；

X_2——塔顶(液体入口)的液相组成(浓度)，千克分子被吸收组分/千克分子吸收剂；

X_1——塔底(液体出口)的液相组成(浓度)，千克分子被吸收组分/千克分子吸收剂；

Y——在塔的任意截面的气相组成(浓度)，千克分子被吸收组分/千克分子惰性气体；

X——在塔的任意截面的液相组成(浓度)，千克分子被吸收组分/千克分子吸收剂。

作被吸收组分的全塔物料衡算，应有：

入塔的被吸收组分量＝出塔的被吸收组分量

即　$$VY_1+LX_2=VY_2+LX_1$$

移项整理得：$$V(Y_1-Y_2)=L(X_1-X_2) \tag{5-4}$$

若对塔内任意截面与塔底端作被吸收组分的量的物料衡算，将(5-4)式

$V(Y_1-Y_2)=L(X_1-X_2)$变为：

$$V(Y_1-Y)=L(X_1-X) \tag{5-5a}$$

变形整理得：

$$Y=(L/V)X+[Y_1-(L/V)X_1] \tag{5-5b}$$

若对塔内任意截面与塔顶作被吸收组分的量的物料衡算，将(5-4)式

$V(Y_1-Y_2)=L(X_1-X_2)$变为：

$$V(Y-Y_2)=L(X-X_2) \quad (5-6a)$$

变形整理得：

$$Y=(L/V)\ X+[Y_2-(L/V)\ X_2] \quad (5-6b)$$

物料衡算式(4)

$$V(Y_1-Y_2)=L(X_1-X_2)$$

上述六个参数有 Y_1、V、Y_2 和 X_2 等四个为已知；吸收剂流量 L、塔底(液体出口)的液相组成(浓度)X_1 两个参数为未知，而这两个参数是相关的。

从物料衡算式(4)　$V(Y_1-Y_2)=L(X_1-X_2)$ 可知：

当公式左边确定后，公式右边吸收剂流量 L 越大，则出塔液体中被吸收组分浓度 X_1 越小；吸收剂流量 L 越小，则出塔液体中被吸收组分浓度 X_1 越大。

吸收塔的操作线方程与操作线见图 5－37。在吸收塔内任意截面处，气、液浓度分别为 Y 和 X，公式(5)和(6)是等效的：

$$Y=(L/V)\ X+[Y_1-(L/V)\ X_1]$$
$$=(L/V)\ X+[Y_2-(L/V)\ X_2]$$

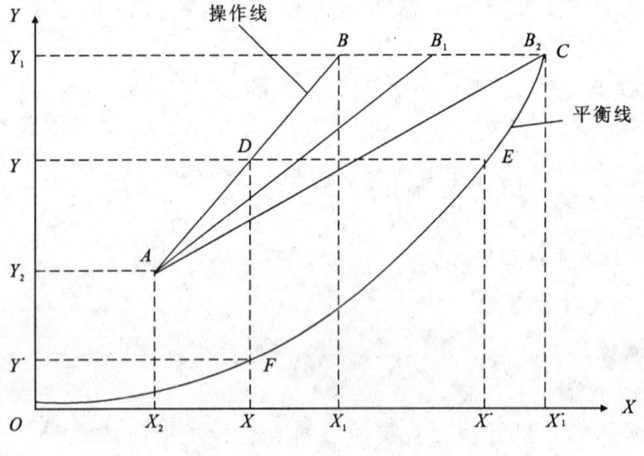

图 5－37　填料塔操作线

2)吸收剂用量 L 的确定。设计时，由于塔顶端气体组成 Y_2 和液体组成 X_2 已确定，故“操作线”的一个端点 A 已确定；而另一端点 B 实际上是待确定的。虽然端点 B 的纵坐标入塔气体组成 Y_1 已知，但端点 B 的横坐标出塔吸收液组成 X_1 未定，它取决于“操作线”的斜率为(L/V)即液气比。当入塔气体流量 V 一定时，吸收剂用量 L 减少，则“操作线”的斜率为(L/V)会变小，端点 B 会向右水平移动到 B_1，此时出塔吸收液浓度 X_1 增大，X_1 与其达到平衡时的浓度 X_1^* 的差值($X_1^*-X_1$)液相吸收推动力相对减小。如果吸收剂用量 L 继续减少，减少到恰使端点 B 会向右水平移动到 B_2 时，此时出塔吸收液浓度 X_1 等于与其达到平衡时的浓度 X_1^* 即 $X_1=X_1^*$，X_1 与其达到平衡时的浓度 X_1^* 的差值($X_1^*-X_1$)液相吸收推动力为零。

根据前面讨论的吸收速率方程式

$N=dG/(Fd_\tau)=K_L(c*-c)$ 可知，当液相吸收推动力为零时，要达到一定的吸收量 G，传质面积 F 或气液接触时间 τ 要无穷大。因此，吸收剂用量 L 有一个最小量，即 L_{min}，对于一定

的气体处理量 V，则有$(L/V)_{min}$。

根据吸收塔的物料衡算公式(1)$V(Y_1-Y_2)=L(X_1-X_2)$，则有：

$$V(Y_1-Y_2)=L_{min}(X_1^*-X_2)$$

则 $$L_{min}=V(Y_1-Y_2)/(X_1^*-X_2)$$

根据图 5－37，可知：

$$L_{min}=V(Y_1-Y_2)/(X_1^*-X_2)$$

如果气液相平衡符合亨利定律，即 $Y^*=mX$（则 $X_1^*=Y_1/m$），则上式 $L_{min}=V(Y_1-Y_2)/(X_1^*-X_2)$可改写为：

$$L_{min}=V[(Y_1-Y_2)/(Y_1/m-X_2)]$$

式中：m——相平衡常数，无量纲。

工程设计的实际吸收剂用量：

$$L=(1.1—2.0)L_{min}$$

[例]有一填料塔，用 20℃的水从空气与氨气混合气中吸收氨，气体入口流量为 1 400m^3/h，氨气浓度为 6%(v/v)，经吸收后 98%的氨被吸收，设进塔水中不含氨，平衡关系服从亨利定律 $Y^*=1.68X$。

求：(1)最小耗水量；

(2)实际耗水水量(若扩大 1.38 倍)；

(3)氨水的最大浓度。

解：将浓度换算成比分子分数表示。

氨气进口浓度：

$Y_1=0.06/(1-0.06)=0.063\ 8$（千克分子氨/千克分子空气）

氨气出口浓度：

$Y_2=Y_1(1-0.98)=0.001\ 28$（千克分子氨/千克分子空气）

$X_2=0$

混合气体中空气量：

$V=1\ 400/22.4(1-0.06)=58.75$（千克分子空气/时）

(1)最小耗水量：

$L_{最小}=V[(Y_1-Y_2)/(Y_1/m-X_2)]$

$=58.75\times[(0.063\ 8-0.001\ 28)/(0.06\ 38/1.68-0)$

$=96.7$（千克分子水/时）

$=96.7\times18=1\ 741$（千克水/时）

(2)实际耗水水量(若扩大 1.38 倍)：

$L=1\ 741\times1.38=2\ 403$（千克水/时）

(3)氨水的最大浓度：

$X_1^*=Y_1/m=0.063\ 8/1.68=0.038$（千克分子氨/千克分子水）

第四节　吸附净化

一、概述

(一)吸附的基本概念

吸附是一种表面现象,当流体与多孔固体接触时,多孔固体吸附剂与流动相接触,流动相中的一种或多种溶质向多孔固体颗粒表面选择性传递,被吸附和积累于多孔固体吸附剂微孔表面的过程称为吸附过程。相应的逆向操作称之为解吸过程,它可以使已吸附于多孔固体吸附剂表面的各类溶质有选择性地脱出。

吸附过程——用多孔性固体物质处理流体混合物,利用固体表面存在的分子引力或化学键力,把气体混合物中的某一或某些组分吸留在固体表面,这种分离气体混合物的过程称为气体吸附。

吸附质(或被吸附物):被吸附到固体表面的物质(气体组分)称为吸附质。

吸附剂:起吸附作用的多孔固体物质称为吸附剂。

吸附:吸附质被吸附到多孔固体表面的过程称之为吸附。

脱附(或解吸):固体表面吸附了吸附质后,被吸附的吸附质可从吸附剂表面脱离到气相中的过程称之为脱附。

当吸附剂使用一段时间后,由于表面吸附质的浓集甚至达到饱和,使其吸附能力明显下降,而不能满足吸附净化的要求时,为了重复使用吸附剂或回收有效成分,此时就需要采取一定措施,使吸附剂上已吸附的吸附质脱附,以恢复吸附剂的吸附能力,这个过程称之为吸附剂的再生,即使之可重复利用。

再生:施用措施恢复吸附剂的吸附能力的过程。利用吸附剂的吸附—再生—再吸附的循环过程,达到除去空气中的有毒物质并回收有用组分的目的。

吸附过程的吸附质是以分子形态积聚或浓缩敷在固体吸附剂的表面上。由于吸附是发生在固体表面上,因此,只有那些具有较大内表面的固体才具有吸附能力。吸附可看作非均相过程,一相为固体吸附剂,一相为流体。而吸收是用液相吸收剂吸收气体混合物中一种或数种组分,吸收后,被吸收组分基本上可看作是均匀分散于液体吸收剂中。

一种物质的内层分子在各个方面受周围分子的引力是相同的。物质表面层的分子,在一般情况下,受内层分子的引力与受外界分子的引力是不同的。如固体(或液体)受内层分子的引力比从空气方面受到的引力要大,表面存在着剩余的表面自由力场。人们将这个表面层分子比内层分子所多余的能量称为表面能。因在表面存在着剩余的表面自由力场,当某些能被吸附的气体分子碰撞到固体表面时就有可能被吸附。对吸附气体的吸附剂加热,当被吸附气体分子获得的能量足以克服吸附力场时,被吸附的气体才能重新回到气相,此即所谓脱附过程。

吸附剂表面能越大吸附能力越强,能吸附的物质也就越多。

物质的表面能与表面积成正比。

吸附剂的吸附能力，通常是用该吸附剂的比表面积的大小来判断的。比表面积是衡量吸附剂的最重要的指标。

吸附剂的比表面积是以每克物质所具有的表面积来表示，其单位为 m^2/g。

吸附剂的粒径越小，比表面积就越大。但这种比表面积是有限的。我们常用的吸附剂希望能具有很大的内表面积，其比表面积可达每克数百平方米以上。

(二)吸附分类

1. 物理吸附

主要是分子间相互吸引力，范德华力吸附；它是吸附质和吸附剂以分子间作用力为主的吸附。

物理吸附具有以下特征：①放热过程，吸附热不大，与凝结热相同；②吸附只取决于气体的物理性能及吸附剂的特性；③吸附过程极快：参与吸附的各相间迅速达到平衡；④单层吸附，也可多层吸附；⑤无选择性。

物理吸附分离原理大体上可分为以下四种类型：

(1)选择性吸附。吸附力为固体表面的原子或基团与外来分子间的引力，本质是范德华力。吸附力的大小与表面和分子两者的性质有关。这些性质的差异引起了吸附力的差异，这就是选择性吸附。

(2)分子筛效应。多孔固体的微孔孔径是均一的，而且与分子尺寸相当。小于微孔孔径的分子可以进入微孔而被吸附，比孔径大的分子则被排斥在外，这种现象称为分子筛效应。

(3)通过微孔的扩散。气体在多孔固体中的扩散速率与气体的性质、吸附剂材料的性质以及微孔尺寸等因素有关。利用扩散速率的差别可以将混合物分离。

(4)微孔中的凝聚。毛细管中液体曲面上的蒸气压与其正常蒸气压不同。多数情况下毛细管上的可凝气体会在小于其正常蒸气压的压力下在毛细管中凝聚。在一定温度下凝聚压力与毛细管半径有关。因此多孔固体周围的可凝缩气体会在与其孔径对应的压力下在微孔中凝聚。

2. 化学吸附

化学吸附是吸附质和吸附剂分子间的化学键作用所引起的吸附。与物理吸附比较，其结合力大得多，放热量与化学反应热数量级相当，过程往往不可逆。化学吸附在催化中起重要作用，分离过程中极少使用。

化学吸附主要是化学键力，需要一定的活化能的吸附。升高温度有利于化学吸附。吸附过程不可逆，吸附质与吸附剂结合牢固，高温下才能脱附。

化学吸附特征：①化学吸附的吸附热比物理吸附过程大，与化学反应热接近；②化学吸附有很强的选择性，仅能吸附参与化学反应的某些气体；③化学吸附速率受温度影响很大，随温度的升高而显著变快；④化学吸附是单分子层或单原子层吸附；⑤化学吸附一般是不可逆的，吸附比较稳定，被吸附的气体不易脱附。

3. 物理吸附与化学吸附比较

物理吸附和化学吸附的比较具体见表 5-9。

表 5-9 物理吸附和化学吸附的比较

项目	物理吸附	化学吸附
吸附剂	一切固体	某些固体
吸附质	一切气体	某些能与之化学反应的气体
温度范围	低温	通常是高温
吸附热	低,与凝结热相当;20KJ/mol	高,与反应热数量级相当 84～418KJ/mol
活化能与速率	不需要活化能、吸附脱附速率很快、速率不受温度影响、吸附量随温度升高而下降	需要活化能、吸附脱附速率较小、温度升高速率显著增加
覆盖情况	单分子层或多分子层(低压时为单分子层、高压时为多分子层)、易解吸	单分子层或单原子层、不易解吸
选择性和可逆性	无多大选择性、高度可逆	较高的选择性、常是不可逆

物理吸附和化学吸附可能同时发生:同一有害气体可能在较低温度下发生物理吸附。若温度升高到吸附剂具备足够高的活化能时,发生化学吸附(图 5-38)。

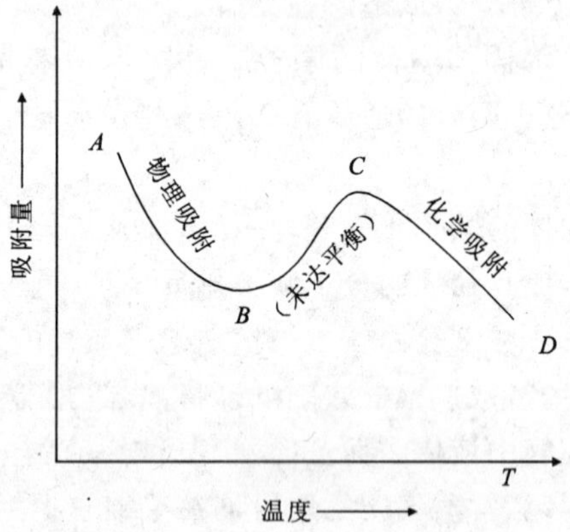

图 5-38 温度与吸附类别的关系

(三)吸附剂性能及其选择

1. 工业吸收剂选择的要求

吸附分离的效果很大程度上取决于吸附剂的性能,工业吸附要求吸附剂满足以下要求:

(1)具有较大的内表面,吸附容量大。

(2)选择性高;吸附剂对不同的吸附质具有不同的吸附能力,其差异愈显著,分离效果愈好。

(3)具有一定的机械强度,抗磨损。

(4)有良好的物理及化学稳定性,耐热冲击,耐腐蚀。

(5)容易再生。

(6)易得,价廉。

2. 工业吸附剂

吸附剂可分为两大类,一类是天然的吸附剂,如硅藻土、白土、天然沸石等。另一类是人工制作的吸附剂,主要有活性炭、活性氧化铝、硅胶、合成沸石分子筛、有机树脂吸附剂等。

(1)活性炭。活性炭是用含炭为主的物质,如木材、果壳、煤炭、渣油、纸浆废液、有机质废物等作原料而制成。制备方法是把原料加工成型,经炭化和高温活化而成。外形和粒度可根据需要制成柱状、球状、粒状或粉状。粒度有 1～8mm。主要成分为碳,此外还含有少量的氧、氢、氮、硫等元素,以及水分和灰分。平均孔径在 12～40Å。具有良好的吸附性能及稳定的化学性能,可耐酸、耐碱,能经受水浸、高温、高压作用,不易破碎,它的比表面积一般在 600～1 700m^2/g,吸附率在 35%以上,净化效率可达 99%以上,是净化有毒有害气体,特别是有机气体的良好吸附剂,活性炭是最常用的非极性吸附剂。为疏水性和亲有机物的吸附剂,具有很高的比表面积,活性炭的主体是炭,表面上的官能团较少,极性较弱,对烃类及衍生物的吸附能力强。化学稳定性好,抗酸耐碱,热稳性高,再生容易。用于回收气体中的有机气体,脱除废水中的有机物,脱除水溶液中的色素。合成纤维经炭化后可制成活性炭纤维吸附剂,使吸附容量提高数十倍,而且可以编制成各种织物,使装置更为紧凑并减少流体阻力。活性炭也可加工成炭分子筛,孔径范围 0.2～1nm,能起到分子筛的作用又有活性炭的基本性质,对同系物或有机异构体有良好的选择性。

(2)硅胶。硅胶的分子式通常用 $SiO_2 \cdot nH_2O$ 表示。由 H_2SiO_3溶液经过缩合、除盐、脱水等处理制得。比表面积达 800 m^2/g。工业用的硅胶有球型、无定形、加工成型和粉末状四种。硅胶是亲水性的极性吸附剂,对不饱和烃、甲醇、水分等有明显的选择性。主要用于气体和液体的干燥、溶液的脱水。

(3)活性氧化铝。活性氧化铝又称活性矾土,是以天然氧化铝或铝土矿等为原料经特殊的处理而制成的多孔性、高分散度的固体物质。根据不同的原料、制备方法和控制温度等条件可制成不同类型的氧化铝。同一形态,它的比表面、孔径分布、孔隙率、密度等均大不相同。氧化铝的形状可根据需要而制成粒状、条状、片状、块状等。活性氧化铝的化学式是 $Al_2O_3 \cdot nH_2O$。活性氧化铝表面上具有高官能团密度,这些官能团为极性分子的吸附提供了活性中心。因此活性氧化铝是一种极性吸附剂,其比表面积约为 200～500 m^2/g,对水分有很强的吸附能力,可脱水至$<1\times10^{-6}$。用不同的原料,在不同的工艺条件下,可制得不同结构、不同性能的活性氧化铝。

活性氧化铝主要用于气体的干燥和液体的脱水,如汽油、煤油、芳烃等化工产品的脱水;空气、氨、氢气、氯气、氯化氢和二氧化硫等气体的干燥。

(4)分子筛。分子筛是一种人工合成泡沸石,是微孔型具有立方晶格的硅铝酸盐。在结构上有许多孔径均匀的孔道和排列整齐的孔穴,比孔径小的分子才可以被吸入,比孔径大的分子则不能进入,从而使分子大小不同的物质分开,起到筛分分子的作用,故称为分子筛。它是一种强极性的吸附剂,对极性分子,特别是对水有很大的亲和能力,一般比表面积可达 750 m^2/g,具有很强的选择性。常用于石油馏分的分离、各种气体和液体的干燥等场合,如从混合二甲苯中分离出对二甲苯,从空气中分离氧。

(5)吸附树脂。吸附树脂是具有网状结构的高分子聚合物,常用的有聚苯乙烯树脂和聚丙烯酸树脂。这种树脂具有多孔网状结构和较大的吸附表面,它的性能与活性炭等吸附剂一样,同时具有一般离子交换树脂的优点。比表面积为 100～750m^2/g,孔径为 50～250Å。物理化学性质稳定、强度好、耐酸、耐碱。可根据需要,改变和控制它的孔径、比表面积和化学结构,制成不同性质和用途的吸附树脂。单体的变化和单体上官能团的变化可以赋予树脂各种特殊的性能。吸附树脂有强极性、弱极性、非极性、中极性 4 大类。吸附树脂是离子交换树脂领域近十几年才发展起来的一类新型多孔性树脂，是净化有害气体的一种重要新技术。吸附树脂用途很广，它可用于气体净化、催化剂载体、化学药品的分析提纯、糖液脱色等。在气体净化中它能去除甲苯、二氧化硫、硫化氢、氨、氯仿等有害气体，用于废水中的有机物处理、维生素等天然产物和生物化学品的分离与精制。

3. 吸附剂选择

非极性的吸附剂有活性炭；对于非极性成分，饱和键成分以及分子直径和分子量大的成分有较强的选择性吸附。

极性的吸附剂活性有氧化铝、硅胶、分子筛(高温、低压)。

吸附剂及其去除有害物质，具体见表 5-10

表 5-10 吸附剂及其去除有害物质

吸附剂	去除有害物质
活性炭	苯、甲苯、二甲苯、丙酮、乙醇、乙醚、甲醛、煤油、汽油、光气、苯乙烯、醋酸乙酯、氯乙烯、恶臭物质、硫化氢、氯气、一氧化碳、氮氧化物、二氧化硫、二硫化碳、四氯化碳、三氯甲烷、二氯甲烷
浸渍活性炭	酸雾、碱雾、二氧化硫、氯气、硫化氢、氟化氢、氯化氢、氨、一氧化碳、汞
活性氧化铝	碳氢化合物、硫化氢、二氧化硫、氟化氢
浸渍活性氧化铝	酸雾、汞、氯化氢、甲醛
分子筛	碳氢化合物、氨氧化物、二氧化硫、一氧化碳、二硫化碳、氨、硫化氢
吸附树脂	碳氢化合物、二氧化硫、硫化氢、氨、氯仿、汞
硅胶	氨氧化物、二氧化硫
泥煤、褐煤、风化煤	恶臭物质、氨
浸渍泥煤、褐煤、风化煤	氨氧化物、二氧化硫、三氧化硫、氨
焦炭粉粒	沥青烟
白云石粉	沥青烟

4. 吸附剂的性能

吸附剂具有良好的吸附特性，主要是因为它有多孔结构和较大的比表面积，下面介绍与孔结构和比表面积有关的基础性能。

(1)密度(g/cm^3)。

1)填充密度 ρ_B(又称体积密度)是指单位填充体积的吸附剂质量。通常将烘干的吸附剂装入量筒中，摇实至体积不变，此时吸附剂的质量与该吸附剂所占的体积比称为填充密度。

2)表观密度 ρ_P(又称颗粒密度)定义为单位体积吸附剂颗粒本身的质量。

3)真实密度 ρ_t 是指扣除颗粒内细孔体积后单位体积吸附剂的质量。

(2)吸附剂的比表面积 。吸附剂的比表面积是指单位质量的吸附剂所具有的吸附表面积，m^2/g。吸附剂孔隙的孔径大小直接影响吸附剂的比表面积，孔径的大小可分三类：大孔、过渡孔、微孔。吸附剂的比表面积以微孔提供的表面积为主，常采用气相吸附法测定。

(3)吸附容量 。吸附容量是指吸附剂吸满吸附质时的吸附量(单位质量的吸附剂所吸附吸附质的质量),它反映了吸附剂吸附能力的大小。吸附量可以通过观察吸附前后吸附质体积或质量的变化测得。也可用电子显微镜等观察吸附剂固体表面的变化测得。吸附剂具有良好的吸附特性,主要是因为它有多孔结构和较大的比表面积。其他常用吸附剂特性数值具体见表 5 - 11 和 5 - 12。

表 5 - 11　常用吸附剂特性

吸附剂类型	活性炭	活性氧化铝	硅胶	沸石分子筛		
				4Å	5Å	13Å
堆积密度 $/kg\cdot m^{-3}$	200～600	750～1 000	800	800	800	800
热容 $/kJ(kg\cdot K)^{-1}$	0.836～1.254	0.836～1.045	0.92	0.794	0.794	—
操作温度上限 /K	423	773	673	873	873	873
平均孔径/Å	15～25	18～48	22	4	5	13
再生温度 /K	373～413	473～523	393～423	473～573	473～573	473～573
比表面积 $/m^2\cdot g^{-1}$	600～1 600	210～360	600	—	—	—

表 5 - 12　常用吸附剂的特性

项目	比表面积 a (m^2/g)	孔隙体积 $V(cm^3/g)$	微孔/宏观孔(μm)	松散密度 $\rho_b(g/L)$	真密度 $\rho_p(g/cm^3)$	微粒密度 $\rho_p(g/cm^3)$	比热 $[J/(kg\cdot K)]$
活性炭(木炭)	1 000～1 500	0.6～0.8	0.5～0.8	300～500	−2.2	−0.6	840
木炭—窄孔	600～1 000	0.3～0.6	0.3～0.4	400～500	−2.0	−0.8	840
木炭	100	0.05～0.10	0.2～0.3	600	−1.9	−0.9	840
氧化硅胶—窄孔	600～850	0.35～0.45	0.1	700～800	−2.2	−1.1	920
氧化硅胶－大孔	250～350	0.3～0.45	0.05～0.10	400～800	−2.2	−1.1	920
活性氧化铝	100～400	0.4	0.1	700～800	−3.0	−1.2	880
分子筛	500～1 000	0.25～0.30	0.3～0.4	600～900	−2.6	−1.5	920

二、吸附的原理

(一)吸附平衡

吸附平衡的过程是:吸附→脱附→吸附平衡。

吸附是指同一时间吸附剂的吸附量≥脱附量;若吸附速度减慢;则脱附速度不断增大。

吸附平衡是指同一时间吸附剂的吸附量等于脱附量;吸附过程停止。下面介绍两个重要的概念。

1. 平衡吸附量

当温度、压强一定时,吸附剂与流体长时间接触,吸附量不再增加,吸附相(吸附剂和已吸附的吸附质)与流体(气相)达到平衡时的吸附量。

2. 吸附等温线

吸附平衡关系常用不同温度下的平衡吸附量与吸附质分压或浓度的关系表示,其关系曲线称为吸附等温线。

通过对吸附平衡的研究可以帮助我们正确地选择评价吸附剂;同时确定工艺条件:T、p、脱附和确定吸附量、设计吸附器

(二)吸附等温线

吸附平衡时,吸附质在固相中的浓度和气相中的浓度之间具有一定的函数关系,气体吸附的平衡关系:$X=f(p,T)$

式中:X——平衡吸附量(g 吸附质/g 吸附剂);

P——平衡时吸附质在气相中的分压,(Pa);

T——吸附温度。

由上述式子可以得出以下三种情况:①当 T 不变时,可测得平衡吸附量 X 与平衡时吸附质在气相中的分压 p 间的变化关系,叫做吸附等温线(等温吸附线);②当 p 不变时,可测得平衡吸附量 X 与 T 间的变化关系,叫做吸附等压线(等压吸附线);③当平衡吸附量 X 不变时,可测得 p 与 T 间的变化关系,叫做吸附等量线(等量吸附线)。

因为通常在吸附过程中温度变化不大,所以吸附等温线为最常用。把描述吸附等温线的方程式称为吸附等温方程式,见图 5-39、图 5-40。

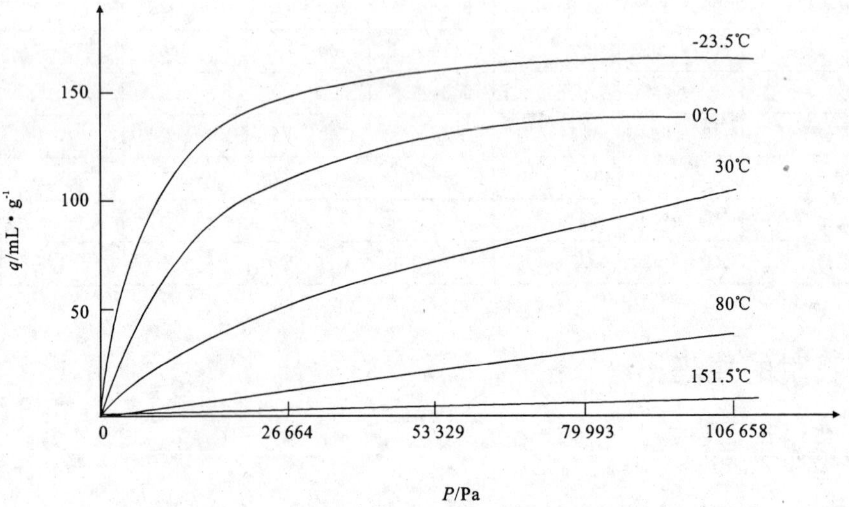

图 5-39　NH_3 在活性炭上的吸附等温线

为了说明吸附的性质和过程,许多学者在大量实验的基础上,提出了各种吸附理论,但一般都只能解释一种或几种吸附现象。从实验测得的很多系统的吸附等温线来看,大致可归纳成五种类型。

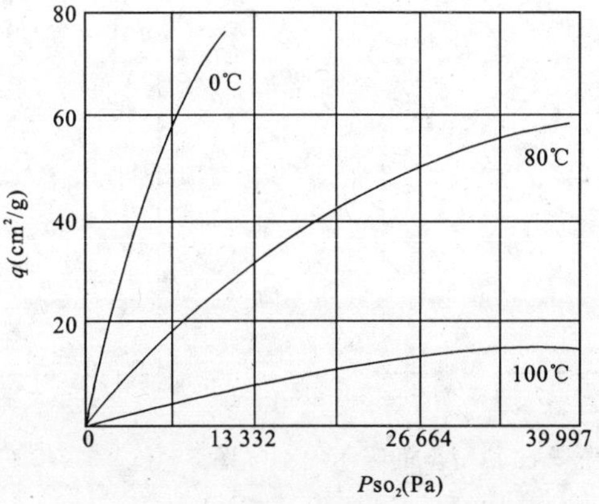

图 5-40　SO_2在硅胶上的吸附等温线

1. Ⅰ型等温吸附线

从图 5-41 可以看出低压下组分吸附量随压力的增加而增加；当 p 增加到某一值，吸附量随压力的增加变化小，甚至趋于水平一般认为这是单分子层吸附的特征曲线，也有人认为它是由微孔充填形成的曲线。

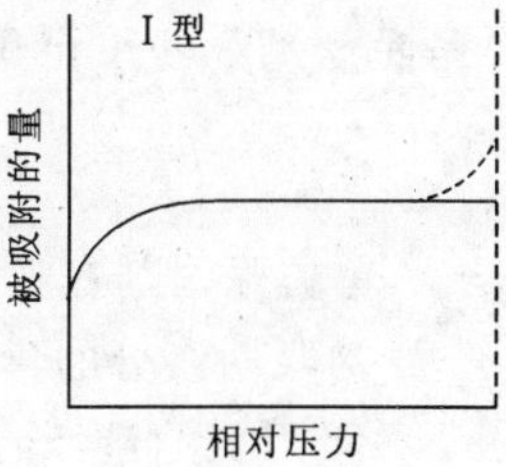

图 5-41　80 K 下 N_2在活性炭上的吸附

2. Ⅱ型等温吸附线

这种情况多为多层吸附且无孔或者只有中间孔；从图中可以看出图像为典型 S 型曲线，随着压力的增大无限量地被吸附，最后接近达到饱和状态，见图 5-42。

3. Ⅲ型等温吸附线

这种情况下吸附剂与吸附质相互作用较弱，属于多分子层吸附，见图 5-43。

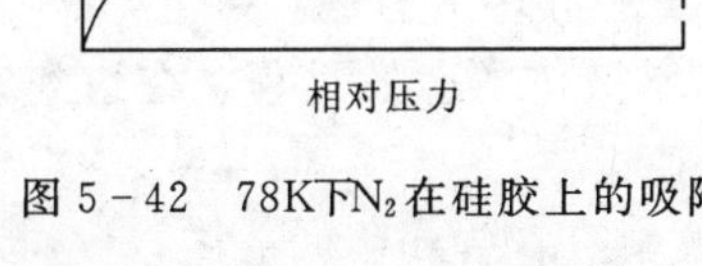

图 5-42　78K下N_2在硅胶上的吸附

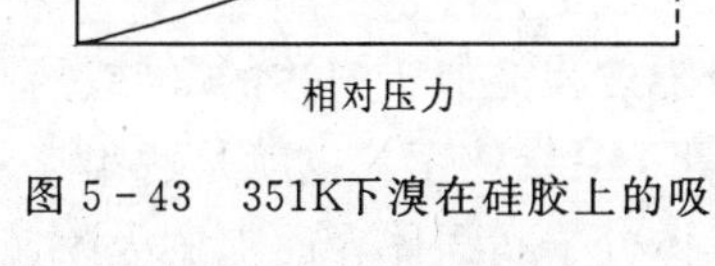

图 5-43　351K下溴在硅胶上的吸附

4. Ⅳ型等温吸附线

属于多分子层吸附；323K、苯在 FeO 上的吸附存在毛细管现象，见图 5-44。

5. Ⅴ型等温吸附线

373K、水蒸汽在活性炭上的吸附与Ⅳ型相同都是相互作用较弱且存在毛细管现象；属于多分子层吸附。

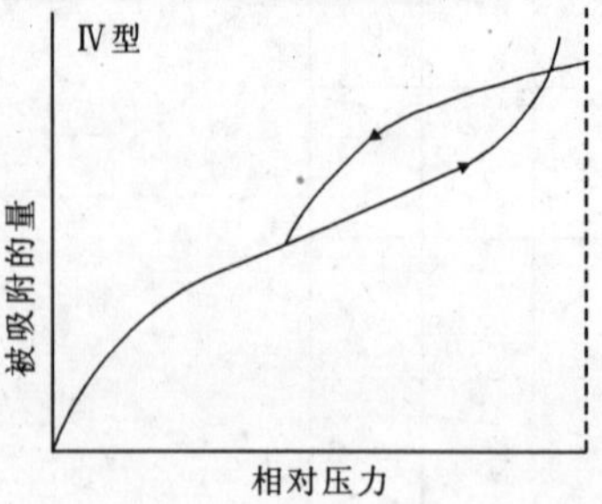

图 5-44 323K 下苯在 FeO 上的吸附

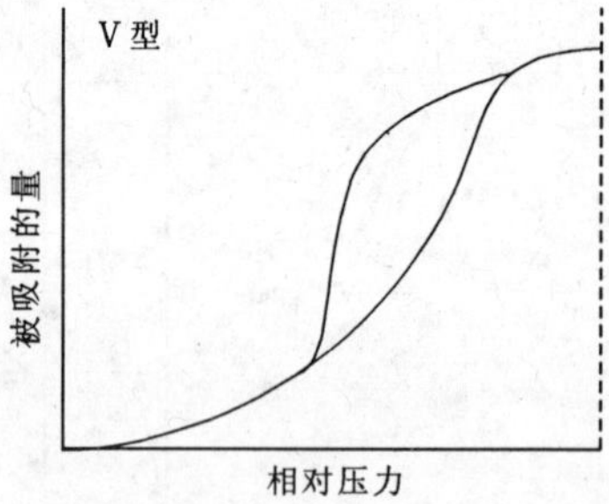

图 5-45 373K 下水蒸气在活性炭上的吸附

(三)吸附等温方程式

根据上面提出的类型的吸附等温线,科学家提出相应的吸附等温方程式。

1. 弗罗德里希(Freundlich)方程(I 型等温线中压部分)

$$q=\frac{x}{m}=\alpha p^{\frac{1}{n}}$$

其中:q——单位吸附剂在吸附平衡时的饱和吸附量 kg/kg;

x——被吸附组分的量,kg;

m——吸附剂的量,kg;

p——吸附平衡时被吸附组分在气相中的分压,Pa;

α、n——经验常数;对于一定的吸附物质仅与平衡时的分压和温度有关,其值需由实验确定,而 $n\geqslant 1$。

$$\lg q=\lg\frac{x}{m}=\frac{1}{n}\lg p+\lg\alpha$$

2. 朗格缪尔(Langmuir)方程(I 型等温线)

在推导等温吸附方程式的过程中,首先假定:

(1)吸附剂表面性质是均一的。也就是说,每一个具有剩余价力的表面层分子或原子吸住一个气体分子。

(2)气体分子在固体表面的吸附只有一层。

(3)吸附是动态的,被吸附分子受热运动的影响,可重新回到空间而成为气态,这种现象称为脱附。

(4)吸附过程类似于气体的凝结过程,脱附类似于液体的蒸发过程。在达到动态平衡时,蒸发速度等于凝结速度。也就是脱附速度等于吸附速度。

(5)气体分子在固体界面上的吸附速度正比于该组分在气相中的分压。

(6)被吸附在固体表面上的气体分子之间无作用。

根据上面假设,可以作如下推导:设 θ 代表任一瞬间已吸附的固体表面积与固体总面积之比,或 θ 代表已被吸附分子数和固体表面全部吸附时的分子总数的比值,即

$$\theta=\frac{\text{已覆盖的面积}}{\text{固体总面积}}=\frac{q}{q_{\max}}$$

式中：q——已被吸附的量；

q_{max}——饱和吸附量。

而在吸附过程中气体的脱附速度与 θ 成正比，于是

$$脱附速度=k_1 \cdot \theta$$

式中：k_1——在一定温度下脱附速度常数。

$(1-\theta)$代表未吸附的表面积对总面积的分数，可以看作式吸附过程的推动力，气体的吸附速度与固体未吸附的表面积和气相中的分压成正比，于是

$$吸附速度=k_2 p \cdot (1-\theta)$$

式中：k_2——在一定温度下的吸附速度常数。

当吸附达到平衡时，脱附速度等于吸附速度，即

$$k_1\theta=k_2 p(1-\theta)$$

$$k_1\theta=k_2 p-\theta k_2 p$$

$$k_1\theta+\theta k_2 p=k_2 p$$

$$\theta(k_1+k_2 p)=k_2 p$$

从而可以得到

$$\theta=\frac{q}{q_{max}}=\frac{k_2 p}{k_1+k_2 p}$$

此式即为朗格谬尔吸附等温式。一般为了分析和使用方便，令 $k_2/k_1=k$(吸收系数)，上式变换并代入后得

$$\theta=\frac{q}{q_{max}}=\frac{k_2 p}{k_1+k_2 p}=\frac{\frac{k_2}{k_1}p}{\frac{k_1}{k_1}+\frac{k_2}{k_1}p}$$

则：$q=\theta q_{max}=q_{max}\dfrac{kp}{1+kp}$

当压力 P 很小时，kp 比 1 小得多，分母中的 kp 可以忽略

则 $q=q_{max}kp$

当压力 P 很大时，kp 比 1 大得多，分母中的 1 可以忽略

则 $q=q_{max}$

有时将朗格谬尔公式改写为倒数形式，即

$$\frac{1}{q}=\frac{1}{\frac{q_{max}kp}{1+kp}}=\frac{1+kp}{q_{max}kp}=\frac{1}{q_{max}kp}+\frac{kp}{q_{max}kp}$$

$$\frac{1}{q}=\frac{1}{q_{max}k}\cdot\frac{1}{p}+\frac{1}{q_{max}}$$

此式为一条直线方程式。

(四)气相的吸附等温线

1. 气相单组分吸附平衡

(1)单分子层物理吸附。假设吸附剂表面均匀,被吸附的分子间无作用,吸附质在吸附剂的表面只形成均匀的单分子层,则吸附量随吸附质分压的增加平缓接近平衡吸附量。如在−193℃下,氮在活性炭上的吸附,其吸附等温线如图5-46中Ⅰ所示。

(2)多分子层吸附。假设吸附分子在吸附剂上按层次排列,已吸附的分子之间作用力忽略不计,吸附的分子可以累叠,而每一层的吸附服从朗格谬尔吸附机理,此吸附为多分子层吸附。如在30℃下水蒸气在活性炭上的吸附,其吸附等温线见图5-46中Ⅱ。

(3)其他情况下的吸附等温曲线。也有人认为吸附是因产生毛细管凝结现象等所致,其吸附等温线如图5-46中Ⅲ、Ⅳ、Ⅴ所示。

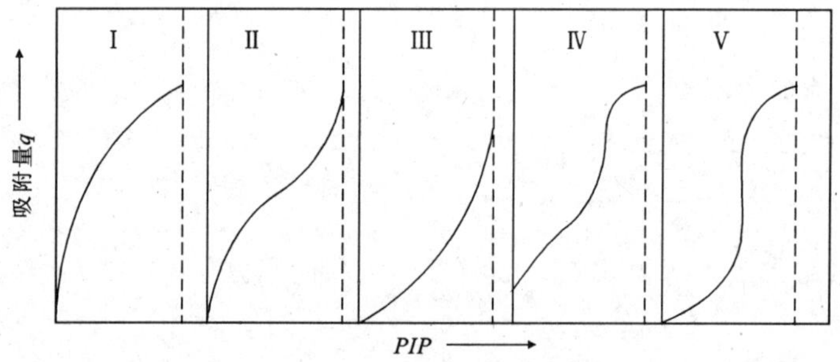

图5-46 气相单组分吸附平衡曲线

2. 气相双组分吸附

当吸附剂对混合气体中的两个组分吸附性能相近时,可认为是双组分的吸附。此情况下吸附剂对某一组分的吸附量不仅与温度、压强有关,还随混合物组成的变化而变化。通常温度升高、压力下降会使吸附量下降,图5-47反映了用石墨炭吸附$CFCl_3-C_6H_6$混合气体,气相组成对吸附量的影响。可以看出,某组分在吸附相和气相中摩尔分数的关系与精馏中某组分在气液两相摩尔分数的关系非常相似。所以,有人使用吸附分离系数α描述吸附平衡,α定义为

$$\alpha=\frac{y_B/y}{x_B/x}$$

式中:y_B、x_B——分别为组分B在气相和吸附相中的摩尔分数。可见吸附分离系数α偏离1的程度愈大,愈有利于吸附分离。

3. 液相中的吸附平衡

(1)液相单组分吸附平衡。当吸附剂对溶液中溶剂的吸附忽略不计时,构成了液相单组分的吸附,如用活性碳吸附水溶液中的有机物。Giles等人根据等温吸附曲线初始部分斜率的大小,把液相单组分吸附等温线分为S、L、H、C四大类型,而每一类型又分成5族,见图5-48,图中横坐标为组分在液相中的浓度,纵坐标为组分的吸附量。S型表示被吸附分子在吸附剂表面上成垂直方位吸附。L型的吸附即朗格谬尔吸附,是指被吸附分子在吸附剂表面呈平行状态。H型的吸附是吸附剂与吸附质之间高亲合力的吸附。C型是吸附质在溶液中和吸附剂上有一定分配比例的吸附。

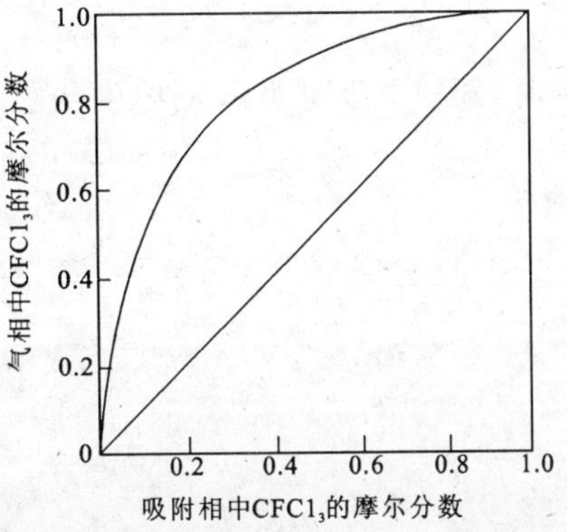

图 5－47　气相双组分吸附平衡曲线

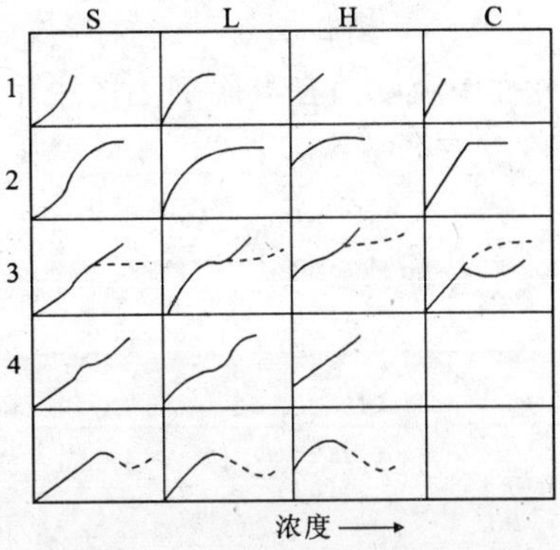

图 5－48　液相单组分吸附等温线

(2)液相中双组分的吸附平衡。含吸附质 A 和 B 的溶液与新鲜的吸附剂长时间接触后，吸附量不再增加，吸附达到平衡。此情况下的吸附等温曲线一般呈 U 型或 S 型。U 型是在吸附过程中吸附剂始终优先吸附一个组分的曲线，如用 γ—Al_2O_3 吸附 CH_3Cl—苯溶液，CH_3Cl 被优先吸附。S 型为溶质和溶剂吸附量相当情况，如用炭黑吸附乙醇—苯溶液，在乙醇摩尔分数为 0～0.4 的范围内，乙醇优先吸附，而在 0.4～1 的范围内，苯优先吸附。

(五)吸附速率

吸附速率是指当含有吸附质量的流体与吸附剂接触时，单位时间内吸附的吸附质的量，kg/s。吸附速率是设计吸附装置的重要依据。吸附速率与物系、操作条件及浓度有关。一般吸附过程示意图如 5－49 所示。

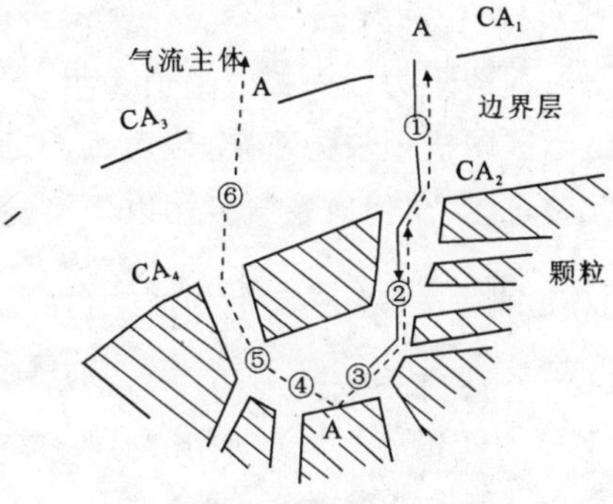

图 5－49　吸附过程示意图

“外扩散”过程；②“内扩散”过程；③吸附过程；④脱附过程；⑤内孔中吸附质的反扩散过程；⑥外表面反扩散过程

吸附质的外扩散传质速率可表示为：

$$\frac{dq_A}{dt}=k_y a_p(y_A-y')$$

同理吸附质的内扩散传质速率可表示为：

$$\frac{dq_A}{dt}=k_x a_p(x'_A-x_A)$$

式中：dq_A——dt 时间内吸附质 A 从气相主体扩散到固体表面的质量(kg/m^3)；

k_y——外扩散吸附分系数($kg/h\cdot m^2$)；

k_x——内扩散吸附分系数($kg/h\cdot m^2$)；

a_p——吸附剂比表面积(m^2/m^3)；

y_A、y'_A——吸附质 A 在气相主体、固相外表面气体中的浓度[kg(吸附质)/kg(惰性气体)]；

x_A、x'_A——吸附质 A 在吸附剂内表面、外表面的的浓度[kg(吸附质)/kg(吸附剂)]。

因外表面上吸附质的浓度不易测定，因而吸附速率也常用总吸附系数表示：

$$\frac{dq_A}{dt}=k_y a_p(y_A-y_A^*)=k_x a_p(x_A^*-x_A)$$

式中：k_y、k_x——分别为气相与吸附相总传质系数；

y_A^*、x_A^*——气相和固相的平衡浓度。

吸附过程中吸附质在吸附剂上的吸附达到平衡时，气相中吸附质 A 的浓度与吸附相上的吸附质 A 浓度有如下关系：

$$y_A^*=mx_A$$

式中：m——平衡曲线斜率。

则：

$$\frac{1}{K_y a_p}=\frac{1}{k_y a_p}+\frac{m}{k_x a_p}$$

$$\frac{1}{K_x a_p}=\frac{1}{k_x a_p}+\frac{1}{k_y a_p m}$$

由此可得：

$$K_y=\frac{1}{m}K_x$$

由$\frac{1}{K_y a_p}=\frac{1}{k_y a_p}+\frac{m}{k_x a_p}$式可知，

当 $k_y \gg k_x/m$ 时，$K_y=\frac{k_x}{m}$，即外扩散的阻力可忽略不计，整个吸附过程的阻力以内扩散阻力为主；

当 $k_y \ll k_x/m$ 时，则 $K_y=k_y$，则内扩散阻力可忽略不计，总传质系数等于外扩散分系数，整个吸附过程的阻力以外扩散阻力为主。

由于吸附机理较为复杂，传质系数目前还常从经验公式求得。对于一般粒度的活性炭吸附蒸气的过程，总传质系数可用以下经验公式计算：

$$K_y a_p=1.6\frac{DV^{0.54}}{v^{0.54}d^{1.46}}$$

式中：D——扩散系数（m^2/s）；

V——气相混合物流速（m/s）；

v——运动粘度，（m^2/s）；

d——吸附剂颗粒直径，（m）。

（六）吸附设备及计算

1. 吸附装置设计的基本要求

工业上对吸附装置设计的基本要求有：

（1）吸附装置出口排气必须达到排放标准。

（2）设备选型要面向生产实际。

（3）采用先进技术。

（4）经济因素。

2. 吸附操作过程和装置

吸附分离过程包括吸附过程和解吸过程。由于需处理的流体浓度、性质及要求吸附的程度不同，故吸附操作有多种形式。

(1)接触过滤式操作。

该操作是把要处理的液体和吸附剂一起加入到带有搅拌器的吸附槽中，使吸附剂与溶液充分接触，溶液中的吸附质被吸附剂吸附，经过一段时间，吸附剂达到饱和，将料浆送到过滤机中，吸附剂从液相中滤出，若吸附剂可用，经适当的解吸，回收利用之。

因在接触式吸附操作时，使用搅拌使溶液呈湍流状态，颗粒外表面的膜阻力减少，故该操作适用于外扩散控制的传质过程。接触过滤吸附操作所用设备主要有釜式或槽式，设备结构简单，操作容易。广泛用于活性炭脱除糖液中的颜色等方面。

(2)固定床吸附操作。固定床吸附操作是把吸附剂均匀堆放在吸附塔中的多孔支承板上，含吸附质的流体可以自上而下流动，也可自下而上流过吸附剂。在吸附过程中，吸附剂不动。

通常固定床的吸附过程与再生过程在两个塔式设备中交替进行，如图 5-50 所示，· 表示阀门关闭，o 表示阀门打开。吸附在吸附塔 1 中进行，当出塔流体中吸附质的浓度高于规定值时，物料切换到吸附塔 2，与此同时吸附塔 1 采用变温或减压等方法进行吸附剂再生，然后再在塔 1 中进行吸附，塔 2 中进行再生，如此循环操作。

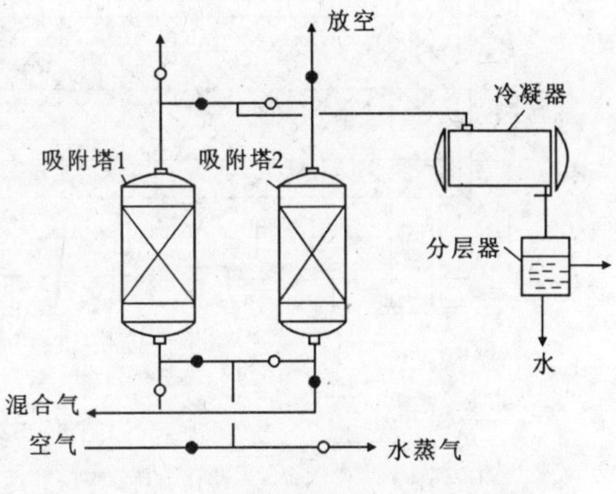

图 5-50　固定床吸附操作流程示意图

1)固定床的分类。固定床吸附器有方型、圆型及立式、卧式之分，内设吸附层可以是单层、多层。

立式固定床吸附器分上流式和下流式两种，见图 5-51。

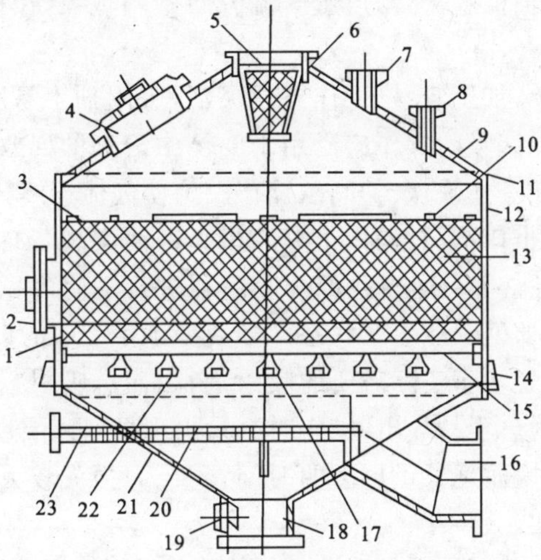

图 5-51　立式固定床吸附器

1. 砾石；2. 卸料孔；3. 6 网；4. 装料孔；5. 废气及空气入口；7. 脱附气排出；8. 安全阀接管；9. 顶盖；10. 重物；11. 刚性环；12. 外壳；13. 吸附剂；14. 支撑环；15. 栅板；16. 净气出口；17. 梁；18. 视镜；19. 冷凝排放及供水；20. 扩散器；21. 吸附器底；22. 梁支架；23. 扩散器水蒸气接管

吸附剂装填高度以保证净化效率和一定的阻力降为原则，一般取 0.5～2.0m。床层直径以满足气体流量和保证气流分布均匀为原则进行设计。处理腐蚀性气体时应注意采取防腐蚀措施，一般是加装内衬。立式固定床吸附器适合于小气量浓度低的情况。

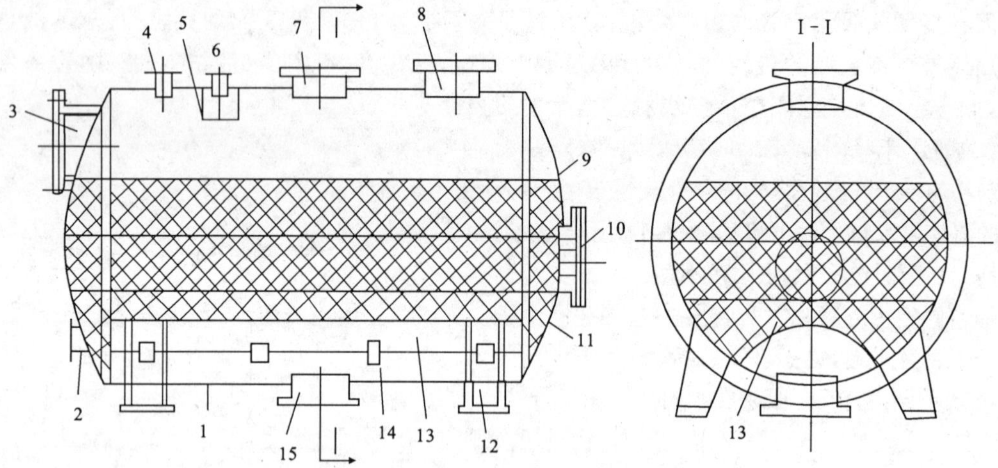

图 5－52　卧式吸附器

1. 壳体；2. 供水；3. 入孔；4. 安全阀接管；5. 挡板；6. 蒸气进口；7. 净化气体出口；8. 装料口；9. 吸附剂；10. 卸料口；11. 砾石层；12. 支脚；13. 填料底座；14. 支架；15. 蒸气及热空气出入口

图 5－51 为常用卧式吸附器，其壳体为圆柱形、吸附剂床层高 0.5～1.0 米。

优点：处理气量大，流体阻力小、压降小，动力消耗少。

缺点：吸附剂床层横截面面积大，易产生气流分布不均现象，在设计时特别注意气流均布的问题。

固定床吸附塔结构简单，加工容易，操作方便灵活，吸附剂不易磨损，物料的返混少，分离效率高，回收效果好，故固定床吸附操作广泛用于气体中溶剂的回收、气体干燥和溶剂脱水等方面。固定床吸附器也存在一些缺点：①间歇操作。为使气流连续，操作必然不断地周期性切换，为此必须配置较多的进出口阀门，操作十分麻烦。即使实现了自动化操作，控制程序也是比较复杂的；②需设有备用设备。即当一部分吸附器进行吸附时，要有一部分吸附床进行再生，这些吸附床中的吸附剂即处于非生产状态。即使处于生产中的设备里，为了保证吸附区的高度有一定富余，也需要放置多于实际需要的吸附剂，因而总吸附剂用量增多；③吸附剂层导热性差。吸附时产生的吸附热不易导出，操作时容易出现局部床层过热。另外，再生时加热升温和冷却降温都很不容易，因而延长了再生的时间；④压力损失较大。对于采用厚床层，压力损失也较大，因此，能耗增加。

常用卧式吸附器适于小型、分散、间歇性的气体毒害物治理。在连续性的气体毒害物治理中应用也相当普遍。

2)固定床吸附过程及计算。在气态毒害物的吸附净化设计中，由于所涉及到的物系是低浓度的气态混合物，且气量一般比较大，吸附热相对较小，因此可近似地按等温过程处理。

计算过程的前提：一般是在吸附剂的选择、吸附设备的选择和吸附效率确定之后进行的。设计计算的任务：是求出吸附器的床层直径和高度．吸附剂的用量，吸附器的一次循环工作时间，床层压降等。

吸附剂的活性是以单位重量（或体积）吸附剂所能吸附的吸附质重量（或体积）的多少表示。

而吸附剂的活性分为静活性和动活性。动活性是指在一定温度和一定浓度的情况下，气体通过一定厚度的吸附剂床层，当出口出现该气体时，单位重量或体积吸附剂所吸附气体量。静活性是指在一定温度和一定浓度的情况下，吸附剂吸附气体达到饱和状态，即吸附量与脱吸量处于平衡状态时，单位重量或体积吸附剂所吸附的气体最大量。

如果动活性小于静活性，用吸附法净化有害气体时，应按动活性来计算。

对于一个固定床吸附器，气体以等速进入床层，气体中的吸附质就会按某种规律被吸附剂所吸附。吸附一定时间后，在吸附剂上吸附质就会有一定的浓度，此浓度称为该时刻的吸附负荷。在一定温度下，吸附剂中所吸附的吸附质（被吸附物）沿床层不同高度（或长度）的浓度变化曲线，称为吸附负荷曲线。或在流动状态下，气相中的吸附质（被吸附物）沿床层不同高度（或长度）的浓度变化曲线，称为吸附负荷曲线。也就是说，吸附负荷曲线是吸附床层内吸附质浓度 x 随床层高度（或长度）Z 变化的曲线。

在理想状态下，若床层完全没有阻力，吸附会在瞬间达到平衡，即吸附速率无穷大，则在床层内所有断面上的吸附负荷均为一个相同的值，吸附负荷曲线将是一个直角形的折线，如图 5－53 所示。

图 5－53　理想吸附负荷曲线

但实际上是不可能的，在实际操作中由于床层中存在着阻力，在某一瞬间床层内各个截面上的吸附负荷会有差异，见图 5－54。

介于平衡区（饱和区）与未用区之间的这一部分床层，其吸附质负荷由饱和浓度的 x_e，变化到起始吸附质负荷 x_0，形成一个 s 形曲线。在这段床层里有一部分吸附剂还正在吸附，故 s 形波所占的这一部分床层为“传质区”

而 s 形曲线称为“吸附波”或“传质波”，也称为“传质前沿”，见图 5－55。

由于流体是以稳态进入床层，则吸附波以等速向前移动，其曲线形状基本不变。当吸附波的下端到达床层出口端时，就产生所谓的“穿透现象”，吸附波稍微再向前移动一点就出到床层以外，在流出物分析中，将发现有吸附质漏出来（这时床层被穿透 ）。当床层被穿透的这个时

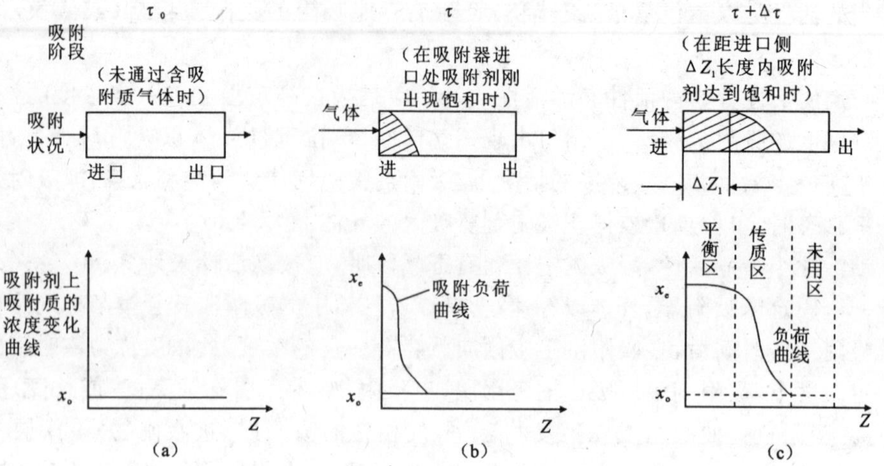

图 5－54　不同截面上的吸附负荷

刻，称为“破点”（或穿透点）。此时流出气体中吸附质的浓度称为“破点浓度”。从开始进气到出现破点的这段时间称为“穿透时间”τ_B。

当吸附流动继续进行，则逐渐地使吸附波的顶端也到达床层的出口，这时所需的时间称为“平衡时间 τ_e”，如图 5－56。此时床层中全部吸附剂与进料流体中吸附质浓度达到平衡状态，吸附剂容量全部被用完，床层失去吸附能力。

实际上吸附操作进行到穿透点时就要停止操作，进行再生处理。通过透过曲线可以看出。

通常改用在一定的时间间隔内，分析床层流出物中吸附质浓度的变化，以流出物中吸附质浓度 y 为纵坐标，时间 τ 为横坐标. 则随着时间的推移可画出一条 $\tau-y$ 曲线。如图 5－57 所示。开始时流出物中吸附质浓度为 y_B，到 τ_B 时流出物中吸附质浓度开始上升，到 τ_E 时升到 y_E，即接近床层进口浓度，这时床层已完全没有吸附能力，吸附波的末端也离开了床层。在 $\tau-y$ 图上，从 τ_B 到 τ_E 呈现一个 S 型曲线，这条曲线称为“透过曲线”。它的形状与吸附负荷曲线是完全相似的，只是方向相反。保护作用时间是固定床吸附器的有效工作时间。它定义为从吸附操作开始到床层被穿透所经历的时间称为保护作用时间（即穿透时间）。如图所示的 τ_0 到 τ_B 所经历的时间。时间到达 τ_E 时，吸附波整个移出床层，说明床层内的吸附剂已完全饱和，完全失去了吸附能力，这个时刻称为“耗竭点或称干点”。到达“干点”时，床层内流出的气体中，吸附质浓度基本回复到进口浓度。

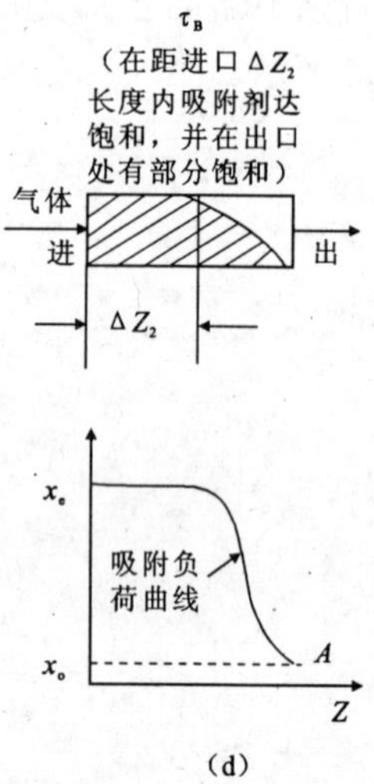

图 5－55　S形曲线

希洛夫近似计算法—希洛夫公式在理想状态下，在理想保护作用时间 τ'_B 内通过吸附床的吸附质将全部被吸附即通过床层的吸附质的量一定等于床层内所吸附的量，即：

$$G_S\tau'_B A\rho_0 = ZA\rho_B x_T$$

式中：G_S——气体通过床层的速率，m/s；

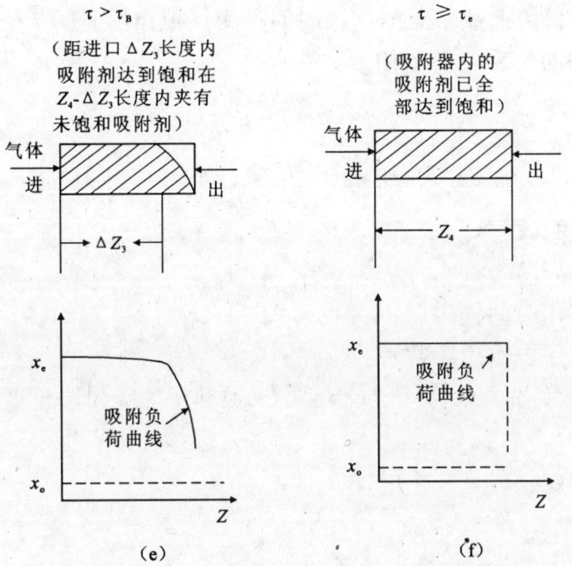

图 5－56　不同状态下的吸附负荷曲线

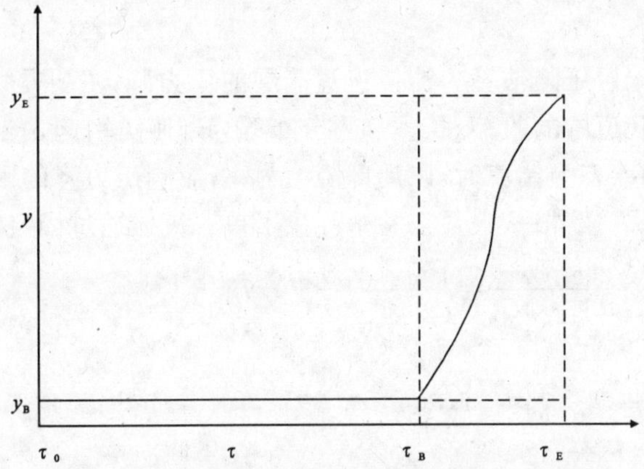

图 5－57　吸附床吸附过程中流出物分析曲线

τ'_B——理想保护作用时间，min；

A——吸附床层截面积，m^2；

ρ_0——气体中毒害物初始浓度，kg/m^3；

Z——床层长度，m；

ρ_B——吸附剂堆积密度，kg/m^3；

x_T——吸附剂的静活性（平衡吸附量），kg/kg

通过上式解出 τ'_B

$\tau'_B=\frac{\rho_B x_T}{G_S\rho_0}Z$，可令 $K=\frac{\rho_B x_T}{G_S\rho_0}$，则 $\tau'_B=KZ$

但对一个实际的操作过程，由于床层存在阻力，因此实际上的保护作用时间 τ_B 要比理想保护作用时间 τ'_B 短，我们把被缩短的这段时间称为保护作用时间损失，用 τ_0 来表示。阻力越大，τ_0 越大。三个时间的关系可表示如下：

$$\tau_B = \tau'_B - \tau_0$$

将 $\tau'_B = KZ$ 式代入 $\tau_B = \tau'_B - \tau_0$，

即得：

$$\tau_B = KZ - \tau_0$$

令 $$\tau_0 = KZ_0$$

式中：τ_0——为保护作用时间损失；

K——为吸附层保护作用系数；

Z_0——为床层长度损失或称死层(床层中未被利用的吸附层长度)。

则

$$\tau_B = KZ - \tau_0 = KZ - KZ_0$$
$$= K(Z - Z_0)$$

上式即为具有实用价值的希洛夫公式。

τ_0 和 Z_0 均可由实验求得

根据希洛夫公式来确定吸附剂床层长度 Z：

$$Z = (\tau_B + \tau_0)/K$$
$$= \tau_B/K + Z_0$$

3)固定床吸附器床层压降估算。流体流过床层的压力降，主要是由于流体与颗粒表面间的摩擦阻力和流体在孔道中的收缩、扩大和再分布等局部阻力引起。当流动状态为层流时，以摩擦阻力为主，当流动状态为湍流时，以局部阻力为主；影响压力降的因素很多，目前尚无一个较完善的通用计算公式。欧根从大量实验中导出了单一流体通过固定床压力降的估算式为：

$$\frac{\Delta P}{Z} \cdot \frac{\varepsilon^3 d_p \rho}{(1-\varepsilon) G_s^2} = \frac{150(1-\varepsilon)}{\mathrm{Re}_p} + 1.75$$

即

$$\Delta P = [150(1-\varepsilon)/\mathrm{Re}p + 1.75] \times [(1-\varepsilon) G_s^2 / (\varepsilon^3 d_p \rho)] \times Z$$
$$\tau_B = KZ - \tau_0 = KZ - KZ_0$$
$$= K(Z - Z_0)$$

式中：ΔP——气流通过床层的压降，Pa；

Z——吸附剂床层长度(高度)，m；

ε——床层空隙率；

d_p——吸附剂颗粒平均直径，m；

ρ——气体密度，kg/m^3；

G_s——单位截面气体质量流速，$kg/m^2 \cdot s$；

Rep——气体围绕吸附剂颗粒流动的雷诺数；

$\mathrm{Re}p = d_p \cdot G_s/\mu$，$\mu$ 为气体粘度，Pa·s。

希洛夫法计算实例。

例题　某厂拟定用活性炭吸附废气中的 CCl_4，已知气量为 $Q = 1\,000 m^3/h$，浓度为 $4 \sim 5 g/m^3$，

白天操作，试设计立式固定床吸附器。

解：

(1)选定吸附剂：活性炭：粒状、直径 dp＝3mm，堆密度 ρs＝300～600g/L，空隙率 ε＝0.33～0.43。

(2)确定操作条件：常温常压（293K、1.0132 5×105Pa），常温常压空气密度 ρ 为 1.2kg/m^3，粘度 μ 为 1.81×10^{-5} Pa·s；

空床气速 V＝20m/min。

(3)动态吸附试验：将穿透点浓度定为 50mg/ m^3。

测得实验数据如下表所示：

床层高度 Z(m)	0.1	0.15	0.2	0.25	0.3	0.35
穿透时间 τ_B(min)	109	231	310	462	550	651

(4)以 Z 为横坐标，τ_B 为纵坐标，将实验数据在 τ_B－Z 图上标出，连接各点得到如下的直线（希洛夫法直线）。

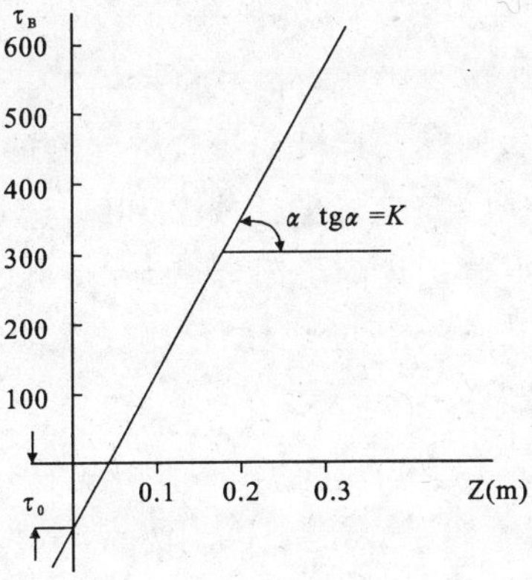

图解得到：

$$K=(650-200)/(0.35-0.14)$$
$$=2\ 143(\text{min/m})$$
$$\tau_0=95\text{min}$$

(5)确定床层高度 Z

考虑每周脱附 1 次，5 天/周，共计 40 小时

$$Z=(\tau_B+\tau_0)/K$$
$$=(40\times60+95)/2\ 143$$
$$=1.164(\text{m})$$

取 Z＝1.2m，如果 Z 太高串联 n 个

(6)采用立式圆柱床

直径　　$D=[4Q/(\pi V)]1/2=[4\times1\ 000/(\pi\times20\times60)]1/2$

$=1.03(\text{m})$　　取 D＝1.0m

(7)所需吸附剂质量

$$m=AZ\rho S=(\pi/4)\times1.02\times1.2\times(300+600)\times(1/2)=424(kg)$$

$$m_{max}=(\pi/4)\times1.02\times1.2\times600=565(kg)$$

考虑到装填损失0.05—0.20,取损失率为10%,则每次新装吸附剂时所需活性炭466～622kg。

(8)核算压力降

$G_s=(1\ 000/3\ 600)\times1.2/[(\pi/4)\times1.02]=0.424(kg/m^2\cdot s)$

$ReP=d_P\cdot G_s/\mu=0.003\times0.424/(1.81\times10-5)=70.3$

$\Delta P=[150(1-\varepsilon)/Rep+1.75]\times[(1-\varepsilon)Gs2/(\varepsilon3dP\rho)]\times Z$

$=[150(1-0.38)/70.3+1.75]\times(1-0.38)\times0.424\ 2/(0.383\times0.003\times1.2)\times1.2$

$=2\ 080(Pa)$

此压力降可接受,不必调整床层高度。

4)经验估算法。

缺乏前述理论计算时所需要的数据,此时可由生产中或实验测得吸附剂的吸附容量值,用来估算吸附剂的用量,然后根据操作周期和经验气体流速(一般0.2～0.6m/s),即可计算出吸附床高度。

例 拟用活性炭吸附器回收废气中所含的三氯乙烯。

已知废气排放条件为294K,1.38×105Pa,废气中含三氯乙烯的体积分数为2.0×10－3,废气流量Q为12 700m^3/h,要求三氯乙烯的回收率为99.5%。

测得所要采用的活性炭对三氯乙烯的吸附容量为0.28kg三氯乙烯蒸气/kg活性炭;活性炭的堆积密度为576.7kg/m^3;其吸附周期为4h;操作气速V根据经验取0.5m/s;求固定吸附床高度。

解:三氯乙烯体积流量为:

$$12\ 700\times2.0\times10^{-3}=25.4(m^3/h)$$

将此换算成标准状况下的体积:

$$25.4\times\frac{1.38\times10^5}{1.01\times10^5}\times\frac{273}{294}=32.226(m^3/h)$$

计算得三氯乙烯摩尔质量为131.5,则得三氯乙烯质量流量为:

$$131.5\times\frac{32\ 226}{22.4}=189.18(kg/h)$$

在4h内所要吸附的三氯乙烯的量为:

$$189.18\times4\times0.995=752.94(kg)$$

则所需活性炭体积m^3为:

$$\frac{752.94/0.28}{576.7}=4.66(m^3)$$

按操作气速0.5m/s计,所需吸附床直径为:

$$D=\sqrt{\frac{4V}{\pi\mu}}=\sqrt{\frac{4\times12\ 700}{3.14\times0.5\times3\ 600}}=3.0(m)$$

得床层截面积:

$$A=\frac{\pi}{4}D^2=0.785\times3^2=7.065(\text{m}^2)$$

于是得床层高度为：

$$Z=m/A=4.66/7.065=0.66(\text{m})$$

(3)移动床吸附操作。移动床吸附操作是指待处理的流体在塔内自上而下流动，在与吸附剂接触时，吸附质被吸附，已达饱和的吸附剂从塔下连续或间歇排出，同时在塔的上部补充新鲜的或再生后的吸附剂。与固定床相比，移动床吸附操作因吸附和再生过程在同一个塔中进行，所以设备投资费用少。

(4)流化床吸附操作及流化床－移动床联合吸附操作。流化床吸附操作是使流体自下而上流动，流体的流速控制在一定的范围，保证吸附剂颗粒被托起，但不被带出，处于流态化状态进行的吸附操作。该操作的生产能力大，但吸附剂颗粒磨损程度严重，且由于流态化的限制，使操作范围变窄。

流化床－移动床联合吸附操作将吸附再生集一塔，如图 5－58 所示。塔的上部为多层流化床，在此原料与流态化的吸附剂充分接触，吸附后的吸附剂进入塔中部带有加热装置的移动床层，升温后进入塔下部的再生段。在再生段中吸附剂与通入的惰性气体逆流接触得以再生。最后靠气力输送至塔顶重新进入吸附段，再生后的流体可通过冷却器回收吸附质。流化床—移动床联合吸附床常用于混合气中溶剂的回收、脱除 CO_2 和水蒸汽等场合。

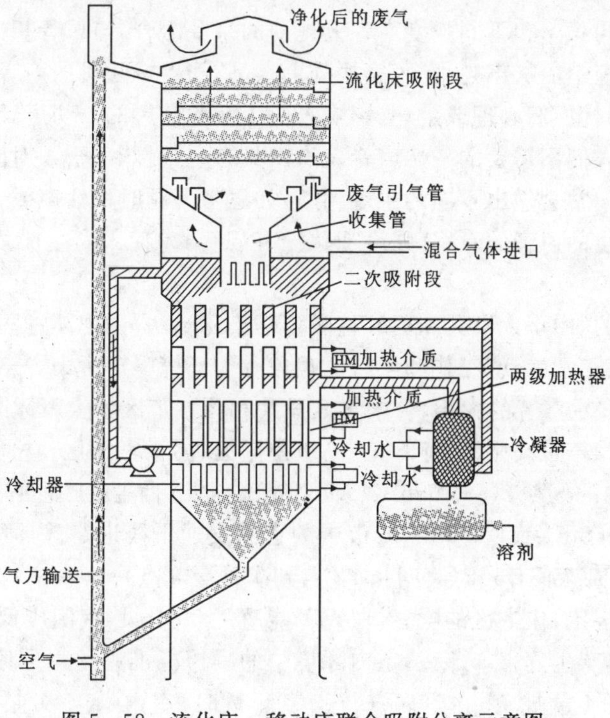

图 5－58 流化床—移动床联合吸附分离示意图

该操作具有连续、吸附效果好的特点。因吸附在流化床中进行，再生前需加热，所以此操作存在吸附剂磨损严重、吸附剂易老化变性的问题。

第六章 噪声与振动控制

第一节 噪声与声波基础知识

一、噪声与声波

物体的振动在一定条件下产生声音。声源发出的声音必须通过介质才能传播出去。声音通过介质传播，但介质本身并不随声音一起传播，它只在平衡位置附近来回振动。

生理学将对人体有害或人们不需要的声音称为噪声。物理学将和谐的声音叫做乐音，不和谐的声音称为噪声。

噪声是各种不同频率和不同强度声音无规则的杂乱组合，与乐音相比，噪声的波形曲线通常是无规则的。物理学的噪声是指频率、振动上杂乱、间歇或随机的声音，生理学、心理学所说的噪声，是指足以干扰人们心理或生理、影响人们生活和健康的一切声音。

广义噪声是指人们不需要的一切声音。噪声具有主观性，一个人对同一个声音，在不同的时间、地点等条件下，常会做出不同的主观判断，如思考问题时谈话声或音乐也可能成为噪声。

生产过程中产生的声音的频率、强度变化没有规律，易使人产生厌烦感，故称之为生产性噪声。

我们国家制定的《中华人民共和国环境噪声污染防治法》中把超过国家规定的环境噪声排放标准，并干扰他人正常生活、工作和学习的现象称为环境噪声污染。声音的分贝是声压级单位，记为 dB。用于表示声音的大小。《中华人民共和国城市区域噪声标准》中则明确规定了城市五类区域的环境噪声最高限值：疗养区、高级别墅区、高级宾馆区，昼间 50dB、夜间 40dB；以居住、文教机关为主的区域，昼间 55dB、夜间 45dB；居住、商业、工业混杂区，昼间 60dB、夜间 50dB；工业区，昼间 65dB、夜间 55dB；城市中的道路交通干线道路、内河航道、铁路主、次干线两侧区域，昼间 70dB、夜间 55dB(夜间指 22 点到次日晨 6 点)。

按照国家标准规定，住宅区的噪音，白天不能超过 50 分贝，夜间应低于 45 分贝，若超过这个标准，便会对人体产生危害。那么，室内环境中的噪声标准则依据国家《城市区域环境噪声测量方法》中第 5 条 4 款规定，在室内进行噪声测量时，室内噪声限值低于所在区域标准值 10dB。

声音的传播过程就是振动传播过程，传播的是物体的振动，这种运动方式称为波动，见图 6-1。

波分为纵波和横波，在流体中声振动的传播方向与介质质点振动方向一致，这种声振动过

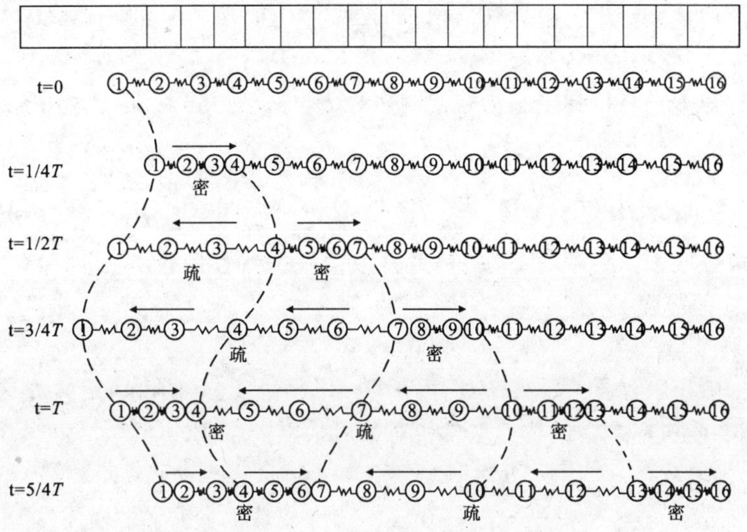

图 6-1　声波过程示意图

程称为纵声波。空气中只有纵波存在。

二、声压的基本概念与度量

空气中的体积元因振动而变化时，该元的密度、压强会随之变化。

弹性介质没有声振动处于静止时，此时的压强即为大气压强，设为 P_0，受声扰动后，介质压强由 P_0 变为 P，而由此产生的逾量压强：$p=P-P_0$，称为声压。声压 p 一般是空间与时间的函数。

存在声波的空间称为声场。声场中某一瞬时的声压称为瞬时声压，在一定时间间隔内的最大瞬时声压称为峰值声压。在一定时间间隔内，瞬时声压对时间取均方根值称为有效声压：

$$p_e = \sqrt{\frac{1}{T}\int_0^T p^2 \mathrm{d}t}$$

一般用耳朵感受到的电子仪表测得的往往是有效声压，习惯上的声压就是有效声压。

人耳对 1 000Hz 声音的可听阈约：2×10^{-5} Pa，微风吹拂约为 2×10^{-4} Pa；鼓风机约为 2Pa；喷气机起飞约为 200Pa。

三、声学量的级与分贝单位

声压或声强的变化范围很大，如人耳刚能感受到声音存在的界限，即听闭，对 1kHz 频率，声压约为 2×10^{-5}Pa，而使人耳产生痛感的声音，即痛阈。对同样 IkHz 频率声压可达 20 Pa，二者相差几乎 100 万倍。此外，人耳对声音强弱的主观感觉并不是正比于声压的绝对值，而更接近于它们的对数关系。

1. *声压*

声压级的符号用 L_p 表示，其定义为将待测声压有效值 p_e 与基准声压 p_{ref} 的比值取常用对数，再乘以 20，即

$$L_p = 210\lg \frac{p_e}{p_{ref}} (\mathrm{dB})$$

在空气中基准声压 p_{ref} 取为 2×10^{-5}Pa，这个数值约为 1kHz 声音的听阈声压。

2. *声强级*

声强级用符号 L_I 表示，其定义为将待测声强 I 与基准声强 I_{ref} 的比值取常用对数，再乘以 10，即

$$L_I = 10\lg\frac{I}{I_{ref}}\ (\text{dB})$$

在空气中基准声强取 10^{-12}W/m^2，这一数值是取空气的特性阻抗为 400Pa · s/m 时与声压 2×10^{-5}Pa 相对应的声强。

3. *声功率级*

声功率级一般用来计量声源的辐射声功率。用符号 L_w 表示，其定义为这一声源的辐射声功率 W 与基准声功率 W_{ref} 的比值取常用对数后乘以 10，即

$$L_w = 10\lg\left(\frac{W}{W_{ref}}\right)(\text{dB})$$

基准声功率取为 10^{-12}W。

表 6-1 是几种情景下的声压级大小。

表 6-1 几种情景下的声压级

噪声源	位 置	声压级/dB
核爆炸	试验场	180
导弹发射	发射场	160
锅炉排气放空	离喷口 1m	140
大型鼓风机房	离风机 1m	120
中等功率柴油机组	排烟口 1m	100
高声演讲	距 1m	80

四、声波方程

声波或者存在声波的空间—声场的特性和规律，可以通过介质中的声压 p ，质点速度 v 以及密度变化量 ρ 来描述和表征. 例如在声传播过程中，在空间不同位置上述这些量都可能有不相同的值，即它们会有一定的空间分布，而这些量又是随时间而变化的，也即实际上声压等量是空间中随时间与空间变化的函数。

1. *流体的三个基本方程*

作为流体介质，显然它们必须满足三个基本物理定律，即：牛顿第二定律，它描述了压力变化 p 与质点速度 v 的关系；质量守恒定律，它描述了可压缩介质的密度变化衬与质点速度 v 的关系；物态方程，它描述介质中压强变化 p 与密度变化的关系。

介质理想化的假设：①介质为理想流体，即介质中不存在猫滞和热传导等使声波传播时产生的热耗损的因素；②在声波没有形成时，介质是静止不流动的，并且介质宏观上是均匀的，介质中静态压强，静态密度都是常数；③介质因声波传播而引起的压缩与膨胀或稠密与稀疏的过程是绝热的，即介质互相毗邻部分之间不会由于声波过程引起的温度差而产生热交换；④介质

中传播的是小振幅声波，各声学量都是一级微量，例如声压甚小于静态压强，质点速度 v 甚小于声传播速度，介质密度变化甚小于静态密度等。

先考虑一维情况，即假定声波仅在一个方向，如 x，其它方向是均匀的，声学量仅是 x 的函数。

(1)动力方程。设想在声场中取一足够小的体积元如图所示，设这一小体元垂直于 x 轴的面积为 S，其体积为 $S\cdot dx$。由于声压 p 随位置 x 而变化，因此作用在该体积元左侧面和右侧面上的力是不相等的，其合力导致这个体积元的质点沿 x 方向运动。

当声波 p 通过时，设体积元左侧面处的压强为 P_0+p，所以作用在该左侧面上的力为：$Fl=(P_0+p)\ S$，因为在理想流体中不存在切向力，内压力总是垂直于所取表面，所以 Fl 的方向是沿 x 轴正方向；体积元右侧面处的压强为 P_0+p+dp，其中 $dp=\frac{\partial p}{\partial x}dx$，$\frac{\partial p}{\partial x}$为声压在 x 方向的梯度，于是作用在该体积元右侧面上的力为：$F_2=(P_0+p+dp)S$，其方向为负，因而作用在该体积元上沿 x 的合力应为：$F=F_1-F_2=-S\frac{\partial p}{\partial x}dx$. 该体积元的质量为 ρSdx：，在力 F 作用下得到沿 x 方向的加速度$\frac{dv}{dt}$，据牛顿第二定律有 $\rho Sdx\ \frac{dv}{dt}=-\frac{\partial p}{\partial x}Sdx$，整理后即得：$\rho\ \frac{dv}{dt}=-\frac{\partial p}{\partial x}$，然而上式中的 $\rho=\rho_0+\rho'$ 仍是一个变量，而加速度$\frac{dv}{dt}$实际上应包含两部分：在空间指定点上，由于该位置的速度随时间而变化所得到的加速度，即本地加速度$\frac{dv}{dt}$；另一部分是由于质点迁移一段距离以后，因速度随位置变化取得的速度增量而得到的加速度，即迁移加速度，它等于 $v\frac{\partial v}{\partial x}$，因此式可表示为

$$(\rho_0+\rho')\left(\frac{\partial v}{\partial t}+v\frac{\partial v}{\partial x}\right)=-\frac{\partial p}{\partial x},$$

因为我们讨论的是小振幅声波，仅需保留一级微量而略去二级以上的微量，如 $\rho'\frac{\partial v}{\partial t}$ 与 $\rho_0 v\ \frac{\partial v}{\partial x}$ 是二级微量，$\rho' v\ \frac{\partial v}{\partial x}$为三级微量都略去后便可得

$$\rho_0\ \frac{\partial v}{\partial t}=-\frac{\partial p}{\partial x},$$

这就是我们要得到的描述声波扰动时的动力学方程，描述了声压与质点速度之间的关系。

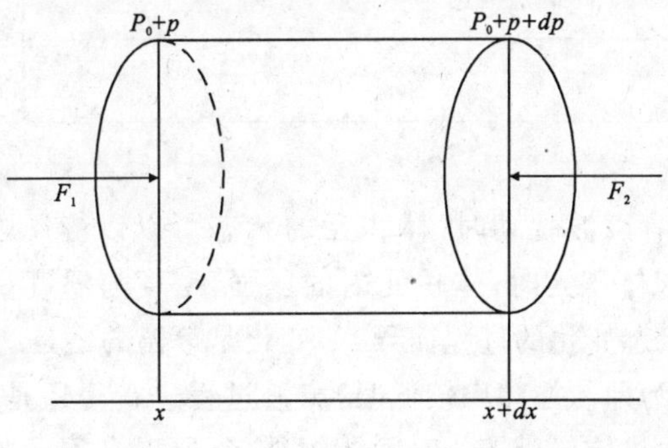

(2)连续性方程。连续性方程实际就是质量守恒定律,即介质中因声波扰动,单位时间内流入体积元的质量与流出该体积元的质量之差应该等于该体积元内质量的增加或减少。

仍设想在声场中取一小体积元,其体积元为 Sdx,如在体积元左侧面 x 处,介质质点的速度为 V_X,密度为 ρ_x,而在单位时间内流过左侧面而进入该体积元的质量应等于截面积为 S,高度为 V_X 的柱体体积内所包含的介质质量,即 $(\rho V)_x S$;在同一单位时间内从体积元经过右侧面流出的质量为 $-(\rho V)_{x+dx}S$,负号表示流出。因此单位时间流入体积元内的净质量应为 $(\rho v)_x S-(\rho V)_{x+dx}S=-\frac{(\rho V)_x}{\partial x}Sdx$。单位时间内质量增加,表明其密度增加了。设在单位时间内的密度增加量为 $\frac{d\rho}{dt}$,则在单位时间体积内的质量增加应该为 $\frac{d\rho}{dt}$,则在单位时间体积元内的质量增加应为 $\frac{d\rho}{dt}Sdx$,由于体积元内没有产生流体质量的源,因此按质量守恒定律,单位时间内体积元的质量的增加量必然等于流入体积元内的净质量,即

$$-\frac{\partial(\rho v)}{\partial x}Sdx=\frac{d\rho}{dt}Sdx$$

或

$$-\frac{\partial}{\partial x}(\rho v)=\frac{d\rho}{dt}$$

类似于上面关于小振幅声波假定的处理,可得 $\frac{\partial}{\partial x}(\rho v)\approx\rho_0\frac{\partial v}{\partial x}$,以及 $\frac{d\rho}{dt}\approx\frac{\partial\rho'}{\partial t}$,可简化为

$$-\rho_0\frac{\partial v}{\partial x}=\frac{\partial\rho'}{\partial t}$$

这就是有声波扰动时,流体介质的连续性方程,它描述了质点速度 v 与密度变化量 ρ' 之间的关系。

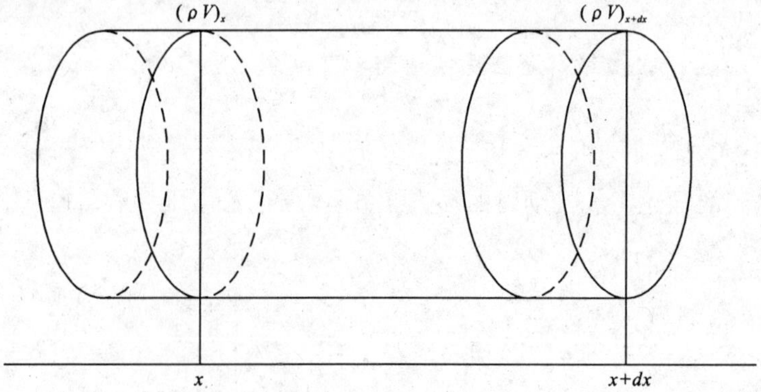

(3)物态方程。在没有声波扰动时,体积元的状态可以以静压强 P_0,密度 ρ 及绝对温度 T_0 来表征。当声波传过该体积元时,体积元内的压强,密度与温度都会随之发生变化。一般说物态方程还要视物理状态变化的过程而异,如变化是等温的还是绝热的,声波是绝热过程的假定是合理并正确的,因为即使在频率较低时,声波过程进行得还是比较快,介质中体积压缩与膨胀交替过程的周期比热传导所需的时间要短得多,所以来不及与毗邻部分进行热量的交

换。所以可以认为介质中的压强仅是密度的单值函数，即可用下式表示：$P=P(\rho)$，或者也可用它的增量形式表示：$dP=c^2d\rho$，这里 $c^2=\dfrac{\partial P}{\partial\rho}$。在小振幅声波前提下 $dP\approx p, d\rho\approx\rho'$，而 $c^2=\dfrac{\partial P}{\partial\rho}$取其平衡状态(静态)的值 $c_0^2=\dfrac{\partial P}{\partial\rho}$为近似，因此声波过程中的状态方程就可简化表示为 $p=c_0^2\rho'$，这里 c_0^2 已是常数，决定于介质静态时的状态参数。c_0 代表声波在介质中的传播速度，称为声速一维声波方程。

通过对三个基本方程，可以消去 p, v, ρ' 中任意两个量。可得：

$$\frac{\partial^2 p}{\partial x^2}=\frac{1}{c_0^2}\frac{\partial^2 p}{\partial t^2}$$

五、三种基本波型

空间行波在同一时刻由相位相同的各点构成的轨迹曲面称为波阵面，波阵面垂直于波传播方向.平面波是波阵面为平面的波，球面波是波阵面为同心球面的波，而柱面波是波阵面为同轴柱面的波。

1. 平面声波

(1)声波波动方程。平面声波的波动方程为：

$$\frac{\partial^2 p}{\partial x^2}=\frac{1}{c_0^2}\frac{\partial^2 p}{\partial t^2}$$

该波动方程解为：$p(x,t)=[Ae^{-jkx}+Be^{jkx}]e^{jwt}$

上式中，A、B 为待定系数，传播常数 $k=\dfrac{\omega}{c_0}$，ω 为声波角频率.A 项代表前进波，而 B 项代表反射波，暂可将 $B=0$。于是就求得平面声场中声压为

$$p(x,t)=p_a e^{j(wt-kx)}$$

进而可以求得介质中的质点速度

$$v(x,t)=v_a e^{j(wt-kx)}$$

式中 $v_a=\dfrac{p_a}{\rho_0 c_0}$为质点速度的幅值。由此可以看到，平面声行波在理想介质中传播时，声压幅值 p_a 与质点速度幅值 v_a 都是不随距离变化的常数，即声波在传播过程中不会有任何衰减。其主要是由于理想流体没有粘滞损耗，同时平面声波的波阵面永久保持平面，且不会扩大，因而声能量不会随距离而分散，见图 6-2。

2)声波的阻抗。在此我们引入电学中电流传输的阻抗概念，将声压比做电压，质点速度比作电流，那么我们定义：

$$Z_s=\frac{p}{v}$$

为声阻抗，一般可用复数表示，其实部表示能量损耗。在理想介质中，代表能量的转移。将前面两式代入得：

$$Z_s=\rho_0 c_0$$

由此可见，平面声波中，声阻抗是常数。$\rho_0 c_0$ 为介质的特性阻抗，单位是 Pa·s/m。这反映在平面行波中各位置都无能量储存的过程，前一个位置的能量可能完全传播到后一个位置上。

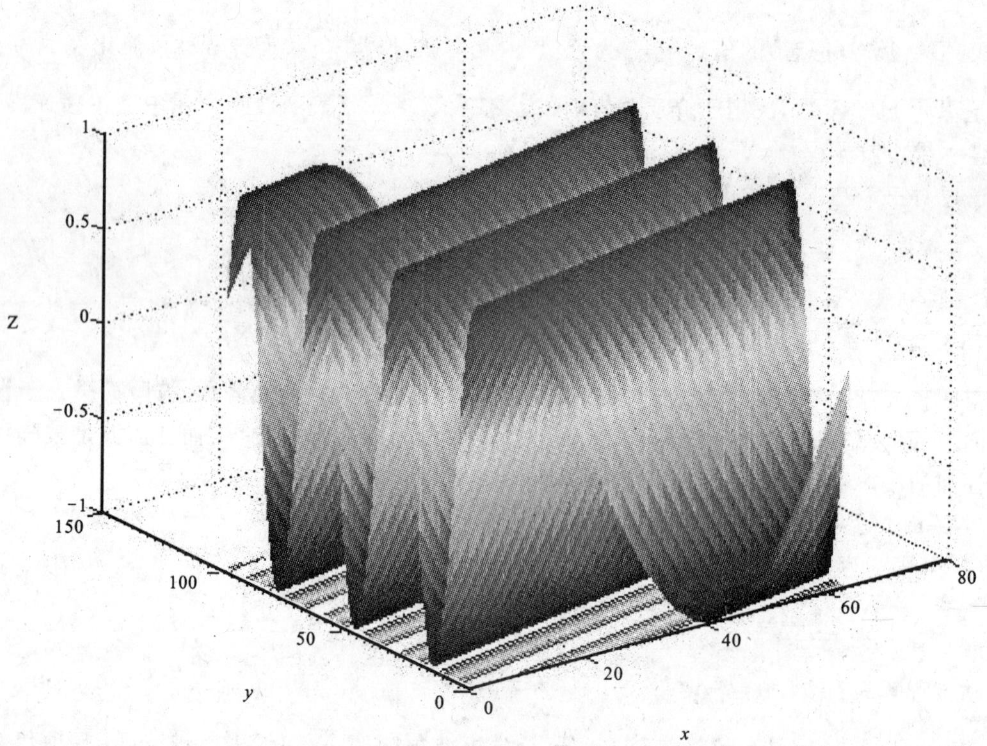

图 6-2　平面波(只与传播方向有关)

平面行波的声阻抗,正好等于介质的特性阻抗。

2. 球面波

球面波声压 p 只与球面坐标 r 有关,与角度无关,因此球面坐标波动方程可以简化为:

$$\frac{\partial^2 p}{\partial r^2}+\frac{2}{r}\frac{\partial p}{\partial r}=\frac{1}{c^2}\frac{\partial^2 p}{\partial t^2}$$

令 $y(r,t)=rp(r,t)$并代入上式得:

$$\frac{\partial^2 y}{\partial r^2}=\frac{1}{c^2}\frac{\partial^2 y}{\partial t^2}$$

该方程与平面波的波动方程一致,由此得到的解

$$p(r,t)=\left[\frac{A}{r}e^{-jkr}+\frac{B}{r}e^{jkr}\right]e^{j\omega t}$$

第一项代表向外辐射的波,第二项代表向内辐射的波

$$p(r,t)=\frac{A}{r}e^{j(\omega t-kr)}$$

因此,球面波的声阻抗率为:

$$Z_s=\frac{p}{v_r}=\rho_0 c\,\frac{jkr}{1+jkr}$$

与平面波不同,球面波的声阻抗不但有实部,还有虚部,这说明球面波在辐射过程中,除了能量

的损耗外，还有声能量的存储。当 $kr\gg1$，即在远离声源或频率很高时，$Z_s\approx\rho_0c_0$，近似于平面波。这一结论不但对球面波，而且对无指向性或指向性很低的其他声源同样地适用，见图 6－3。

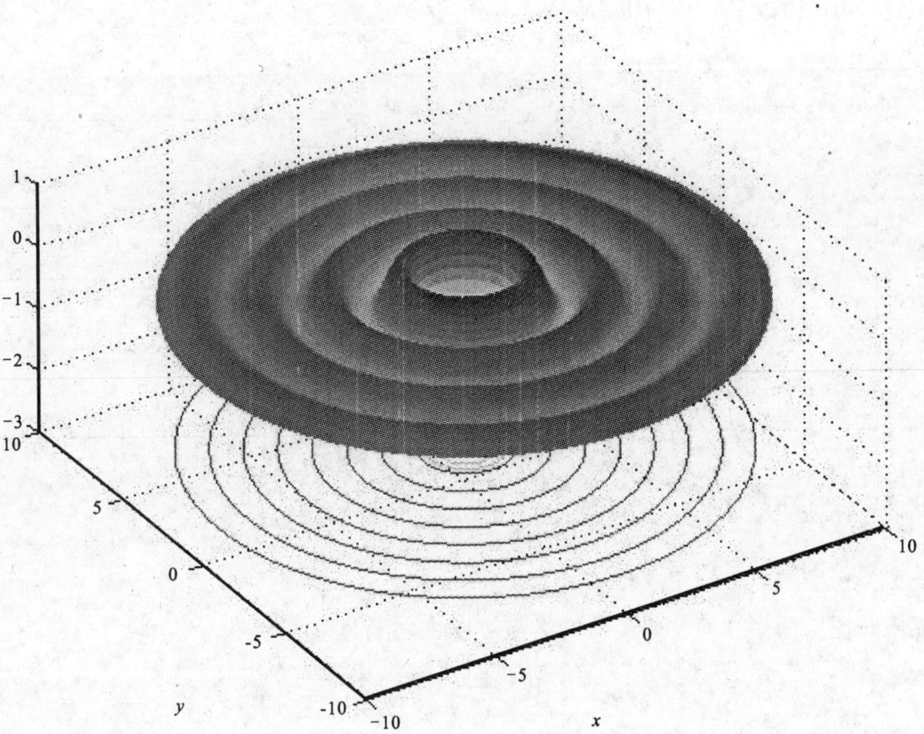

图 6－3　球面简谐波

3. 柱面波

如果声源为长圆柱形，其长度远大于圆柱的直径和声波波长，则辐射的声波为柱面波。柱面波的波动方程为：

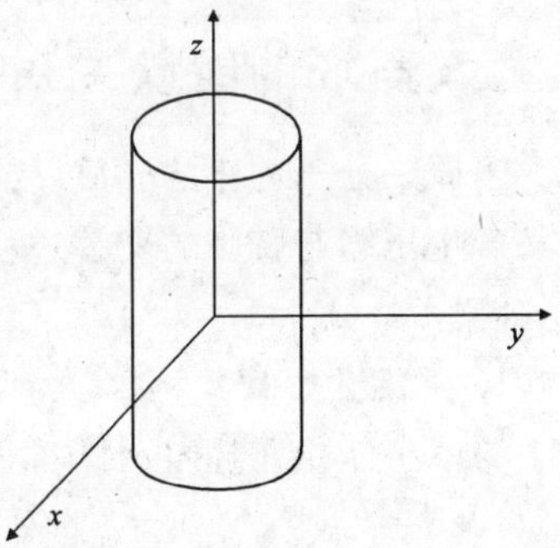

$$\frac{\partial^2 p}{\partial r^2}+\frac{1}{r}\frac{\partial p}{\partial r}=\frac{1}{c^2}\frac{\partial^2 p}{\partial t^2}$$

分离变量，令 $p(r,t)=R(r)e^{j\omega t}$，

$$\frac{\partial^2 R}{\partial r^2}+\frac{1}{r}\frac{\partial R}{\partial r}+k^2R=0$$

其中 $k=\frac{\omega}{c}$ 称为波数。该式为零阶贝塞尔方程，它的解可以用零阶贝塞尔函数和零阶纽曼函数表示：$R(r)=AJ_0(kr)+BN_0(kr)$

式中，$J_0(x)$ 为零阶贝塞尔函数，$J_0(x)\approx\sqrt{\frac{2}{\pi}}\frac{\cos(x-\frac{\pi}{4})}{\sqrt{x}}$；$N_0(x)$ 为零阶纽曼函数，$N_0(x)\approx$

$\sqrt{\frac{2}{\pi}}\frac{\sin(x-\frac{\pi}{4})}{\sqrt{x}}$。其中，$N_0(x)$在 $x=0$ 处有极点，$N_0(x)$趋于无穷，它表示在 0 处有声源存在。说明在柱面声波场中，如果距离足够远或频率足够高，则声压与距离成反比。

$$p(r,t)\approx\frac{A}{\sqrt{\frac{\pi}{2}kr}}e^{j(\omega t-kr+\frac{\pi}{4})}$$

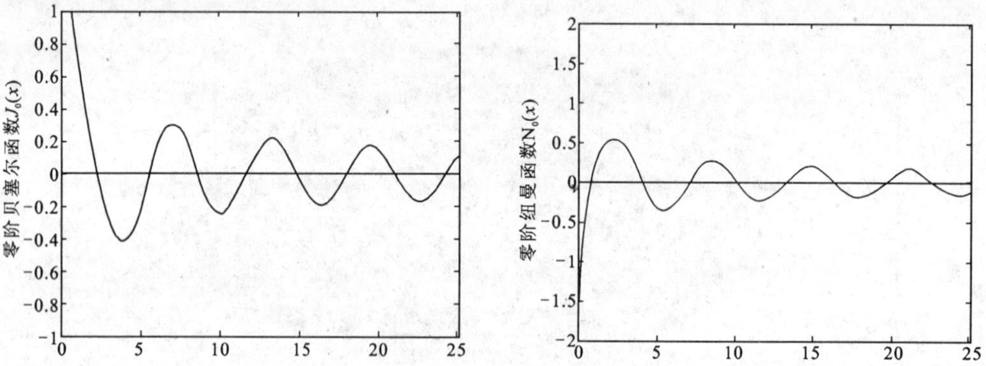

柱面声波的声阻抗率：$Z_s\approx\rho_0 c$

柱面声波的辐射声功率为：$W=2\pi r\frac{p_e^2}{\rho_0 c}$

无限介质空间中柱面波的声功率级与声压级之间的关系为：

$$L_w=L_p+10\lg r+10\lg\frac{8\times10^2\pi}{\rho_0 c}$$

对于柱面波，由于单位时间内通过波阵面的声功率总是一定的，故声压的强弱与接受位置有关。

柱面波的声压级随接受点与声源之间的距离增大而减小，距离增加 1 倍，声压级降低 3dB，见图 6-4。

六、声场的能量关系

当原来处于静止的介质，受到扰动时，一方面质点会在其平衡位置附近振动，同时在介质中又产生压缩与膨胀的交替过程。前者使介质质点具有了振动动能，而后者使介质具有了形变位能。

1. *声能量密度*

场中小体积元，静止时体积、压强与密度为：V_0，P_0，ρ_0，该元得到的动能为：

$$\Delta E_k=\frac{1}{2}(\rho_0 V_0)v^2$$

同时，体元的压强自 P_0 增至 P_0+p，而体积变化到 $V_0+\Delta V$，于是体元具有的位能为：

$$\Delta E_p=-\int_0^{\Delta V}pdV$$

介质是密度变化与压强变化是有关联的，可由状态方程两边求微分可得：$dp=c_0^2d\rho'$

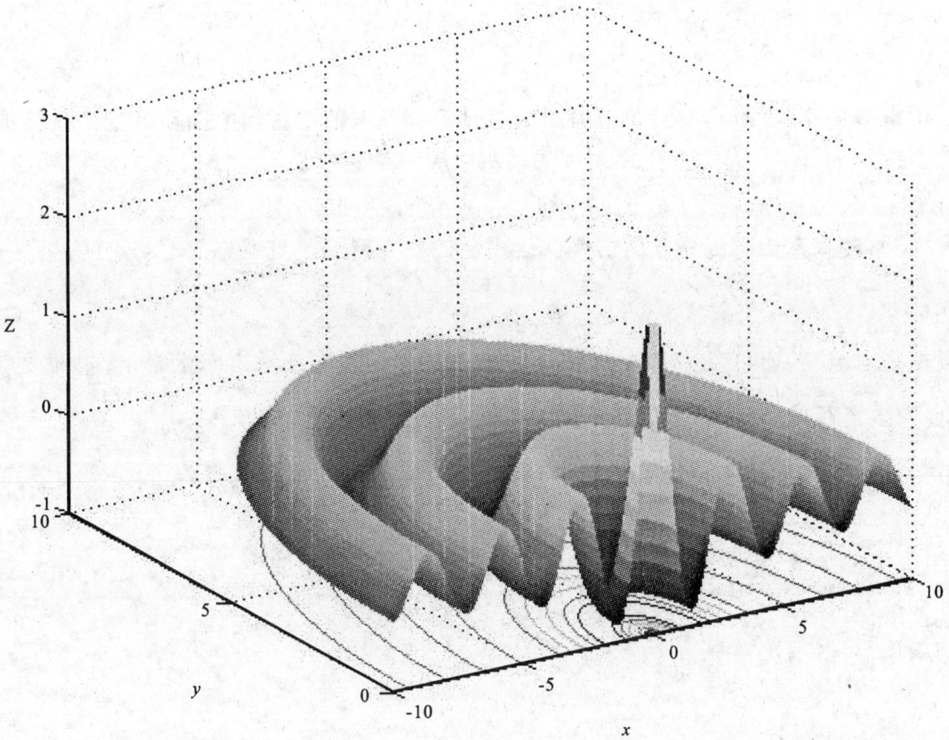

图 6-4 柱面波

压缩过程质量不变，体元的体积与密度变化之间存在：$d\rho' = -\frac{\rho_0 dV}{V_0}$

代入上式得：$\Delta E_p = \frac{V_0}{\rho_0 c_0^2} - \int_0^p p dp = \frac{V_0}{2\rho_0 c_0^2} p^2$

体元内的总声能量应为动能和位能之和：

$$\Delta E = \Delta E_k + \Delta E_p = \frac{V_0}{2}\rho_0 (v^2 + \frac{1}{\rho_p^2 c_0^2} p^2)$$

单位体积里的声能量称为声能量密度：$\varepsilon = \frac{\Delta E}{V_0} = \frac{\rho_0}{2}(v^2 + \frac{1}{\rho_0^2 c_0^2} p^2)$

对声场并无限制，可适用于平面波和其他类型波。

以平面波为例，将平面波声压和速度代入可得：$\varepsilon = \frac{\Delta E}{V_0} = \frac{\rho_0}{2}(v^2 + \frac{1}{\rho_0^2 c_0^2} p^2)$

对声场并无限制，可适用于平面波和其他类型波。

$$\varepsilon = \frac{p_a^2}{\rho_0 c_0^2}\cos^2(\omega t - kx)$$

上式代表了体元所具有的声能密度瞬时值，对一个周期内取平均，可得平均声能密度：

$$\bar{\varepsilon}=\frac{p_a^2}{2\rho_0 c_0^2}=\frac{p_e^2}{\rho_0 c_0^2}$$

$p_e=\frac{p_a}{\sqrt{2}}$为有效声压。

2. 声功率与声强

平均声能量流(或声功率):单位时间内通过垂直于声传播方向的面积 S 的平均声能量。

因声波以 c_0 速度传播,因此平均声能量流应等于声场中面积为 S 柱体内所包括的平均声能量:$\overline{W}=\bar{\varepsilon}c_0 S$

声强:通过垂直于声传播方向的单位面积上的平均声能量流就称为平均声能量流密度。

$$I=\frac{\overline{W}}{S}=\bar{\varepsilon}c_0$$

根据声强定义,还可以用单位时间内、单位面积的声波向前进方向毗邻介质所做的功来表示,因此它也可写成:$I=\frac{1}{T}\int_0^T \mathrm{Re}(p)\mathrm{Re}(v)dt$

对于沿正 x 方向传播的平面波,无论将平均声能密度代入前式,或是将 p、v 代入上式,均可得:

$$I=\frac{p_a^2}{2\rho_0 c_0}=\frac{p_e^2}{\rho_0 c_0}=\frac{1}{2}\rho_0 c_0 v_a^2=\rho_0 c_0 v_e^2=\frac{1}{2}p_a v_a=p_e v_e$$

v_e 为有效质点速度:$v_e=\frac{v_a}{\sqrt{2}}$

七、噪声分类

噪声的分类方法很多,本节只介绍基本分类方法两种:

1. 按照发声体(声源)的特点划分

生产性噪声可分为空气动力、机械和电磁噪声三种。

空气动力性噪声是指气体压力或体积的突然变化或流体流动所产生的声音,如通风机、空压机运转时进、排气口的噪声。

机械噪声是机械设备运转时各零部件之间的相互碰撞、摩擦产生的交变力使设备金属板或其他运动部件发生振动而辐射出的噪声。

电磁噪声是利用电磁工作的组件因磁场脉动、磁致伸缩、电磁涡流等因素发生振动而辐射出的噪声,如发电机、变压器等设备开动时所发出的噪声。

2. 按照声音的叠加特性划分

噪声主要分为加性噪声和乘性噪声。

加性噪声叠加在语音信号波形上,用下式表示:

$$x(i)=s(i)+n(i)$$

式中:$x(i)$——含噪语音信号;

$s(i)$——语音信号;

$n(i)$——噪声信号。

乘积性噪声又称为卷积噪声,乘积性噪声可以通过同态变换成为加性噪声。

在对噪声进行讨论时,一般取加性噪声进行处理与研究。

第二节　振动基础知识

一、振动的基本概念

振荡是自然界中某种物理状态随时间发生的反复变化，或是物体随时间而作的反复运动。物质的宏观运动形式是机械运动，振动是一种特殊形式的机械运动，指机器或结构物在其静平衡位置附近随时间作往复振荡运动。生产过程中产生的一切振动，统称为生产性振动。

机械波是机械振动在媒质中传递过程。机械振动在结构物中传播形成固体波，又称结构声。地震是机械振动在地壳中的传播，产生地震波，又称弹性应力波。机械振动在空气中的传播形式形成声波，又称空气声，人们所说的声音，是人类交流信息的重要途径。

二、振动分类

1. 根据机械振动的产生特性分类

(1)按振动作用于人体的部位，可分为局部振动和全身振动两类。

局部振动是指生产中使用手持振动工具或接触受振工件时，直接作用或传递到人的手臂系统的机械振动或冲击。

全身振动是指人体以立位、坐位或卧位接触而传至全身的振动。

(2)按照振动的波形，可将其分为正弦振动、复合周期振动、复合振动、随机振动、冲击振动和瞬变振动等若干种。

正弦振动指可用时间的正弦函数表示其位移变化的振动。

复合周期振动指成倍比周期的简谐振动合成的非简谐周期振动。

复合振动指由不成倍比的周期振动合成的非周期性振动。

随机振动指振动周期无规则、且不能精确重复的一种振动过程，该振动的任何时间的瞬间值均不能预先确定。

简单的冲击振动指动能传递到一个系统，其发生传递的时间短于该系统自振周期的振动。

瞬变振动的传递时间持续可达到该系统振动周期的几倍。

(3)按照振动的方向，还可将其分为垂直振动和水平振动两类。

(4)按照振动系统结构参数的特性，又可将其分为线性振动和非线性振动等。

2. 根据机械系统特性分类

(1)按照振动系统的自由度数分类。

一个振动系统的自由度是指确定振动系统在振动过程中某一瞬时几何位置所需要的独立坐标数。机械振动按自由度数分类有：

单自由度系统的自由振动——振动系统在某一瞬时的几何位置只需要一个独立坐标就可以完全确定。

多自由度系统自由振动——振动系统在某一瞬时的几何位置需要多个独立坐标才可以完全确定。

连续系统的自由振动——振动系统在某一瞬时的几何位置需要无穷多个独立坐标才可以完全确定。

(2)按描述系统的微分方程分类。

线性振动——能用常系数线性微分方程描述的振动。

非线性振动——只能用非线性微分方程描述的振动。

(3)按振动系统所受的激励类型分类。

自由振动——系统受初始干扰或原有的外激励取消后产生的振动。

受迫振动——系统在外激励力作用下产生的振动。

自激振动——系统在输入和输出之间具有反馈特性并有能源补充而产生的振动。

三、常见振动类型

对单自由度振动系统进行受力分析，当质量块离开平衡位置，沿 x 轴正方向产生位移 ξ 时，弹簧也相应伸长 ξ，这时质点就受到了弹簧的作用力。我们假设质点离开平衡位置的位移很小，以致弹簧的伸长或收缩没有超出弹性变形的限度，按照胡克定律，在弹性范围内，弹簧力的大小与变形量成正比，称为线性恢复力，并可表示为

$$F_K = -K\xi$$

式中，比例系数 K 就是弹簧的刚度系数，简称刚度，它等于使弹簧发生单位变形量所需要的力。

第三节　噪声与振动控制

一、噪声控制的基本途径

在我国，有关标准规定，住宅区噪声，白天不能超过 55 分贝，夜间应低于 45 分贝。世界上一些城市颁布了对交通运输所产生噪声的限制。为了防止噪音，总结和研究了国内外现有各类噪音的危害和标准，提出了以下建议：①为了保护人们的听力和身体健康，噪音的允许值在 75～90 分贝；②保障交谈和通讯联络，环境噪音的允许值在 45～60 分贝；③对于睡眠时间建议在 35～50 分贝；④30～40 分贝是理想的安静环境；⑤70 分贝会影响谈话；⑥长期生活在 90 分贝以上的环境中，听力会受到严重影响并产生神经衰弱、头疼、高血压等疾病；⑦如果突然暴露在高达 150 分贝的噪声中，轻者鼓膜会破裂出血，双耳完全失去听力；重者则会引发心脏共振，导致死亡。

在应用工程控制措施将工作场所的噪声减至最小的场所，采用下述措施：

(1)控制噪声源。最好是在设计阶段就要考虑降低声源噪音，工业、交通运输业可以选用低噪音的生产设备和改进生产工艺，或者改变噪音源的运动方式(如用阻尼、隔振等措施降低固体发声体的振动)。

(2)阻断噪声传播。在传音途径上降低噪音，控制噪音的传播，改变声源已经发出的噪音传播途径，如给产生噪声的设备加上护罩(但可能会带来散热和维修方面的问题)，采用吸音、

隔音、音屏障、隔振等措施，以及合理规划厂房及其布局等。将噪声设备与操作人员隔离开，或加大噪声设备与操作人员间的距离。通过在表面安装吸声材料覆层来吸收噪音，但这样会削弱反射声。

(3)个体防护。变更作业模式，如通过换班的方式来减少在高噪声场所的接触时间，以此来减少接触。使用听力保护用具，如耳罩、耳塞等，选择合适类型的防护用具、正确使用与定期保养对确保有效的防护水平是极为重要的。

(4)加强实时监测。工作场所的噪声，由于现有的设备会老化，而又会有新设备被引入生产场所，并且企业及法规也可能会发生变更，因此要定期地更新原先的监控结果。对可能接触职业噪声的员工要进行岗前和岗中的听力测试，以此来检验听力保护规程执行的有效性。

通过前面对噪声的产生、传播规律的学习，可以认识到，只有当噪声源、介质、接收者三个因素同时存在时，噪声才对听者形成干扰，因此控制噪声必须从这三个方面考虑，既要对其进行分别研究，又要将它作为一个系统综合考虑。控制噪声的原理，就是在噪声到达耳膜之前，采用阻尼、隔声、吸声、个人防护和建筑布局等措施，尽力降低声源的振动，或者将传播中的声能吸收掉，或者设置障碍，使声音全部或部分反射出去。

1. 治理噪声源

要彻底消除噪声只有对噪声源进行控制。但要从声源上根治噪声是比较困难的，而且受到各种条件和环境的限制。但是，对噪声源进行一些技术改造是切实可行的。

(1)应用新材料、改进机械设备的结构。改进机械设备结构、应用新材料来降噪，效果和潜力是很大的。近些年，随着材料科技的发展，各种新型材料应运而生，用一些内摩擦较大、高阻尼合金、高强度塑料生产机器零部件已经变成现实。

对于旋转的机械设备，应尽量选用噪声小的传动方式。一般齿轮传动装置产生的噪声较大，达 90dB，如果改用斜齿轮或螺旋齿轮，啮合时重合系数大，可降低噪声 3～16dB。若改用皮带传动代替一般齿轮传动，由于皮带能起到减振阻尼作用，因此可降低噪声 16dB。对于齿轮类的传动装置，通过减小齿轮的线速度，选择合适的传动比，也能降低噪声。实验表明，若将齿轮的线速度减低一半，噪声就会降低 6dB。

(2)改革工艺和操作方法。改革工艺和操作方法，也是从声源上降低噪声的一种途径。例如，用低噪声的焊接代替高噪声的铆接；用无声的液压代替有梭织布机。

(3)提高零部件加工精度和装配质量。零部件加工精度的提高，使机件间摩擦尽量减少，从而使噪声降低。提高装配质量，减少偏心振动，以及提高机壳的刚度等，都能使机器设备的噪声减小。

2. 在噪声传播途径上降低噪声

在噪声源上治理噪声效果不理想时，需要在噪声传播的途径上采取措施。

(1)利用闹静分开的方法降低噪声。居民住宅区、医院、学校、宾馆等需要较高的安静环境，应该与商业区、娱乐场所、工业区分开布置。在厂区内应合理地布置生产车间和办公室的位置，降噪声较大的车间集中起来，与办公室、实验室等需要安静的场所分开，噪声源尽量不露天放置。

(2)利用地形和声源的指向性降低噪声。如果噪声源与需要安静的区域之间有山坡、深沟等地形地物时，可以利用它们的障碍作用减少噪声的干扰。同时，声源本身具有指向性，利用声源的指向性，使噪声指向空旷无人区或者对安静要求不高的区域。而医院、学校、居民住宅区等需要安静的地区应避开声源的方向，减少噪声的干扰。

(3)利用绿化降低噪声。采用植被、植草坪等绿化手段也可减少噪声的干扰程度。实验表明，绿色植物减弱噪声的效果与林带宽度、高度、位置、配置方式及树木种类有密切关系。在城市中，林带宽度最好是6～15m，郊区15～20m。多条窄林带的隔声效果比只有一条宽林带好。林带的高度大致为声源至声区距离的两倍。林带的位置应尽量靠近声源，这样降噪效果更好。

(4)采取声学控制手段。除了以上几种降低噪声的办法外，噪声控制还可以采用声学控制方法，这是噪声控制技术的重要内容，它主要包括吸声、隔声、消声、阻尼隔振等，在后面的章节中将详细介绍。

3. 接受点保护

控制噪声还可以在接受点进行防护，个人防护是一种经济而又有效的措施。常用的防声用具有耳塞、防声棉、耳罩、头盔等。它主要是利用隔声原理来阻挡噪声传入耳膜。

(1)耳塞。耳塞是插入外耳道的护耳器，按其制作方法和使用材料可分成预模式耳塞、泡沫塑料耳塞和人耳模耳塞等三类。预模式耳塞用软塑料或软橡胶作为材质，用模具制造，具有一定的几何形状；泡沫塑料耳塞由特殊泡沫塑料制成，佩戴前用手捏细，放入耳道中可自行膨胀，将耳道充满；人耳模耳塞把在常温下能固化的硅橡胶之类的物质注入外耳道，凝固后成型。良好的耳塞应具有隔声性能好、佩戴方便舒适、无毒、不影响通话、经济耐用等特点，又以隔声性和舒适性最为重要。

(2)防声棉。防声棉是用直径1～3um的超细玻璃棉经过化学方法软化处理后制成的。使用时撕下一小块用手卷成锥状，塞入耳内即可。防声棉的隔声比普通棉花效果好，且隔声值随着噪声频率的增加而提高，它对隔绝高频噪声更为有效。在强烈的高频噪声车间使用这种防声棉，对语言联系不但无妨碍，而且对语言清晰度有所提高。

(3)耳罩和防声头盔。耳罩就是将耳廓封闭起来的护耳装置，类似于音响设备中的耳机，好的耳罩可隔声30dB。还有一种音乐耳罩，这种耳罩既隔绝了外部强噪声对人的刺激，又能听到美妙的音乐。

防声头盔将整个头部罩起，与摩托车的头盔相似，头盔的优点是隔声量大，不但能隔绝噪声，而且也可以减弱骨传导对内耳的损伤。其缺点是体积大，不方便，尤其在夏天或者高温车间会感到闷热。

4. 隔声岗亭

在车间和其他噪声环境中，使用隔声材料或玻璃建造一间隔声岗亭，工人在亭内工作，精密仪器安装在岗亭内，也可以有效地减少噪声的危害。

二、振动控制的基本途径

1. 控制振动的方法

主要可归纳为减少扰动、防止共振、采取隔振措施三类。

减少扰动的措施主要指减少或消除振动源的激励，如改善机器的平衡，减少构件加工误差，提高安装质量，对薄壁结构作阻尼等。

防止共振是指防止或减少设备、结构对振动源的响应，如改变振动系统固有频率，改变振动系统扰动源频率，增大阻尼，减少振动振幅等。

隔振措施主要指采取措施减少或隔离振动的传递，常为在振源与需要防振的设备间安装弹性隔振装置，使振源的大部分振动被隔振装置吸收，减少振源对设备或场所的干扰。

2. 动力吸振

动力吸振就是通过动力吸振器吸收主振动系统的振动能量，可以达到降低主振动系统振动的目的，该方法亦是振动控制的常用方法之一.

3. 隔振设计

(1)主动隔振。将其隔离，防止振动向外传递的隔振方式。

(2)被动隔振。将设备进行隔离，防止周围振源传给设备的隔振方式。

4. 隔振装置

隔振装置是使系统与稳态激励源隔离开的一类弹性装置，主要包括钢弹簧减振器、橡胶隔振器、橡胶隔震垫、隔振沟等。

(1)钢弹簧减振器。钢弹簧减振器的力学性能稳定，对低频振动具有较好的隔振效果，能适应较广的频率范围，使用年限长，体积小，易更换，耐高温，能在潮湿和油污环境下使用。

(2)橡胶隔振器。橡胶隔振器具有良好的隔振缓冲性能和阻尼性能，在通过共振区时，不会出现过大振动。

5. 阻尼减振

阻尼减振是指在金属结构上涂敷一层阻尼材料，抑制结构振动、减少噪声的一种措施。阻尼振动能够抑制共振频率下的振动峰值，减少振动沿结构的传递，降低结构噪声，有利于机械系统受到瞬间振动后尽快恢复到稳定状态。

三、噪声控制原理及应用

1. 隔声

当声波在传播途径中，遇到均质屏障物(如木板、金属板、墙体等)时，由于介质特性阻抗的变化，使部分声能被屏障物反射回去，一部分被屏障物吸收，只有一部分声能可以透过屏障物辐射到另一空间去，透射声能是入射声能的一部分。由于反射与吸收的结果，从而降低噪声的传播。由于传出来的声能总是或多或少地小于传进来的能量，这种由屏障物引起的声能降低的现象称为隔声。具有隔声能力的屏障物称为隔声结构或隔声构件。

(1)透声系数和隔声量。在噪声控制技术中，常采用透声系数 τ 来表示隔声构件透声能力的大小。它等于透射声功率与入射声功率的比值，即

$$\tau=\frac{Wt}{W}$$

式中：Wt——透过隔声构件的声功率；

W——入射到隔声构件上的声功率，升功率的单位为瓦(W)。

透声系数一般远小于 1，约在 $10^{-1}\sim10^{-5}$ 之间。为了计算方便，通常采用 $10\lg\frac{1}{\tau}$ 来表示一个隔声构件的隔声能力，它称为隔声材料的固有隔声量或传声损失，记为 TL，单位为 dB，即

$$TL=10\lg\frac{1}{\tau}$$

可以看出，τ 总是小于 1，TL 总是大于 0；τ 越大则 TL 越小，隔声性能越差。透声系数和隔声量是两个相反的概念。隔声量通常在实验室实测得到。隔声量的大小与隔声构件的结构、性质有关，也与入射声波的频率有关。同一隔声墙对不同频率的声音，隔声性能可能有很

大差异，故工程上常用 10Hz～4kHz 的 16 个 1/3 倍频程中心频率的隔声量的算术平均值，来表示某一构件的隔声性能，称为平均隔声量$\overline{TL}$。

(2)单层均质壁面的隔声原理。实践证明，单层均质密实墙的隔声性能和入射声波的频率有关，其频率特性取决于墙本身的单位面积质量、刚度、材料的内阻尼以及墙的边界条件等因素。单层均质密实墙典型的隔声频率特性曲线如下图所示。频率从低端开始，板的隔声受刚度控制，隔声量随频率增加而降低；随着频率的增加，质量效应增大，在某些频率下，刚度和质量效应共同作用而产生共振现象，下图中 f_0 为共振基频，这时板振动幅度很大，隔声量出现极小值，隔声量大小主要取决于构件的阻尼，故称为阻尼控制；当频率继续增高，则质量起主要控制作用，这时隔声量随频率增加而增加；而在吻合临界频率 f_c 处，隔声量有一个较大的降低，形成一个隔声量低谷，通常称为吻合谷。增加板的厚度和阻尼，可使隔声量下降趋势得到减缓。越过低谷后，隔声量以每倍频程 10dB 趋势上升，然后逐渐接近质量控制的隔声量，见图 6－5。

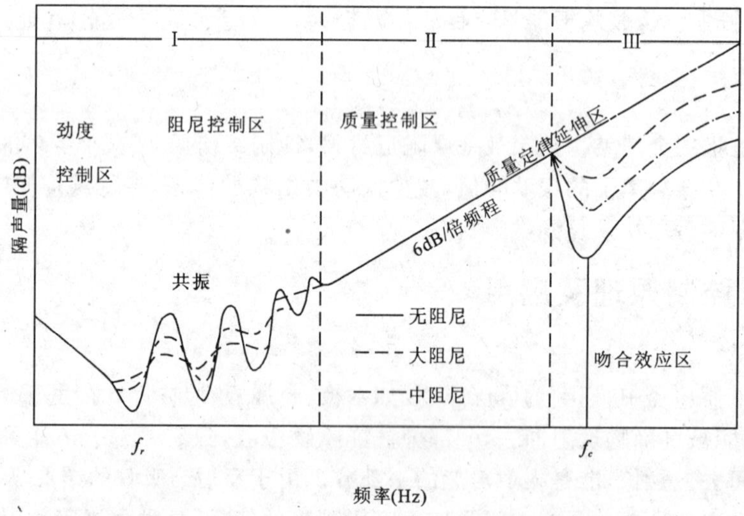

图 6－5　单层均质墙典型隔声频率特性曲线

综上可知，单层均质墙板的隔声性能主要由墙板的面密度、刚度和内阻尼决定，在入射声波的不同频率范围，可能某一因素起主要作用，因而出现该区隔声性能上的某一特点。

3)双层隔声墙的隔声原理

由二层均质墙与中间所夹一定厚度空气层所组成的结构称为双层隔声墙或双层隔声结构。为提高墙板的隔声量，用增加单层墙体的面密度、或增加自重的方法，虽然能起到一定的隔声作用，但作用不明显，而且浪费材料。如果在二层墙体之间夹以一定厚度的空气层，其隔声效果大大优于单层实心结构。双层隔声结构的隔声机理是，当声波依次透过特性阻抗完全不同的墙体、空气介质时，造成声波的多次衰减。比较以上二种隔声结构的使用情况，如果要达到相同的隔声效果，双层隔声墙体比单层实心墙体重量减少 2/3～3/4，隔声量增加 5～10dB。

双层墙隔声结构相当于一个由双层墙与空气层组成的振动系统。当入射声波频率比双层墙共振频率低时，双层墙将作整体振动，隔声能力与同样重量的单层墙差不多，即此时空气层不起作用。当入射声波达到至共振频率时，隔声量出现低谷，超过$\sqrt{2}f_0$后，隔声曲线以每倍频程 18dB 的斜率急剧上升，充分显示出双层墙隔声结构的优越性。

(4)隔声装置。

a. 隔声罩

将噪声源封闭在一个相对小的空间内，以降低噪声源向周围环境辐射噪声的罩形结构称为隔声罩。

b. 隔声间

如果在生产实际情况不允许对声源做单独隔声罩，又不允许操作人员长时间停留在设备附近的现场，这时可采用隔声间。所谓隔声间就是在噪声环境中建造一个具有良好隔声性能的小房间，以供操作人员进行生产控制、监督、观察、休息之用，或者将多个强声源置于上述小房间中，以保护周围环境，这种由不同隔声构件组成的具有良好隔声性能的房间称为隔声间。

c. 隔声屏

用来阻挡噪声源与接收者之间直达声的障板或帘幕称为隔声屏(帘)。

一般对于人员多、强噪声源比较分散的大车间，在某些情况下，由于操作、维护、散热或厂房内有吊车作业等原因，不宜采用全封闭性的隔声措施，或者对隔声要求不高的情况下，可以根据需要设置隔声屏。

2. 吸声

在实际生活中，同样的噪声源所发出的噪声，在室内感受到的响度远比在室外感到的响度要大，这说明人们在室内所接收到的噪声除了有通过空气直接传来的直达声外，还包括室内各壁面多次反射回来的反射声(混响声)。实验表明，由于反射的缘故，可以使室内的噪声提高 10～12dB。所以，必须采取吸声处理的措施降低混响声。

(1)吸声系数。声波在传播过程中遇到各种固体材料时，一部分声能被反射，一部分声能进入到材料内部被吸收，还有很少一部分声能透射到另一侧。通常将入射声能 E_i和反射声能 E_r的差值与入射声能 E_i之比值称为吸声系数，记为 α，即

$$\alpha=\frac{E_i-E_r}{E_i}$$

吸声系数 α 的取值在 0～1 之间。当声波被完全反射时，$E_i-E_r=0$，则吸声系数 $\alpha=0$，说明结构不吸收声能；当声波被完全吸收时，$E_r=0$，则吸声系数 $\alpha=1$，说明没有声波的反射。α 值越大，吸声效果越显著。

吸声系数 α 的值与入射声波的频率有关，同一材料对不同频率的声波，其吸声系数有不同的值。工程中通常采用 125、250、500、1 000、2 000、4 000Hz 六个倍频程中心频率处的吸声系数，来衡量某一材料或结构的吸声频率特性。只有在这六个倍频程中心频率处的吸声系数的算术平均值都大于 0.2 的材料，才能作为吸声材料或吸声结构使用。

由于入射角度对吸声系数有较大的影响，因此，规定了三种不同的吸声系数。即：垂直入射吸声系数(驻波管法吸声系数)，用 α_0 表示，它多用于材料性质的鉴定与研究；斜入射吸声系数(应用不多)；无规入射系数 α_T(混响法吸声系数)。

(2)多孔吸声材料的吸声原理。多孔材料一直是主要的吸声材料。多孔性吸声材料要具有吸声性能，就必须具备两个重要条件：一是具有大量的空隙，二是孔与孔之间要连通。当声波入射到多孔性吸声材料表面后，一部分声波从多孔材料表面反射，另一部分声波透射进入多

孔材料。进入多孔材料的这部分声波,引起多孔吸声材料的空气振动,由于多孔性材料中空气与孔的摩擦和粘滞阻力等,将一部分声能转化为热能。此外,声波在多孔性吸声材料内经过多次反射进一步衰减,当进入多孔性吸声材料内的声波再返回时,声波能量已经衰减很多,只有剩下小部分的能量,大部分则被多孔性吸声材料损耗吸收掉。

材料的吸声性能不仅与材料本身的种类有关,而且与入射声波的频率、环境的温度、湿度和气流等因素有关。实验证明,吸声材料(主要指多孔材料)对中、高频率声吸收较好,而对低频率声吸收性能较差,若采用共振吸声结构则可以改善低频吸声性能。

(3)穿孔板共振吸声结构的吸声原理。由穿孔板构成的共振吸声结构被称做穿孔板共振吸声结构,也是工程中常用的共振吸声结构,该结构实际上是由许多单个共振器并联而成的共振吸声结构,当声波垂直入射到穿孔板表面时,暂不考虑板振动。孔内及周围的空气随声波一起来回振动,相当于一个"活塞",它反抗体积速度的变化,是个惯性量。穿孔板与壁面间的空气层相当于一个"弹簧",它阻止声压的变化。此外,由于空气在穿孔附近来回振动存在摩擦阻尼,它可以消耗声能。

不同频率的声波入射时,这种共振系统会产生的响应。当入射声波的频率接近系统固有的共振频率时,系统内空气的振动很强烈,声能大量消耗,即声吸收最大;当入射声波的频率远离系统固有的共振频率时,系统内空气的振动很弱,因此吸声的作用很小。可见,这种共振吸声结构的吸声系数随频率而变化,最高吸声系统出现在系统的共振频率处。

(4)薄板共振吸声结构的吸声原理。将薄的塑料板、金属或胶合板等材料的周边固定在框架(龙骨)上,并将框架与刚性板壁相结合,这种由薄板与板后的空气层构成的系统称为薄板共振吸声结构。

当声波入射到薄板上时,将激起版面振动,使板发生弯曲变形,由于板和固定支点之间的摩擦,以及板本身的内阻尼,使一部分声能转化为热能损耗,声波得到衰减。

当入射声波频率 f 与薄板共振吸声结构的固有频率一致时,产生共振,消耗声能最大。

(5)吸声设计。

a. 吸声设计程序

①确定吸声处理前室内的噪声级和各倍频带的声压级,并了解噪声源的特性,选定相应的噪声标准;

②确定降噪地点的允许噪声级和各倍频带的允许声压级,计算所需吸声降噪量 ΔL_p;

③根据 ΔL_p 值,计算吸声处理后应有的室内平均吸声系数 α_2;

④由室内平均吸声系数 α_2 和房间可供设置吸声材料的面积,确定吸声面的吸声系数;

⑤由确定吸声面的吸声系数,选择合适的吸声材料或吸声结构、类型、材料厚度、安装方式等。

b. 吸声计算

房间平均吸声系数和计算

如果一个房间的墙面上布置有几种不同的材料时,它们对应的吸声系数和面积分别为 α_1、α_2、α_3…和 S_1、S_2、S_3…,房间平均吸声系数为

$$\overline{\alpha} = \frac{\sum S_i \alpha_i}{\sum S_i}$$

吸声量的计算

吸声量又称等效吸声面积，为吸声面积与吸声系数的乘积。

$$A=\alpha S$$

式中：A——吸声量，m^2；

α——吸声系数；

S——使用材料的面积，m^2。

如果一个房子的墙面上布置有几种不同的材料时，则房间的吸声量为

$$A_i=\sum_{i=1}^{n}\alpha_i S_i$$

式中：A_i——第 i 种材料组成壁面的吸声量，m^2；

α_i——第 i 种材料的吸声系数；

S_i——第 i 种材料的面积，m^2。

室内声压级的计算

房间内噪声的大小和分布取决于房间形状、墙壁、天花板、地面等室内器具的吸声特性，以及噪声源的位置和性质。室内声压级通常用下式计算。

$$L_p=L_w+10\lg\left(\frac{Q}{4\pi r^2}+\frac{4}{R_r}\right)$$

式中：L_p——室内声压级，dB；

L_w——声功率级，dB；

Q——声源的指向性因素，声源位于室内中心，Q=1；声源位于室内地面或墙面中心，Q=2；声源位于室内某一边线中心，Q=4；声源位于室内某一角，Q=8；

R_r——房间常数，定义式为

$$R_r=\frac{S\bar{\alpha}}{1-\bar{\alpha}}$$

混响时间计算

在总体积为 V 的扩散声场中，当声源停止发声后声能密度下降为原有数值的百万分之一所需要的时间或房间内声压级下降 60dB 所需要的时间，叫做混响时间，用 T 表示。其定义式为赛宾公式，即

$$T=\frac{0.161V}{S\bar{\alpha}}$$

吸声降噪量的计算

设处理前房间平均吸声系数为$\bar{\alpha}_1$，声压级为 L_{p1}；吸声处理后为$\bar{\alpha}_2$，L_{p2}。吸声处理前后声压级差 ΔL_p，即为降噪量，可由下式计算。

$$\Delta L_p=L_{p1}-L_{p2}=10\lg\frac{\dfrac{Q}{4\pi r^2}+\dfrac{4}{R_{r1}}}{\dfrac{Q}{4\pi r^2}+\dfrac{4}{R_{r2}}}$$

在噪声源附近，直达声占主要地位，即$\frac{Q}{4\pi r^2}\gg\frac{4}{R_r}$，略去$\frac{4}{R_r}$项，得

$$\Delta L_p=10\lg 1=0$$

在离噪声源足够远处，混响声占主要地位，即$\frac{Q}{4\pi r^2} \ll \frac{4}{R_r}$，略去$\frac{Q}{4\pi r^2}$项，得

$$\Delta L_p = 10\lg \frac{R_{r2}}{R_{r1}} = 10\lg\left(\frac{\overline{\alpha}(1-\overline{\alpha}_1)}{\overline{\alpha}_1(1-\overline{\alpha}_2)}\right)$$

因此，上式简化可得整个房间吸声处理前后噪声降低量为

$$\Delta L_p = 10\lg\left(\frac{\overline{\alpha}_2}{\overline{\alpha}_1}\right)$$

由 $A=\alpha S$ 和赛宾公式，因此

$$\Delta L_p = 10\lg\left(\frac{A_2}{A_1}\right)$$

$$\Delta L_p = 10\lg\left(\frac{T_1}{T_2}\right)$$

式中：A_1，A_2——吸声处理前、后的室内总吸声量，m^2；

T_1，T_2——吸声处理前、后的室内混响时间，s。

吸声降噪计算实例

工程名称：某厂控制室

房间尺寸：14m×10m×3m，体积 $V=420m^3$，面积 $S=424m^2$

噪声源：空调设备，在 10m×3m 墙壁的中心部位

控制要求：距噪声源 7m 处符合 NR－50 曲线

设计计算步骤见下表，计算步骤如下：①记录房间尺寸、体积、总表面积、噪声源的种类和位置等事项；②在表的第一行记录噪声的倍频程声压级测量值；③在表的第二行记录 NR－50 的各个倍频程声压级；④对各个倍频程声压级由第一行减去第二行，当出现负值时记为 0；⑤混响时间的测量值记录在第四行，由此计算出平均吸声系数$\overline{\alpha_1}$，并记录在第五行；⑥用计算出来的$\overline{\alpha_2}$，记录在第六行；⑦参考各种材料的吸声系数，使平均吸声系数达到第六行所列的$\overline{\alpha_2}$以上，然后确定房间内各部分的装修，见表 6－2。

表 6－2　设计计算步骤

次序	项目	倍频程中心频率/Hz						说明
		125	250	500	1 000	2 000	4 000	
①	距噪声源 7m 处倍频程声压级/dB	60	62	63	59	57	54	测量
②	噪声允许值/dB NR－50	67	58	54	50	47	45	设计目标值
③	需要减噪量 ΔL_p	0	4	9	9	10	9	①—②，负值记 0
④	处理前房间混响时间/s	2.6	2.4	2.0	1.8	1.6	1.2	测量
⑤	处理前平均吸声系数$\overline{\alpha_1}$	0.06	0.07	0.08	0.09	0.1	0.13	测量或由式(1)计算的
⑥	所需平均吸声系数$\overline{\alpha_2}$	0.06	0.16	0.41	0.47	0.53	0.54	由式(2)或式(3)计算的

3.消声

消声器是噪声控制工程中常用的一种装置，一般用于控制空气动力性噪声，其特点是能有效地阻止或减弱噪声向外传播，通常安装于空气动力设备的气流进出口或气流通道上。消声器的种类很多，根据消声机理及消声设计主要分三大类：阻性消声器、抗性消声器、阻抗复合性消声器，消声器可以有效改变气流通道的声阻抗，达到降低噪声的目的。

(1)消声器性能评价。消声器的性能评价主要采用三项指标：即声学性能、空气动力性能、结构性能。

a. 声学性能

声学性能即消声的消声量和频谱特性。设计消声器的目的就是要根据噪声源的特点和频率范围，使消声器的消声频率范围满足需要，并尽可能地在要求的频带范围内获得较大的消声量。消声器的消声量通常用传声损失和插入损失来表示。现场测试时，也可以用排气口(或进气口)处两端声级来表示。消声器的频率特性一般以倍频 1/3 频带的消声量来表示。

b. 空气动力性能

空气动力性能即阻力损失或阻力系数。消声器的阻力损失一般是用消声器入口和出口的全压力来表示的，阻力系数可由消声器的动压和阻损算出。在气流通道上安装消声器，必然会影响空气动力设备的空气动力性能。如果只考虑消声器的消声性能而忽略了空气的动力性能，则在某种情况下，消声器可能会使设备的效能大大降低，甚至无法正常使用。

c. 结构性能

消声器结构性能是指它的外形尺寸、坚固程度、维护要求、使用寿命等，它也是评价消声器性能的一项指标。好的消声器除了具有好的声学性能和空气动力性能外，还应该具有体积小、重量轻、结构简单、造型美观、加工方便，同时要坚固耐用、使用寿命长、维护简单和造价便宜等特点。

(2)阻性消声器。阻性消声器的消声原理，就是利用吸声材料的吸声作用，使沿通道传播的噪声不断被吸收而逐渐衰减。

把吸声材料固定在气流通道的内壁上，或使之按照一定的方式在管道中排列，就构成了阻性消声器。当声波进入消声器中，会引起阻性消声器内多孔材料中的空气和纤维振动，由于摩擦阻力和黏滞阻力，使一部分声能转化为热能而散失掉，这样就起到了一定的消声作用。阻性消声器对于中高频范围的噪声有较好的消声效果。

(3)抗性消声器。抗性消声器的消声原理与阻性消声器是完全不同的，它主要是通过控制声抗的大小来消声的。它不敷设吸声材料，而是在管道上接截面突变的管段或旁接共振腔，利用声阻抗失配，使某些频率的声波在声阻抗突变的界面处发生反射、干涉等现象，从而达到消声的目的。

(4)阻抗复合性消声器。阻抗复合式消声器，是按阻性与抗性两种消声原理通过适当结构复合起来而构成的。阻抗复合式消声器由既有吸声材料，又有共振、扩张室等的声学滤波元件组成，消声原理可以定性地认为是阻性和抗性各自消声原理的结合。

第七章　职业危害因素的检测与监测技术

第一节　概述

一、职业卫生监测的作用和意义

(1)通过职业卫生监测,提供工作场所有害物质现状的数据,判断工作场所有害物质是否符合国家职业卫生标准,评价当前工作场所职业卫生的主要问题。

(2)找出工作场所有害物质污染最严重的地点或岗位,以及该处有害物质的重要污染因素,作为主要管理对象,评价该处有害物质污染防治对策和措施的实施效果。

(3)通过职业卫生监测,评价职业卫生控制设备的性能,为综合防治对策措施提供基础数据。

(4)通过职业卫生监测,寻找污染源和污染途径,判断污染源对劳动者健康的危害。

(5)通过职业卫生监测,验证和建立有害物质扩散模型,为评价新污染源的危害提供依据。

(6)积累长期监测资料,为制定职业卫生法规和职业卫生标准提供依据。

二、职业卫生监测的目的和对象

1.职业卫生监测的目的

(1)监视性监测。对工作场所中已知有害物质和有害因素进行定期监测,了解其现状和变化趋势。

(2)工程性监测。对有害物质或有害因素控制设备和设施进行特定项目监测,评价其控制效果,为改进提高控制效果提供原始资料和设计依据。

(3)研究性监测。对某一特定工作场所的有害物质和有害因素进行监测,研究有害物质和有害因素的变化规律及其对劳动者的危害性质和危害程度。

(4)事故性监测。有害物质发生事故性泄漏、污染时,应及时进行监测,确定有害物质种类、污染程度及危害范围,以便找出原因并采取有效措施降低和消除危害。

2.职业卫生监测的对象

职业卫生监测对象主要包括:工作场所气象因素监测(温度、湿度、气压、风向、风速)、工作场所空气中的有害物质(化学性有害物质和粉尘)、工作场所通风与有害物质控制设备通风量、工作场所噪声与振动、工作场所照度、工作场所辐射、劳动者的生物样品。

3. 职业卫生监测的过程

职业卫生监测的过程一般分为以下步骤(如图 7－1 所示):确定目的、现场调查、制定方案、实施方案、结果评价、编写报告。

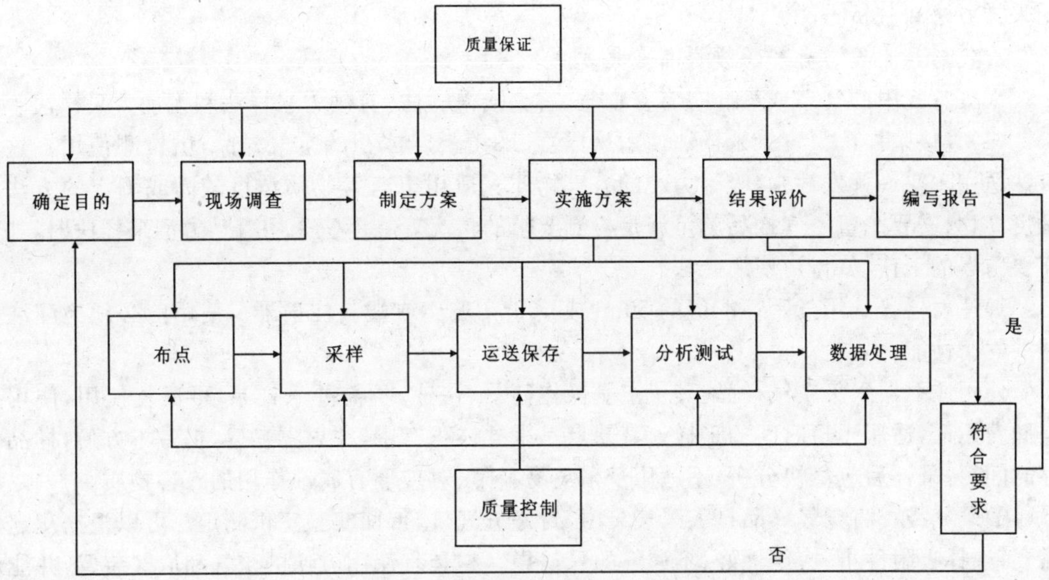

图 7－1　职业卫生监测的一般工作程序

第二节　样品采集

职业卫生监测采样主要分为空气样品采集和生物样品采集。采集的空气样品包括气态和蒸汽态、气溶胶,采集的生物样品包括血液、尿液和呼出气。

一、空气样品采集方法

在常温常压下,物质以气体、液体和固体三种形态存在。各种有害物质由于其物理和化学性质不同,以及职业活动条件的不同,在工作场所空气中的存在状态是不一样的,有的以气体或者蒸汽状态存在,有的以液体或固体颗粒状态(气溶胶状态)分散在空气中。

由于空气的体积与气温和气压有关,气温和气压影响空气中有害物质是浓度,为了便于统一,我国职业卫生标准规定的空气中有害物质浓度为标准状况(气温为 20℃,气压为 101. 3kPa)下的浓度。因此,在计算空气中有害物质浓度前,必须先将采集的空气体积换算成标准状况下的体积。换算公式为:

$$V_0 = V \times \frac{293}{273+t} \times \frac{p}{101.3} \qquad (7-1)$$

式中:V_0——换算成标准状况下的采样面积,m^3;

V——采样面积，m^3；

t——采样点的气温，℃；

p——采样点的大气压，kPa。

在采集空气样品之前，必须掌握工作现场空气样品的特性，根据采样检测目的，选择合适的采样方法和分析方法。

1. 气态和蒸气态有害物质样品采集方法

采集空气中的气态或蒸气态有害物质，有直接采样法、有动力采样法和无动力采样法。

(1)直接采样法。直接采样法使用采样器，采集一定体积的空气样品，供检测使用。这种方法适用于空气挥发性强、吸附力小的有害物质。适用于有害物质浓度较高或测定的方法灵敏度高，只需要少量空气样品就可满足检测要求的情况。在不宜采用有动力型采样法时，如在需要防爆的工作场所，可使用此法。

1)注射器。选用气密性能好的 50ml 或 100ml 玻璃或塑料注射器。使用前必须检测注射器的气密性能。

使用注射器采集空气样品，其优点是操作简易、快速，不需要采样泵，可反复使用，使用成本和费用低，适用于短时间的采样。其缺点是采样体积有限，注射器易碎，携带不方便，样品保存时间短，采样后应尽快分析，不适用于采集易吸附、对玻璃有腐蚀作用的有害物质。

2)采气袋。将空气样品打入采气袋内，封好进气口，带回实验室供测定。可以根据测定的需要，选择吸附性小、密闭性好、不漏气的采气袋。它具有使用方便的采气和取气装置，并能反复使用，使体积不能大于其总体积的 5%。采气袋多用于无机气体，如一氧化碳、二氧化碳的采集，也可用于有机化合物的采集。常用的采气袋有聚四氟乙烯塑料采气袋和铝塑采气袋，因为它们对许多气态或蒸气态有害物质吸附性小，不透气，采样后有害物质浓度较稳定。采气袋容量有 0.5L、1L、5L、10L、25L、50L、100L。可根据测定所需样品量来选用，采气袋必须不漏气。

使用采气袋采集空气样品，其优点是采气袋质量轻、不易破碎，可重复使用，样品保存时间比注射器长，可根据所需采样体积选择不同大小的采气袋。其缺点是需要空气采样器或其他采气动力，采样量有一定的限制，对挥发性小的有害物质可能发生吸附，影响有害物质的浓度。

(2)有动力采样法。有动力采样法是用空气采样器(由电动抽气泵和流量计组成)作为抽气动力，将样品空气抽入样品收集器，空气中的有害物质被样品收集器收集下来，供测定使用。有动力采样法根据使用的样品收集器不同，有液体吸收法、固体吸附法和扩散膜法等。

1)液体吸收法。将装有吸收液的吸收管作为样品收集器，当空气样品呈气泡状通过吸收液时，气泡中的有害物质分子迅速扩散入吸收液内，由于溶解作用或化学反应，很快被吸收液吸收。常用的吸收管有：大型气泡吸收管、小型气泡吸收管、冲击式吸收管和多孔玻板吸收管。

液体吸收法的优点是适用范围广，可用于各种有害物质的各种状态的采样；采样后，样品往往可以直接测定，不需经过样品处理；吸收管可以反复使用，费用少。它的缺点是吸收管易损坏，携带和使用不方便，不适用于个体采样和长时间采样，需要空气采样动力。

吸收管的使用要求和适用范围见表 7-1。

表 7-1 吸收管的使用要求和适用范围

吸收管	吸收液用量/mL	采样流量/(mL/min)	适用范围
大型气泡吸收管	5～10	0.5～2.0	气体和蒸气
小型气泡吸收管	2	0.1～1.0	气体和蒸气
多孔玻板吸收管	5～10	0.1～1.0	气体和蒸气 雾态气溶胶
冲击式吸收管	5～10	0.5～2.0 3.0	气体和蒸气 气溶胶

吸收液的选择是液体吸收法获得高采样效率的关键,必须根据有害物质的物理化学性质及所用测定方法来选择。

2)固体吸附剂管法。用固体吸附剂采集空气中的有害物质,已得到广泛应用,主要用于气态和蒸气态物质的采样。将一定量的固体吸附剂装在玻璃管内,制成固体吸附剂管,当空气样品通过固体吸附剂管时,空气中的气态和蒸气态有害物质被固体吸附剂吸附而采集。固体吸附剂管的种类,根据采样后处理方法不同而分为构造不同的两类:溶剂脱附型和热脱附型固体吸附剂管。表 7-2 是两种标准型固体吸附剂管的规格,在实际使用中,可以制作能满足采样要求的吸附剂管。

表 7-2 固体吸附剂管的标准规格

类 型	管长/mm	内径/mm	外径/mm	固体吸附剂量/mg	
				活性炭管	硅胶管
				前段 后段	前段 后段
溶剂脱附型	70～80	3.5～4.0	5.5～6.0	100 50	200 100
热脱附型	120	3.5～4.0	6.0±0.1	100	200

固体吸附剂法的优点是,固体吸附剂管体积小,质量轻,携带和操作方便,适用范围广,有机和无机、极性和非极性化合物的气体和蒸气都适用,可用于短时间采样和定点采样,也可用于长时间采样和个体采样。固体吸附剂法的缺点是,需要空气采样器,对不同的有害物质有不同的穿透容量,硅胶管容易吸湿,不能在湿度大的工作场所过长时间持续采样。

根据使用吸附剂不同,固体吸附剂管分为活性炭管、硅胶管、分子筛管和高分子多孔微球管等,它们的性能见表 7-3。

表 7-3 常用固体吸附剂管

固体吸附剂管	适用范围	优缺点
活性炭管	非极性和弱极性化合物	吸附容量大,水的影响小
硅胶管	极性和弱极性化合物	吸附容量较小,水的影响较大
分子筛管	非极性气体、蒸气	吸附容量较大,水的影响较小
高分子多孔微球管	极性和弱极性化合物	吸附容量大,水的影响小

3)冷冻浓缩法。低沸点物质在常温下不易被采集,采样冷冻剂使样品收集器的温度降低,在低温下可以收集下来。在使用冷冻浓缩法时,空气中的水蒸气也容易凝结在样品收集器内,可能会对有害物质的采集和测定造成影响。在这种情况下,应设法消除水蒸气的影响。在现场采样使用冷冻浓缩法不是十分方便。

4) 扩散膜采样法。使用扩散膜样品收集器采集空气中有害物质的方法。扩散膜样品收集器由扩散膜和收集介质组成,收集介质可以是固体吸附剂,也可以是吸收液。当空气样品通过时有害物质分子通过扩散膜进入吸收液或固体吸附剂被采集。它的采样效率取决于扩散膜样品收集器的构造、吸收液或固体吸附剂的采集能力和采样流量等。扩散膜样品收集器的扩散膜面积大,有利于有害物质的扩散吸收或吸附,吸收液或固体吸附剂能够迅速吸收或吸附有害物质,采样效率就高;采样流量小有利于提高采样效率。简单的扩散膜样品收集器是在玻璃管内壁涂有吸附液或吸附剂,采样后,洗下吸收液或脱附吸附剂上的有害物质,供测定。

5)浸渍滤料法。滤料是不能直接用于采集空气中气态和蒸气态有害物质的,当滤料浸渍某种化学试剂后,有害物质与化学试剂迅速反应,生产稳定的化合物,保留在滤料上而被采集下来。为了有利于化学反应,常在浸渍液中加入甘油等试剂,使浸渍滤料含有一定量的水分。如果有害物质与试剂生成的化合物有稳定的颜色,且颜色的强度与有害物质的浓度成比例,可以在采样点直接得到有害物质的浓度。因为浸渍滤料的厚度一般小于 1mm,所浸渍的试剂量有限,限制了采集有害物质的量,而采样流量取决于有害物质和试剂间的化学反应速度,因此,只能使用在空气中有害物质浓度低或采样时间短的采样检测。使用中,应避免有害物质超过滤料的吸收容量,造成有害物质穿透。

6)碳纤维滤料法。碳纤维是一种由活性炭制成的纤维,因此具有活性炭采集空气样品的吸附力强、阻力小的特性,适用于采集空气中有机气体和蒸气,更适用于空气中有害物质浓度很低时的采集。

(3)无动力采样法。它是相对于有动力采样法,又称扩散采样法。此法在采集空气中有害物质时,不需要抽气动力和流量装置,而是利用有害物质分子在空气中的扩散作用完成采样的,这种采样器叫做无动力采样器。

无动力采样器的优点,是体积小、质量轻、结构简单、不用抽气装置、携带和操作都很方便,适合用做个体采样和长时间采样,也可作为定点采样和短时间采样。它的缺点,是因为它的采样流量与有害物质分子的扩散系数成正比,扩散系数低的有害物质因采样流量太小只能进行长时间采样,不适用于空气中有害物质扩散系数小而且浓度低的情况下作短时间采样。所以无动力型采样器并不能完全代替有动力采样器。

2.气溶胶态有害物质样品采集方法

工作场所空气中气溶胶态有害物质的采样方法通常与气态和蒸气态有害物质不同,常用的采样方法有滤料采样法、冲击式吸收管法和多孔玻板吸收管法。使用最多的是滤料采样法,其他两种方法的使用范围较小。

(1)滤料采样法。是采集气溶胶有害物质的主要采样方法。它是利用气溶胶颗粒在滤料上发生直接阻截、惯性碰撞、扩散沉降、静电吸引和重力沉降等作用,采集在滤料上。

滤料采样法的优点,是适用于各种气溶胶态有害物质的采集,采样效率高,采样流量范围宽,适用于短时间采样、长时间采样、定点采样和个体采样,操作简便,使用的设备材料便宜,不易破损,采集的样品体积小,易于保存,携带方便,保存时间长,可根据分析的需要选择合适的滤料、抽气泵、采样流量和滤料大小等。它的缺点是,采样过程中,受污染的可能性较大,需要空气采样器,采得的样品一般需要处理后才能进行测定。

理想的滤料需具备机械强度好、理化性质稳定、通气阻力低、采样效率高、空白值低、处理容易等优点。用于空气样品采集的常用滤料有微孔滤膜、超细玻璃纤维滤纸、过氯乙烯滤膜(测尘滤膜)和定量滤纸等,它们是由天然纤维素或合成纤维素制成的滤纸和滤膜。

在选择滤料时要根据采样和测定的需要、采样场所的环境条件,选择合适的滤料。主要考虑:采样效率要高;符合测定的需要;适合采样的环境条件。

(2)冲击式吸收管法。用液体吸收法采集气溶胶时,因为气溶胶的小颗粒表面附有一层蒸气,在气泡通过吸收液时小颗粒不易被吸收完全,同时气泡中的气溶胶颗粒也不像气体分子那样能很快地扩散到吸收液中去,所以用气泡吸收管采样,采样效率很低。冲击式吸收管法主要用于采集粒径较大的气溶胶颗粒。

(3)多孔玻板吸收管法。这种吸收管用于采集雾状有害物质,通常不能用于烟尘的采集。空气样品通过多孔玻板时,分散成极细小的小气泡进入吸收液中,雾状有害物质一部分在通过多孔玻板时,被弯曲的孔道所阻留,然后洗入吸收液中,一部分在通过多孔玻板后,被吸收液由很细的气泡吸收。

二、空气样品采样规范

1. 定点采样

(1)采样点的选择原则。选择有代表性的工作地点,其中应包括空气中有害物质浓度最高、劳动者接触时间最长的工作地点。在不影响劳动者工作的情况下,采样点应尽可能靠近劳动者,空气采样器应尽可能接近劳动者工作时的呼吸带。在评价工作场所防护设备或措施的防护效果时,应根据设备的情况选定采样点,在工作地点劳动者工作的呼吸带进行采样。采样点应设在工作地点的下风向,应远离排气口和可能产生涡流的地点。

(2)采样点数目的确定。工作场所按产品的生产工艺流程,凡逸散或存在有害物质的工作地点,至少应设置1个采样点。一个具有代表性的工作场所内有多台同类生产设备时,1～3台设置1个采样点;4～10台设置2个采样点;10台以上至少设置3个采样点。一个具有代表性的工作场所内,有2台以上不同类型的生产设备,逸散同一种有害物质时,采样点应设置在逸散待测有害物质设备的工作地点,采样点同以上的方法确定。劳动者在多个工作地点工作时,在每个工作地点设置1个采样点。劳动者工作流动时,在流动范围内,一般在每10m设置1个采样点。

(3)采样时段的选择。仪表控制室和劳动者休息室,至少设置1个采样点。采样必须在正常工作状态和环境下进行,避免人为因素的影响。空气中有害物质浓度随季节发生变化的工作场所,应将空气中有害物质浓度最高的季节选择为重点采样季节。在工作周内,应将空气中有害物质浓度最高工作日选择为重点采样日。在工作日内,应将空气中有害物质浓度最高的时段选择为重点采样时段。

2. 个体采样

(1)采样对象的选择。要在现场调查的基础上,根据监测的目的和要求,选择采样对象。在工作过程中,凡接触和可能接触有害物质的劳动者都列为采样对象范围。采样对象中必须包括不同工作岗位的、接触有害物质浓度最高和接触时间最长的劳动者,其余的采样对象应随机选择。

(2)采样对象数量的确定。在采样对象范围内,能够确定接触有害物质浓度最高和接触时间最长的劳动者时,每种工作岗位按表 7-4 选定采样对象的数量,其中应包括接触有害物质浓度最高和接触时间最长的劳动者。每种工作岗位劳动者数不足 3 名时,全部为采样对象。

表 7-4 劳动者与采样对象数量表(一)

劳动者数/名	采样对象数/名
3～5	2
6～10	3
>10	4

在采样对象范围内,不能确定接触有害物质浓度最高和接触时间最长的劳动者时,每种工作岗位按表 7-5 选定采样对象的数量。每种工作岗位劳动者数不足 6 名时,全部选为采样对象。

表 7-5 劳动者与采样对象数量表(二)

劳动者数/名	采样对象数/名
6	5
7～9	6
10～14	7
15～26	8
27～50	9
>50	11

3.职业接触限值为时间加权平均容许浓度的有害物质采样

根据工作场所空气中有害物质浓度的存在状况或采样仪器的操作性能,可选择个体采样或定点采样,长时间采样或短时间采样的方法,以个体采样和长时间采样为主。

(1)采用个体采样。

1)选择有代表性的、接触空气中有害物质浓度最高的劳动者作为重点采样对象。按照采样对象数量确定方法,确定采样对象的数目。

2)将个体采样仪器的空气收集器佩戴在采样对象的前胸上部,进气口尽量接近呼吸带。采样仪器能够满足全工作日连续一次性采样时,空气中有害物质 8h 时间加权平均接触浓度按式(7-2)计算:

$$C_{TWA}=\frac{cv}{480F}\times 1\,000 \qquad (7-2)$$

式中:C_{TWA}——空气中有害物质 8h 时间加权平均接触浓度,mg/m^3;

c——测得的样品溶液中有害物质的浓度,μg/mL;

v——样品溶液的总体积,mL;

F——采样流量,mL/min;

480——时间加权平均浓度规定的以 8h 计，min。

3)采样仪器不能满足全工作日连续一次性采样时，可根据采样仪器的操作时间，在全工作日内，进行 2 次或 2 次以上的采样。空气中有害物质 8h 时间加权平均接触浓度按式(7－3)计算：

$$C_{TWA}=\frac{C_1T_1+C_2T_2+\cdots+C_nT_n}{8} \tag{7-3}$$

式中：C_{TWA}——空气中有害物质 8h 时间加权平均接触浓度，mg/m^3；

$C_1,C_2,\cdots,C_n$——测得的空气中有害物质浓度，mg/m^3；

$T_1,T_2,\cdots,T_n$——劳动者在相应的有害物质浓度下的工作时间，h；

8——时间加权平均容许浓度规定的以 8h。

(2)采用定点采样。

1)劳动者在一个工作地点工作时采样。可采用长时间采样方法或短时间采样方法。

用长时间采样方法的采样。选定有代表性的、空气中有害物质浓度最高的工作地点作为重点采样点，将空气收集器的进气口尽量安装在劳动者工作时的呼吸带，采样仪器能够满足全工作日连续一次性采样时，空气中有害物质 8h 时间加权平均接触浓度按式(7－2)计算；采样仪器不能满足全工作日连续一次性采样时，可根据采样仪器的操作时间，在全工作日内 2 次或 2 次以上的采样，空气中有害物质 8h 时间加权平均接触浓度按式(7－3)计算。

用短时间采样方法的采样。选定有代表性的、空气中有害物质浓度最高的工作地点作为重点采样点，将空气收集器的进气口尽量安装在劳动者工作时的呼吸带，在空气中有害物质不同浓度的时段分别进行采样，并记录每个时段劳动者的工作时间，每次采样时间一般为 15min，空气中有害物质 8h 时间加权平均接触浓度按式(7－3)计算。

2)劳动者在一个以上工作地点工作或移动工作时采样。在劳动者的每个工作地点或移动范围内设立采样点，分别进行采样；并记录每个采样点劳动者的工作时间，在每个采样点，应在劳动者工作时，空气中有害物质浓度最高的时段进行采样，将空气收集器的进气口尽量安装在劳动者工作的呼吸带，每次采样时间一般为 15min，空气中有害物质 8h 时间加权平均接触浓度按式(7－3)计算。

4. 职业接触限值为短时间接触容许浓度的有害物质采样

用定点的、短时间采样方法进行采样。

选择有代表性的空气中有害物质浓度最高的工作地点作为重点采样点，将空气收集器的进气口尽量安装在劳动者工作时的呼吸带，在空气中有害物质浓度最高的时段进行采样。采样时间一般为 15min，采样不足 15min 时，可进行 1 次以上的采样。空气中有害物质 15min 时间加权平均接触浓度的按式(7－4)计算：

$$C_{STEL}=\frac{cv}{15F} \tag{7-4}$$

式中：C_{STEL}——短时间接触浓度，mg/m^3；

c——测得的样品溶液中有害物质的浓度，$\mu g/mL$；

v——样品溶液的总体积，mL；

F——采样流量，mL/min；

15——采样时间，min。

采样时间不足 15min 进行 1 次以上采样时，按 15min 时间加权平均接触浓度计算：

$$C_{STEL}=\frac{C_1T_1+C_2T_2+\cdots+C_nT_n}{15} \tag{7-5}$$

式中：C_{STEL}——空气中有害物质 8h 时间加权平均接触浓度，mg/m³；

$C_1,C_2,\cdots,C_n$——测得的空气中有害物质浓度，mg/m³；

$T_1,T_2,\cdots,T_n$——劳动者在相应的有害物质浓度下的工作时间，min；

15 为短时间接触容许浓度规定的 15min。

劳动者接触时间不足 15min，按 15min 时间加权平均浓度计算：

$$C_{STEL}=\frac{CT}{15} \tag{7-6}$$

式中：C_{STEL}——空气中有害物质 8h 时间加权平均接触浓度，mg/m³；

C——测得的空气中有害物质浓度，mg/m³；

T——劳动者在相应的有害物质浓度下的工作时间，min；

15 为短时间接触容许浓度规定的 15min。

5. 职业接触限值为最高容许浓度的有害物质采样

用定点的、短时间采样方法进行采样。

选定有代表性的空气中的有害物质浓度最高的工作地点作为重点采样点，将空气收集器的进气口尽量安装在劳动者工作时的呼吸带，在空气中有害物质浓度最高的时段进行采集，采样时间一般不超过 15min。当劳动者实际接触时间不足 15min 时按实际接触时间进行采样。空气中有害物质的浓度按式(7-7)计算：

$$C_{MAC}=\frac{cv}{Ft} \tag{7-7}$$

式中：C_{MAC}——短时间接触浓度，mg/m³；

c——测得的样品溶液中有害物质的浓度，μg/mL；

v——样品溶液的总体积，mL；

F——采样流量，mL/min；

t——采样时间，min。

三、生物样品采集

1. 尿样的采集

尿样的采集通常采集一次尿液，例如晨尿、班前尿、班中尿或班后尿，采样的时间很重要，一定要按照规定的时间进行采样。每次采样最好收集全部尿液，尿量应在 50mL 以上。24h 尿样采集方法是在一个规定时间，先将膀胱内尿液排空弃掉，然后在 24h 内将所有的尿液收集到容器中。

在采集班中尿或班后尿时，必须防止外来物的污染。采样时，采样对象应离开工作场所，更换工作服，洗净手和脸，最好是在洗澡后，在清洁的环境下，将尿液收集到清洁的容器内。在收集过程中，应尽量避免尿样被多次转移。

2. 血样采集

血液按照采血渠道分为静脉血和末梢血：静脉血是用注射器通过静脉血管取得的血液；末梢血为指血或耳垂血。当取血量在 0.5mL 以上，收集样品的环境有外源性化学物质存在增加了污染可能性时，以及测定血中易挥发性的化学物质时，均不宜采集末梢血，应采集静脉血。血液样品根据测定的需要可分为全血、血清、血浆和血细胞：全血是加抗凝剂的血液；血清是不加抗凝剂的血液经离心所得的上清液；血浆是加抗凝剂的血液经离心所得的上清液；血细胞是血液去除血浆后所得的红色沉淀，主要包括红细胞和白细胞。有些有害物质及代谢物在全血、血浆、血清和血细胞中分布是不同的，因此，在采样时必须根据检测的需要，采集不同的血液部分。在进行金属分析时，必须考虑 EDTA 抗凝剂对金属离子的络合作用，影响测定结果，最好采用肝素抗凝。当测定血样中有挥发性有害物质或代谢物时，为了避免因挥发而造成的损失，使测定结果偏低，必须采集静脉血而不能用末梢血，应迅速密闭容器，在低温下保存。

3. 呼出气的采集

采集呼出气的检测对象必须是肺功能正常者。采集混合呼出气时，检测对象先深呼吸 2～3 次。然后按正常呼吸将呼出气全部呼入采样管和采样袋中，立即密封采样管和采样袋。收集终末呼出气时，检测对象先深呼吸 2～3 次，然后收集最后的约 100mL 呼出气。采样完毕如不能及时测定或样品待测物浓度很低，需要浓缩时，可将采得的呼出气样品转移到固体吸附剂管中，这既能起到浓缩作用，又有利于样品的运输和保存。

4. 采样时间

在生物限值或检测方法中规定的采样时间，班前是指工作班前 1h，班中是指开始正常工作后 2h 到下班前 1h，班末是指下班前 1h，班后是下班后 1h。下一班班前是指第二个工作班前 1h，工作周末的班末是指一个工作周（通常为 5 个工作班）的最后一个工作班下班前 1h。

5. 采样记录

采样时应在专用记录纸上填写采样记录，记录样品编号、检测对象姓名、性别、年龄、工种、职业史、应测项目、采样时间、采样地点、采样环境（简单描述）、采样过程（简述）、个人生活习惯（饮食、饮酒、吸烟等）、采样人及记录填写者等。采集的样品要及时贴上标签，写上与采样记录相同的编号、姓名、工种和采样日期等。

第三节　职业卫生监测方法

工作场所的有害物质分析技术按照使用的方法一般可以分为：化学法、物理法和物理化学法。

(1) 化学法（主要是滴定分析法）。是以化学反应为其工作原理的一类分析方法。其特点是准确度较高，相对误差较低，灵敏度较低。化学法仅适用于样品中常量组分的分析，选择性较差，需要在测定前对样品进行较为复杂的前处理，方法简单，操作和所需器皿简单，分析费用较低。

(2) 物理法。是使用仪器进行分析的方法，如温度、气压、噪声、振动、辐射、气溶胶颗粒度等物理量的测量，需要具备专用的仪器和装置。

(3) 物理化学法（又称仪器分析法）。是使用仪器进行分析的方法，适用于定量和定性分析大多数化学性有害物质。此类分析方法种类繁多，大体分为：光谱分析法、色谱分析法和电化学分析法。

物理法和物理化学法的优缺点正好与化学法相反，表现为：准确度相对较低、灵敏度很高、选择性较好、仪器使用成本高、使用和维护成本高等。

下面分别对职业卫生监测常用的技术方法进行介绍。

一、噪声检测

为了评价作业场所噪声的危害程度，加强防噪措施的科学管理，保护职工的安全和健康，促进生产和发展，特制订本方法。

本方法适用于工业企业生产环境、非生产环境与厂界的稳态噪声和除脉冲噪声以外的非稳态噪声测量。

1.原理

本方法简单实用，可直接用噪声测量仪器进行检测，由数显直读检测数据。

2.仪器

(1)个人声暴露计或积分声级计。

(2)噪声频谱分析仪。

(3)四通道噪声振动分析仪。

3.检测布点原则

(1)测点的选择，应在工人工作的地点，切实反映车间各个操作岗位的噪声水平。

1)稳态噪声：若作业场所内，声场分布均匀，一般选 3～5 点；

2)非稳态噪音：若作业场所为起伏噪音，根据声级起伏幅度或变化规律相近的原则来划分声级区，每个区域，选择一个测点。

(2)在按工艺流程设计的厂房、车间内，或工种分工明显的生产环境，测点应包括各工种的操作岗位与操作路线。

(3)在工种分区不明显的车间，测点应选择典型工种的操作岗位。

(4)在需要了解车间其余区域噪声分布时，可在工人为观察或管理生产而经常变动的范围，如通道、休息场所等处选择噪声测点。

(5)对作业场所噪声进行卫生学评价时，传声器应置于离地 1.5m 高度；测量工人接触的噪声强度时，传声器应置于人耳高度，距耳部 10cm 左右，并将传声器水平放置。测量时，传声器应指向影响较大的声源；若难于判别声源方位，则应将传声器竖直向上。

4.检测条件

(1)测量应在生产正常情况下进行。

(2)作业场所风速超过 3m/s 时，传声器应带风罩。

(3)室外测量时，传器声应加防风罩，风速等于或大于 6m/s 时，应停止测量。

(4)作业场所相对湿度超过 90%时，应使用特殊防潮传声器。

(5)测量时应远离强磁场或电场。

5.检测程序

(1)测量前的准备。

1)现场勘查。通过现场勘查，对作业场所内工艺流程、设备运行状况、噪声突出点、工人所处噪声环境及采取的防护措施等进行系统的了解，为检测布点做好准备。现场布点由委托方自行进行，或在授权委托的情况下双方共同布点。

2)仪器准备。整理检测仪器，检查电池是否欠压，如欠压则更换新电池。必要时，应使用声校准器对声级计进行校准。

根据现场需要进行相应的仪器设置。以噪声频谱分析仪为例(下同),因为作业现场通常机械噪声较稳定,故通常设置成A频率计权(需要时可设置成C计权)、"慢"档(S)时间计权和中级量程(30db～120db)测量。声级计设置为Leq(平均值测量)工作状态,考虑到现场作业环境噪声较稳定及测量效率,通常设定为1m工作状态。此外,必要时对检验仪器进行可靠性、准确性调试。

(2)现场检测。

进入现场后,根据布点对生产现场实际状况进行检测。用声级计直接测量,先测线性挡有效值,然后再依次测量中心频率为31.5至16 000Hz(或20～20 000Hz)的倍频带声级压,将结果记录在原始记录表上。一般对同一测点进行3次平行测量,取平均值进行验证。

测量过程中,紧密结合生产状况,根据生产与否灵活安排测量工作,未生产的或机器检修的由下次正常生产时进行补测。

合理安排测量时间,请求委托方给予协作,做好现场的安排工作。检测结束后及时认真做好采集数据的原始记录。由双方检测人员和陪同人员签字确认。

(3)编写报告。

检测完成后,由检测方根据原始记录进行项目数据整理、分析,按检验报告书的要求认真撰写检验报告书。

检测方按照要求和格式,认真填写报告书的所有内容,要求内容准确、数据真实、手写工整、结论规范、建议合理。

报告撰写完毕后由相关负责人审核,确认无误后签字,加盖公章后生效。

(4)报告处理。

报告编写完毕确认生效后,存档同意管理。根据需要可向委托方提供相应的文件资料。并根据检测结果向委托方提供可行性整改意见和建议。

7.数据计算与分析

(1)测量声级的计算。

1)非稳态噪声的工作场所等效声级计算。按声级相近的原则把一天的工作时间分为n个时间段,用积分声级计测量每个时间段的等效声级$L_{Aeq,Ti}$,按照下式计算全天的等效声级:

$$L_{Aeq,T}=10\lg\left(\frac{1}{T}\sum_{i=1}^{n}T_i10^{0.1L_{Aeq,Ti}}\right)\ \mathrm{dB(A)}$$

式中:$L_{Aeq,T}$——全天的等效声级;

$L_{Aeq,Ti}$——时间段T_i内等效声级;

T——这些时间段的总时间;

T_i——i时间段的时间;

n——总的时间段的个数。

2)8h等效声级($L_{EX,8h}$)计算。根据等能量原理将一天实际工作时间内接触噪声强度规格化到工作8h的等效声级,按下式计算:

$$L_{EX,8h}=L_{Aeq,T_e}+10\lg\frac{T_e}{T_o}\mathrm{dB(A)}$$

式中:$L_{EX,8h}$——一天实际工作时间内接触噪声强度规格化到8h的等效声级;

L_{Aeq,T_e}——实际工作日的等效声级；

T_e——实际工作日的工作时间；

T_o——标准工作日时间，8h。

3)每周40h的等效声级。通过 $L_{EX,8h}$ 计算规格化每周工作5天(40h)接触的噪声强度的等效连续A计权声级用下式计算：

$$L_{EX,W} = 10\lg(\frac{1}{5}\sum_{i=1}^{n}10^{0.1(L_{EX},8h)_i})\ dB(A)$$

式中：$L_{EX,W}$——每周平均接触值；

$L_{EX,8h}$———天实际工作时间内接触噪声强度规格化到8h的等效声级；

n——每周实际工作天数。

4)脉冲噪声：使用噪声测量计选用"峰值"档，可直接读取声级峰值。

(2)频谱分析。

检测结果对噪声超标时，应对噪声源作频谱分析。

1/1倍频程按照31.5Hz→63Hz→125Hz→250Hz→500Hz→1.0kHz→2.0kHz→4.0kHz→8.0kHz→16kHz中心频率变化；1/3倍频程按照20Hz→25Hz→31.5Hz→40Hz→50Hz→63Hz→80Hz→100Hz→125Hz→160Hz→200Hz→250Hz→315Hz→400Hz→500Hz→630Hz→800Hz→1.0kHz→1.25kHz→1.6kHz→2.0kHz→2.5kHz→3.15kHz→4.0kHz→5.0kHz→6.3kHz→8.0kHz→10kHz→12.5kHz→16kHz→20kHz中心频率变化。频谱特性各按其标准处理。

对原始记录进行整理的时候注意有效数据的选择。对偏差较大的数据应进行剔除或修正，采用有效数据进行报告的编写。

8. 注意事项

进入测量现场检测时，注意个体防护。

二、苯、甲苯、二甲苯、苯乙烯检测

1. 原理

空气中苯、甲苯、二甲苯、苯乙烯有害物质浓度用气相色谱法进行检测。

空气中苯、甲苯、二甲苯用活性碳管采集，然后经热解吸或用二硫化碳提取出来，经色谱柱分离。用氢火焰离子化检测器的气相色谱仪分析，以保留时间定性，峰高定量。

干扰和排除：当空气中水蒸气或水雾量太大，以致在碳管中凝结时，将严重影响活性碳的穿透量和采样效率。空气湿度在90%以下，活性碳管的采样效率符合要求。空气中其他污染物的干扰，由于采用了气象色谱分离技术，选择合适的色谱分离条件可以消除。

2. 仪器和试剂

(1)仪器。

1)活性碳采样管：用长150mm，内径3.5～4.0mm，外径6mm的玻璃管，装入100mg活性碳，两端用少量玻璃棉固定。

2)空气采样器：流量范围0.2～1L/min，流量稳定。流量误差应小于5%。

3)注射器：1mL，100mL。体积刻度误差应校正。

4)微量注射器：1μl，10μl。体积可度误差应校正。

5)溶剂解吸瓶:5mL。

6)气相色谱仪:附氢火焰离子化检测器。

7)色谱柱:长 2m、内径 4mm 不锈钢柱,内填充聚乙二醇 6000∶6201 担体(5∶100)固定相。

(2)试剂。

1)二硫化碳:分析纯,需经纯化处理。

2)6201 担体:60～80 目。

3)标准溶液:加约 5mL 二硫化碳于 10mL 容量瓶中,用微量注射器准确加入 10μl 苯、甲苯、二甲苯或苯乙烯(色谱纯),用二硫化碳配制成一定浓度的储备液。临用前取一定量的储备液用二硫化碳逐级稀释成含量分别为 2.0、5.0、10.0、50.0μg/mL 的标准液,或用国家认可的标准溶液配制。

4)活性碳:20～40 目。

5)纯氮:99.99%。

3.检测布点原则

(1)选择有代表性的工作地点,其中包括空气中有害物质浓度最高、劳动者接触时间最长的工作地点。

(2)在不影响劳动者工作的情况下,采样点尽可能靠近劳动者;空气收集器应尽量接近劳动者工作时的呼吸带。

(3)在评价工作场所防护设备或措施的防护效果时,应根据设备的情况选定采样点。

(4)采样点应设在工作地点的下风口,应远离排气口和可能产生涡流的地点。

(5)工作场所按产品的生产工艺流程,凡逸散或存在有害物质的工作地点,至少应设置 1 个采样点。

(6)一个有代表性的工作场所内有多台同类生产设备时,1～3 台设置 1 个采样点;4～10 台设置 2 个采样点;10 台以上,至少设置 3 个点。有 2 台以上不同类型的生产设备时,逸散同一种有害物质时,采样点应设置在逸散有害物质浓度大的设备附近的工作地点;逸散不同种有害物质时,将采样点设置在逸散待测有害物质设备的工作地点。

(7)劳动者在多个工作地点工作时,在每个工作地点设置 1 个采样点。

(8)劳动者工作是流动的时,在流动的范围内,一般每 10 米设置 1 个采样点。

(9)仪表控制室和劳动者休息室,至少设置 1 个采样点。

(10)采样必须在正常工作状态和环境下进行,避免人为因素的影响。

4.检测程序

(1)采样前准备。

1)现场调查。为正确选择采样点、采样对象、采样方法和采样时机等,必须在采样前对工作场所进行现场调查。必要时可以进行预采样。调查的主要内容有:工作过程中使用的原料、生产的产品、工艺流程、劳动者的工作状况、工作地点有害物质的分布情况、工作地点的卫生状况和防护情况等。

2)仪器准备。检查所用收集器和采样器的性能和规格符合要求。检查所用的空气收集器的空白、采样效率和洗脱效率。校正空气采样器的采样流量。使用定时装置控制采样时间的采样,应校正定时装置。

(2)现场采样。

采样过程中，按照预先制定的计划，在企业相关人员的陪同下逐点采样。按照预先指定的采样要求，分别遵循 GBZ159—2004 的个体采样、职业接触限值为最高容许浓度的有害物质采样、职业接触限值为短时间接触容许浓度的有害物质采样、职业接触限值为时间加权平均容许浓度的有害物质采样的不同要求，分别进行。其采样时间和流量如下：个体采样——将活性碳管佩戴在采样对象的前胸上部，尽量靠近呼吸带，以 50mL/min 的流量采样 2～8h 空气样品；短时间采样——以 100mL/min 的流量采样 15min 空气样品；长时间采样——以 50mL/min 的流量采样 2～8h 空气样品。

注意进行空白试验采样，以进行对照试验。

(3)分析步骤。

1)色谱分析条件。由于色谱分析条件常因实验条件不同而有差异，所以应根据所用气相色谱仪的型号和性能，制定能分析苯、甲苯、二甲苯和苯乙烯的最佳的色谱分析条件。

2)绘制标准曲线和测定计算因子。将气相色谱仪调节至最佳测定状态，分别取上述配置的标准溶液中取 1μl 进样，测量保留时间及峰高。每个浓度重复测定 3 次，取峰高的平均值。分别以 1μl 苯、甲苯、二甲苯、苯乙烯的含量(μg/mL)为横坐标，平均峰高为纵坐标(mm)，绘制标准曲线。并计算回归线的斜率，以斜率的倒数 B_s(μg/μL · mm)作为样品测定的计算因子。

3)样品分析。将采样管中的活性碳倒入具塞刻度试管中，加 1.0ml 二硫化碳，塞紧管塞，放置 1h，并不时摇振。取 1μl 进样，用保留时间定性，峰高(mm)定量。每个样品做三次分析，求峰高的平均值。同时，取一个未经采样的活性碳管按样品管同时操作，测定空白管的平均峰高(mm)。

(4)结果计算。

1)按下式将采样体积换算成标准采样体积：

$$V_o = V \times \frac{T_o}{273+t} \times \frac{P}{P_o}$$

式中：V_o——换算成标准状态下的采样体积，L；

V——采样体积，L；

T_o——标准状态下的绝对温度，273K；

t——采样时采样点的温度，℃；

P_o——标准状态下的大气压力，101.3kPa；

P——采样时采样点的大气压力，kPa。

2)空气中苯、甲苯、二甲苯和苯乙烯浓度按下式计算：

$$c = \frac{(h-h_o) \times B_s}{V_o \times E_s} \times 1\,000$$

式中：c——苯、甲苯、二甲苯或苯乙烯的浓度，mg/m³；

h——样品峰高的平均值，mm；

h_0——空白管的峰高，mm；

B_s——由(3)b 中得到的计算因子，μg/μg · mm；

E_s——由实验确定的二硫化碳提取的效率；

V_o——标准状态下采样体积，L。

(5)方法特性说明。

本法的检出限、最低检出浓度(以采集 1.5L 空气样品计)、测定范围、相对标准差、穿透容量(100mg 活性碳)和解析效率见表 7-6。

表 7-6　化合物解析效率对照表

化合物	检出限 μg/ml	最低检出浓度 mg/m³	测定范围 μg/ml	相对标准偏差%	穿透容量 mg	解析效率%
苯	0.9	0.6	0.9~40	4.3~6.0	7	>90
甲苯	1.8	1.2	1.8~100	4.7~6.3	13.1	>90
二甲苯	4.9	3.3	4.9~600	4.1~7.2	10.8	>90
苯乙烯	2.5	1.7	2.5~400	4.2~5.3	6.9	79.5

每批活性碳必须测定其解析效率。

三、辐射检测(以高频电磁场辐射为例)

辐射是能量的一种形式,这种能量除极少数无法通过视觉、感觉、嗅觉、听觉或味觉来发现它的存在。电磁辐射按其发出的频率分为若干类型。一般来说,电磁辐射的频率越高,在一定辐照时间内所照成的危险和伤害就越大。

辐射一般分为两种:电离辐射和非电离辐射。电离辐射是 X 射线、γ 射线、α 和 β 粒子、中子和其他核粒子。紫外、红外、可见光辐射和微波辐射都属于非电离辐射。

1. 原理

根据不同辐射类型所选用不同仪器的结构、工作原理有所差别,但仪器内部的工作原理我们可以不用深究,基本上采用检测仪器直接读取数值,根据数值的情况进行相关的验算与评价。

2. 仪器

根据测量对象(X 射线、γ 射线、α 和 β 粒子、中子和其他核粒子、紫外、红外、可见光辐射或微波辐射)的不同选择量程和频率适合于所测对象的测量仪器。因高频电离辐射对人体危害甚大,故此以工作场所高频电磁场辐射检测为例,选用量程范围能够覆盖 10~1 000V/m 和 0.5~50A/m,频率能够覆盖 0.1MHz~30MHz 的高频场强仪。

3. 布点原则

(1)选择工作场所有代表性的监测点进行测量。

(2)布点检测时是在正常生产的前提下进行。

(3)相同型号、相同防护的高频设备选择有代表性的设备及其接触人员进行布点测量。

(4)不同型号或相同型号不同防护的高频设备及其接触人员应分别布点测量。

(5)当工作场所电磁辐射体的工作频率低于 300MHz 时,应对工作场所的电场强度和磁场强度分别布点测量;当电磁辐射体的工作频率大于 300MHz 时,可以只进行电场强度检测布点。

4. 检测分析步骤

(1)检测前准备。对现场进行勘测,熟悉工作场所生产和检测对象、设备等的基本情况。根据检测的目的和要求进行组织安排,确定选取样本数和检测时间等。

按照仪器使用说明书对仪器进行校准。

(2)测量。测量操作位场强时,一般测量头部和胸部位置。当操作中其他部位可能受更强烈照射时，应在该位置予以加测。

测量高频设备场强时，由远及近，仪器天线探头距离设备不得小于 5cm，当发现场强接近最大量程或仪器报警时，应立即停止前进。

测量时，手持测量仪器，将检测探头置于所要测量的位置，并旋转探头至读数最大值方向，探头周围 1m 以内不应有人或临时性地放置其他金属物件。磁场测量不受此限制。

每个测点连续测量 3 次，每次测量时间不应小于 15s，并读取稳定状态的最大值。若测量读数起伏较大时，应适当延长测量时间，取三次值的平均数作为该点的场强值。

仪器频率响应不均匀度和精确度应小于±3dB。

测量仪器探头应尽量置于没有工作人员存在时工作人员的实际操作位置。

(3)测量记录。测量记录应该包括：测量日期、测量时间、气象条件（温度、相对湿度）、测量地点（单位、厂址名称、车间和具体测量位置）、高频设备型号和参数、测量仪器型号、测量数据、测量人员等。

(4)测量结果处理。测量结果用功率密度或电场强度表示。在远区场，功率密度与电场强度按下式换算：

$$P=\frac{E^2}{3\ 770}$$

式中：P——功率密度，mW/cm^2；

E——电场强度，V/m。

不同操作岗位的测量结果应分别计算和评价。

接触时间不足 4h 的，按 4h 计；接触时间超过 4h，不足 8h 的，按 8h 计。

(5)分析评价。

根据测量的记录情况，编写检测报告。检测数据、报告等资料归案存档。

在实际分析监测中，对于工作场所电磁辐射强度的测定结果，要结合我国职业卫生标准进行评价。遇到超过我国职业卫生标准的情况，应进一步分析产生的原因，提出整改意见和措施。

5. 注意事项

(1)进入现场进行检测时注意个人防护。

(2)控制检测时间和劳动强度。

四、粉尘检测

在冶金、机械、建材、轻工、电力等许多工业部门的生产中均产生大量的粉尘。根据粉尘的成因不同，气相悬浮系分为分散性粉尘和凝聚性粉尘；按粉尘的成分可分为无机粉尘、有机粉尘和混合性粉尘；按粉尘的颗粒大小可分为可见粉尘、显微粉尘、越显微粉尘；按卫生要求分为有毒粉尘、无毒粉尘和放射性粉尘；按粉尘在静止空气中沉降性质分为尘埃、尘雾和尘云。粉尘的相关具体内容详见《工业通风与除尘》，在此只略微提及粉尘检测的相关内容。

现工业生产中，粉尘的检测主要是测定粉尘浓度。我国卫生标准中对工作场所中粉尘容许浓度的规定是以质量浓度表示的，因此粉尘浓度的测定应采用质量浓度测定法。

目前，我国对粉尘浓度的测定分为总粉尘浓度测定和呼吸性粉尘浓度测定。在国家卫生标准中对有些种类粉尘的容许浓度被规定为总粉尘浓度，需用总粉尘浓度测定方法测定。但对一些如矽尘等危害较大、接触面较广的粉尘还规定有呼吸性粉尘的卫生标准。

1. 总粉尘浓度测定

(1)仪器。

1)矿用粉尘采样器。

2)防爆直读式粉尘测试仪。

(2)检测程序。

1)检测前按需要对现场进行勘察，选择有代表性的测点进行布点。检查、设置和准备好检测仪器。

2)现场采样。

采样过程中应注意以下几点：①整个采样过程中，流量控制在 20L/min 保持稳定；②采样的持续时间在 10min 以上；③在连续性生产场所，将采样器采样头的入口迎向含尘气流；不连续性产尘作业点，应在工人工作时进行采样。

3)数据记录。现场采样时随时纪录好测点的温湿度、风速、气压，测点的位置及采样用滤膜的编号、采样时间等相关信息。

(3)计算。将采样后的滤膜进行称量，连续两次称量之差不超过 0.1mg 时为止，取其最小值为计算依据。单位体积空气中粉尘的质量用下式计算：

$$R=\frac{m_2-m_1}{Qt}\times 1\,000$$

式中：R——总粉尘浓度，mg/m³；

m_1——采样前滤膜的质量，mg；

m_2——采样后滤膜的质量，mg；

Q——采样流量，L/min；

t——采样的持续时间。

(4)注意事项。采样过程中注意个人防护。

2. 呼吸性粉尘浓度测定

呼吸性粉尘浓度测定与总粉尘浓度测定大体相似，其计算过程也同上式。

五、工作场所气象条件检测

1. 空气温度测量

我国的温度测量采用摄氏温标(℃)。常用的空气温度测定仪器有液体温度计、热电耦和半导体数字温度计等。玻璃液体温度计测量方法简单，这里简单介绍数字显示式温度计。

(1)原理。

感温部分采用 PN 结、热敏电阻、热电耦、铂电阻等温度传感器，传感器随温度变化产生的电信号，经放大调理电路和 A/D 变换器后，由数字显示器显示。数字显示式温度计对介质温度反应较快，受辐射热影响较小，可以进行远距离温度测量和自动控制。数字显示式温度计最小分辨率为 0.1℃，测量范围为－40～＋90℃，测量温度优于±0.5℃。

(2)测量步骤。

1)将传感器头部置于欲测温度部位，并将开关置“开”位置。

2)待显示器所显示的温度稳定后，即可读温度值。

3)测温结束后，立即将开关关闭。

(3)注意事项

1)测量气温感温元件离墙壁不得小于0.5m，并要注意防止辐射热的影响，可在感温元件外加上金属防辐射罩。

2)湿度计、风速计上所带的测温部分，使用方法参见仪器使用说明书。

2. 空气湿度测量

(1)通风干湿表法。

1)原理。干湿球温湿度计是由两支完全相同的水银温度计组成，其中一支保持通常的干燥状态，称为干球湿度计，所测出的温度为空气的干球温度。另一支为湿球温度计，温包上裹有浸水的纱布，测量时要给湿球纱布上加水，保持纱布处于湿润状态。将干湿温度计装入金属套管中，水银温度计温包部有双重辐射防护管。经大约5分钟后，读取干湿球温度计上的温度值，然后根据干湿温度计的温差，计算或查表得出空气的相对湿度。

2)仪器。①机械式通风干湿表；②电动式通风干湿表。

(2)电湿度计法。

1)原理。电湿度计应用现代电子和计算机技术，空气温度和相对湿度可直接在仪器上显示，所用的传感器有：氯化锂电阻式、氯化锂露点式、高分子薄膜电容式等。其原理是通过环境湿度的变化引起传感器的特性变化，产生的电信号经处理后，直接显示空气的湿度。如高分子聚合物薄膜感湿电容，环境空气中的水汽穿透上层电极与聚合物薄膜接触，吸湿量的大小取决于环境相对湿度，薄膜吸收水分改变了探头的介电常数，从而改变了探头的电容，通过测量探头的电容的变化而达到测量环境中相对湿度的目的。

2)仪器。①湿敏电容式湿度计；②氯化锂露点湿度计。

3. 风速测量

(1)热球式电风速计法。

1)原理。热球式电风速计由测杆探头和测量仪表组成。探头装有热电耦和加热探头的镍铬丝圈。热电耦的冷端连接在磷铜质的支柱上，直接暴露在气流中，当一定大小的电流通过加热圈后，玻璃球被加热，温度升高，引起探头电流或电压的变化，由于风速的作用使得探头温度改变，变化程度与风速呈现负相关，将电压的变化经电压调理电路后由仪器显示出来。

2)仪器。①指针式或数字显示式热球电风速计；②数字显示式热球电风速计。

(2)转杯式(旋翼式)风速表法。

1)原理。采用转杯式或旋翼式风速传感器，输出电信号，经数据处理，由显示器显示。

2)仪器。数字风速表。

六、紫外—可见光分光光度(比色分析)法

紫外分光光度(比色分析)法是对作业环境中有毒有害物质分析测定中广泛应用的方法之一。其是基于物质的分子或分子团对特定波长的紫外(波长185～380nm)或可见光(波长380～780nm)具有不同的选择吸收能力，据此可以定性或定量测定各种有害物质。

1. 紫外—可见分光光度法的特点

(1)灵敏度高。所测得的试液的浓度下限可达10^{-5}～10^{-6}mol/L。

(2)测量误差较低。测定的相对误差为2%～5%，若采用精密分光光度计进行测量，相对误差可达1%～2%。

(3)分析速度快，仪器设备不复杂，操作简单，价格较低。

(4)应用广泛。大部分无机离子和许多有机物质的微量成分都可以用这种方法测定。

2. 基本原理

设入射光强度为 I_0，吸收光强度为 I_a，透射光强度为 I_t，反射光强度为 I_r，则：

$$I_0=I_a+I_t+I_r$$

由于反射光强度基本相同，其影响可相互抵消，上式可简化为：

$$I_0=I_a+I_t$$

透射光强度 I_t 与入射光强度 I_0 之比称为透射率或透光度，用 T 表示：

$$T=\frac{I_t}{I_0}$$

从上式中可以看出，溶液的透射率越大，表示它对光的吸收越小；相反，透射率越小，表示它对光的吸收越大。

实践证明，溶液对光的吸收程度与溶液浓度、液层厚度及入射光波长等因素有关。朗伯和比尔分别于 1760 年和 1852 年研究了光的吸收与溶液液层厚度及溶液浓度的定量关系(入射光波长保持不变)，二者结合称为朗伯—比尔定律，也称光的吸收定律，即：当一束强度为 I_0 的平行单色光垂直通过长度为 l 的液层、浓度为 c 的溶液时，光的强度减弱为 I，则：

$$A=\lg\frac{I_0}{I_t}Kcl$$

式中：A 为吸光度；K 为比例常数，它与吸光物质的性质、入射光波长及温度等因素有关。

上式是朗伯—比尔定律的数学表达式。它表明：当一束单色光通过含有吸光物质的溶液时后，溶液的吸光度与吸光物质的浓度及吸收层厚度成正比。吸光度 A 与溶液的透射率的关系为：

$$A=\lg\frac{I_0}{I_t}=\lg\frac{1}{T}$$

若溶液中含有数种可吸收单色光的组分，则此时溶液总的吸光度等于各组分吸光度之和：

$$A=A_1+A_2+\cdots+A_n=(\varepsilon_1c_1+\varepsilon_2c_2+\cdots+\varepsilon_nc_n)$$

这种性质称为吸光度的“加权性”，它在测定多组分的混合物中有重要意义。

朗伯—比尔定律是分光光度法的定量依据，朗伯—比尔定律是紫外-可见分光光度法的理论基础。置一系列不同浓度的标准溶液，在选择的实验条件下显色，分别测定其吸光度，然后以标准溶液中待测组分的含量为横坐标、吸光度为纵坐标作图，可得到一条通过原点的直线，称为标准曲线。此时，在同样条件下测量待测溶液的吸光度，便可从标准曲线上查出其对应的浓度。

七、原子吸收光谱法

原子吸收光谱法又称原子吸收分光光度法，简称原子吸收法。它是利用气态原子可以吸收一定波长的光辐射，使原子中外层的电子从基态跃迁到激发态的现象而建立的。由于各种原子中电子的能级不同，将有选择性地共振吸收一定波长的辐射光，这个共振吸收波长恰好等于该原子受激发后发射光谱的波长，由此可作为元素定性的依据，而吸收辐射的强度可作为定量的依据。原子吸收光谱法现已成为无机元素定量分析应用最广泛的一种分析方法。

1. 原子吸收光谱法的特点

(1)灵敏度高。火焰原子吸收分光光度法测定大多数金属元素的相对灵敏度为 1.0×

10^{-8}～1.0×10^{-10} g · mL^{-1}，非火焰原子吸收分光光度法的绝对灵敏度为 1.0×10^{-12}～1.0×10^{-14} g · mL^{-1}。这是由于原子吸收分光光度法测定的是占原子总数99%以上的基态原子，而原子发射光谱测定的是占原子总数不到1%的激发态原子，所以前者的灵敏度和准确度比后者高的多。

(2)准确度好。由于温度的变化对测定影响较小，该法具有良好的稳定性和重现性，精密度好。一般仪器的相对标准偏差为1%～2%，性能好的仪器可达0.1%～0.5%。

(3)选择性好，方法简便。由光源发出特征性入射光很简单，且基态原子是窄频吸收，元素之间的干扰较小，可不经分离在同一溶液中直接测定多种元素，操作简便。

(4)分析速度快。在准备工作做好后，分析一个元素只需数十秒至数分钟。

(5)应用广泛。可直接测定岩矿、土壤、大气飘尘、水、植物、食品、生物组织等试样中70多种微量金属元素，还能用间接法测度硫、氮、卤素等非金属元素及其化合物。该法已广泛应用于环境保护、化工、生物技术、食品科学、食品质量与安全、地质、国防、卫生检测和农林科学等各部门。

2.基本原理

原子吸收光谱法是利用待测原子蒸气中基态原子对该元素的共振线的吸收来进行测定的。但是，待测元素在进行原子化时，其中必有一部分原子吸收了较多的能量而处于激发态，据热力学原理，当在一定温度下处于热力学平衡时，激发态原子数与基态原子数之比服从波尔兹曼(Boltzmann)分配定律：

$$\frac{N_i}{N_0}=\frac{g_i}{g_0}e^{-\Delta E_i/kT}$$

式中：N_i 和 N_0 分别——单位体积内激发态和基态的原子数；

g_i 和 g_0 分别——激发态和基态能级的统计权重，它表示能级的简并度，即相同能级的数目；

k——波兹曼常数；

T——热力学温度。

可见，N_i/N_0 的大小主要与“波长” 及“温度”有关。

(1)当温度保持不变时，激发能($h\upsilon$)小或波长大，N_i/N_0 则大，即波长长的原子处于激发态的数目多；但在原子吸收光谱法中，波长不超过600nm，换句话说，激发能对 N_i/N_0 的影响有限。

(2)温度增加，则 N_i/N_0 大，即处于激发态的原子数增加；且 N_i/N_0 随温度 T 增加而呈指数增加。

原子光谱中，对一定波长的谱线，g_i/g_0 和 $\triangle E_i$(激发能)都是已知值，因此只要火焰温度 T 确定，就可求得的 N_i/N_0 的值。

实际分析中要求测定的是试样中待测元素的浓度，而此浓度是与待测元素吸收辐射的原子总数成正比的。当一束频率为 υ，强度为 I_0 的共振辐射通过厚度为 l 的原子蒸气时，其中一部分光被吸收，使该入射光的光强降低为 $I\upsilon$，根据吸收定律得：

$$I_\upsilon=I_0e^{-k_\upsilon N_0 l}$$

$$A=\log\frac{I_0}{I_\upsilon}=0.434K_\upsilon N_0 l=0.434K_0 N_0 l$$

式中：K_v 为一定频率的光吸收系数(注意：K_v 不是常数，而是与谱线频率或波长有关。由于任何谱线并非都是无宽度的几何线，而是有一定频率或波长宽度的，即谱线是有轮廓的！因此将 K_v 作为常数而使用此式将带来偏差！)。

由于 $N_0 \propto c$，l 在一定的仪器中是确定的，所以

$$A = K'c$$

式中：c——待测元素的浓度；

K'——在一定实验条件下是一个常数。

因此，通过测定吸光度就可以求出待测元素的含量。这就是原子吸收光谱法的定量基础。

3.原子吸收分光光度计

原子吸收分光光度计类型很多，其基本结构相同，主要由光源、原子化系统(类似于吸收池)、分光系统、检测系统和显示系统五部分组成，如图 7-2 所示。

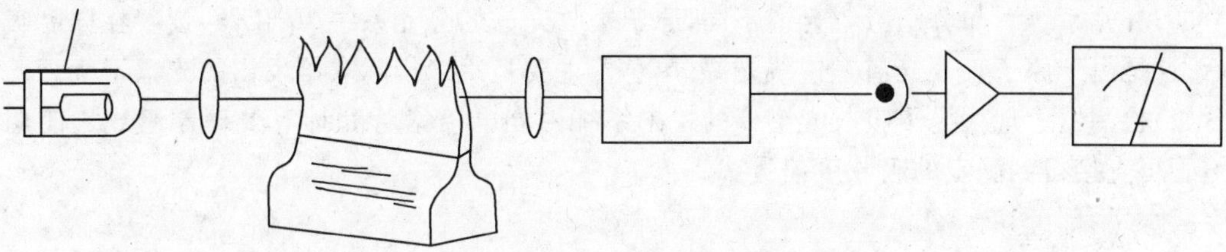

图 7-2　原子吸收分光光度计结构示意图

(1)光源。光源的功能是发射被测元素的特征共振辐射。对光源的基本要求是：发射的共振辐射的半宽度要明显小于吸收线的半宽度；辐射强度大；背景低，低于特征共振辐射强度的1%；稳定性好，30min 之内漂移不超过 1%；噪声小于 0.1%；使用寿命长于 5A · h。多用空心阴极灯等锐线光源。

(2)原子化系统。原子化系统是原子吸收分光光度计的核心部分。其作用是将试样中的待测元素转变为基态原子蒸气，使其对光源发出的特征辐射产生吸收，相当于 UV—Vis 的吸收池。原子化效率的高低直接影响元素测定的灵敏度。其稳定性和重现性，又影响测定的精密度和准确度。

原子化法有火焰原子化法、无火焰原子化法和化学原子化法。

1)火焰原子化法。它是利用火焰的温度及火焰的氧化还原气氛，将试样中待测元素原子化的方法。具有稳定性高、使用方便等优点，是常用的原子化方法之一。

火焰的作用是将试样中的待测元素更多地转变为基态原子。通常可以将火焰划分为四个区域：干燥区、蒸发区、原子化区和电离化合区。火焰的原子化能力取决于火焰的温度及火焰气体产物与被测物反应形成气态原子的能力。火焰温度的高低除了与观测高度有关外，主要决定于火焰气体的性质。

由于各种元素的性质不同，原子化的难易程度也不同。在实际测定中，需要根据元素的特性选择不同类型的火焰，通过实验调整燃助比及流量，调节火焰的温度及氧化还原气氛，以达到最佳的原子化效果。同时，还要调节燃烧器的位置及高度，让光源的光束准确地通过原子化区，以获得最大的吸光度，从而提高测定的灵敏度。

2)石墨炉原子化法。也称无火焰原子化法，是利用电热的方法使试样原子化。它克服了火焰原子化法温度较低、试样消耗大、原子化效率低的缺点，把测定的灵敏度提高几个数量级，所需试样量少，原子化效率高，是痕量元素分析的较好方法。原子化过程可分为四个阶段，即干燥、灰化、原子化和净化。与火焰法比较，石墨炉法有较高的灵敏度，但其测定的精密度稍差。

3)化学原子化法。也称低温原子化法，是通过化学反应，使试样中的待测元素转变成原子蒸气，或先生成易于逸出的氢化物，然后再进一步转化为原子蒸气。如测定 Hg 含量，是通过亚锡离子的还原作用，产生 Hg 原子蒸气进行测定，这种方法称为冷原子吸收法，并且有专门的冷原子测汞仪。另一种化学原子化法称为氢化物原子化法。对于一些元素如 As、Sb、Si、Se、Ge、Sn、Pb 等，用常规火焰法分析时，背景吸收严重，信噪比低，且这些元素在原子化过程中易挥发损失。而这些元素的氢化物是挥发性的，且容易解离，因此常以氢化物原子化法测定这些元素。

(3)分光系统。与分子吸收光谱不同，原子吸收光谱的分光系统(单色器)设置在样品吸收之后，这是由于原子吸收光谱是锐线光源，单色器主要是用来排除火焰发出的光谱干扰。

(4)检测器。现代原子吸收光谱仪的检测系统由光电倍增管和计算处理器组成。使用光倍增管可直接得到测定的吸收度信号。

(5)显示部分。

八、气相色谱法

气相色谱法是以气体为流动相、以液体涂渍于惰性载体上或以固体吸附剂为固定相的分析方法。前者为气—液色谱，后者为气—固色谱。其分离原理是根据各组分在流动相和固定相间有不同的分配系数，当两相做相对运动时，式样中各组分在两相中进行溶解—挥发或吸附—脱附的多次反复分配，达到彼此分离的结果。这种应用在两相间分配原理而使混合物中各组分分离的技术，称为色谱分离技术。

1.气相色谱法的特点

(1)分离效率高。气相色谱法对性质极为相似的同分异构体、同位素等有很强的分离能力，能分析沸点十分接近的复杂混合物。几十种甚至上百种性质类似的化合物可在同一根色谱柱上得到分离，能解决许多其他分析方法无能为力的复杂样品分析。

(2)分析速度快。一般而言，色谱法可在几分钟至几十分钟的时间内完成一个复杂样品的分析。一般情况下，一个样品的分析周期仅需几分钟。

(3)检测灵敏度高。随着信号处理和检测器制作技术的进步，不经过预浓缩可以直接检测 10^{-9} g 级的微量物质。如采用预浓缩技术，检测下限可以达到 10^{-12} g 数量级。

(4)样品用量少。一次分析通常只需数纳升至数微升的溶液样品。

(5)选择性好。通过选择合适的分离模式和检测方法，可以只分离或检测感兴趣的部分物质。

(6)多组分同时分析。在很短的时间内(20 min 左右)，可以实现几十种成分的同时分离与定量。

(7)易于自动化。现在的色谱仪器已经可以实现从进样到数据处理的全自动化操作。

气相色谱法的应用范围很广。既可以分析气体样品，又可以分析液体和固体样品。只要在 450℃下能够汽化的样品，都可以用气相色谱法分析。同时气相色谱法也有不足之处，首先，由于色谱峰不能直接给出定性结果，它不能用来直接分析未知物；其次，无法分析大多数无机物和高沸点有机物。

2. 色谱分析原理

气—固色谱是根据固体吸附剂对试样中各组分的吸附能力的不同进行组分分离的。气—液色谱主要是根据固定液(高沸点的有机物)对试样中各组分的溶解度的不同而进行组分分离的。

试样经汽化后，由载气带入色谱柱，被固定相溶解或吸附，随着载气的不断流过，被溶解或吸附的组分又从固定相中挥发或脱附。由于载气的不断流动，溶解—挥发、吸附—脱附的过程反复进行，经过一定柱长后，性质不同的组分就被彼此分离。

物质各组分在固定相和流动相之间发生的溶解、挥发和吸附、脱附的过程称为分配过程。在一定温度下，组分在两相之间分配达到平衡时的浓度比称为分配系数，用 K 表示：

$$K=\frac{\text{组分在固定相中的浓度}}{\text{组分在流动相中的浓度}}$$

分配系数 K 是由组分及固定液的热力学性质决定的，随柱温，柱压变化，与柱中气相、液相的体积无关。当 $K=1$ 时，组分在固定相和流动相中浓度相等；当 $K>1$ 时，组分在固定相中的浓度大于在流动相中的浓度；当 $K<1$ 时，组分在固定相中的浓度小于在流动相中的浓度。

不同物质的分配系数相同时，它们不能分离。色谱柱中不同组分能够分离的先决条件是其分配系数不等。分配系数 K 小的组分：在气相中停留时间短，较早流出色谱柱；分配系数大的组分：在气相中的浓度较小，移动速度慢，在柱中停留时间长，较迟流出色谱柱。两组分分配系数相差越大，两峰分离的就越好。

气相色谱的主要理论有塔板理论、速率理论等。塔板理论以热力学为基础，用塔板的概念描述色谱柱中的分离过程，用塔板数的多少来评价色谱柱效能的高低。色谱柱的塔板数 n 计算式：

$$n=5.54\left(\frac{t_R}{Y_{1/2}}\right)^2=16\left(\frac{t_R}{y}\right)^2$$

式中：t_R——保留时间；

$Y_{1/2}$——半峰宽；

Y——峰宽。

塔板高度：　　$H=L/n$

式中：L——色谱长。

由上两式可以看出：色谱峰越窄，塔板数 n 越多，理论塔板高度 H 就越小，此时柱效能越高。n，H 可作为描述柱效能的一个指标。

速率理论从动力学角度，进一步说明了影响 H 的各种因素，得到了范第姆特速率方程式：

$$H=A+\frac{B}{u}+Cu$$

式中：A——涡流扩散项；

B——分子扩散项；

C——传质阻力项；

u——载气平均线速。

u 一定时，只有 A，B，C 较小时，H 才能较小，柱效能才能较高。

3.气相色谱仪

气相色谱仪是一种多组分混合物的分离、分析工具，其简单流程如图 7－3 所示。载气由高压钢瓶供给，经减压阀减压后进入载气净化干燥管以除去载气中的水分，由针形阀控制载气的压力和流量，流量计和压力表用以指示载气的柱前流量和压力，再经过进样器（包括汽化室）注入（如为液体试样，经汽化室瞬间汽化为气体），由不断流动的载气携带试样进入色谱柱将各组分分离，各组分依次进入检测器后放空。检测器信号由记录仪记录，描绘出色谱峰。

（1）进样系统。气相色谱进样系统包括：进样装置和汽化室。液体样品用微量注射器进样，气体样品用注射器或定量进样阀进样。固体样品经处理后，以液体方式进样。

（2）色谱柱。色谱柱是色谱分析的心脏部分，分为填充柱和毛细管柱两类。填充柱内径为 3mm 左右，长度为 1～5m，由装有填料的不锈钢或玻璃管制成。气—固色谱的固定相为吸附剂（活性炭、硅胶等）；气—液色谱则以载体表面涂布固定液作固定相。

（3）检测器。经色谱柱分离后的样品组分，经检测器给出相应信号，进行定性和定量分析。目前，气相色谱仪的检测器有很多种，常用的有：通用性检测器（TCD）、对电负性元素具有灵敏响应的电子捕获监测器（ECD）、职业卫生检测必备的氢火焰离子化检测器（FID）等。

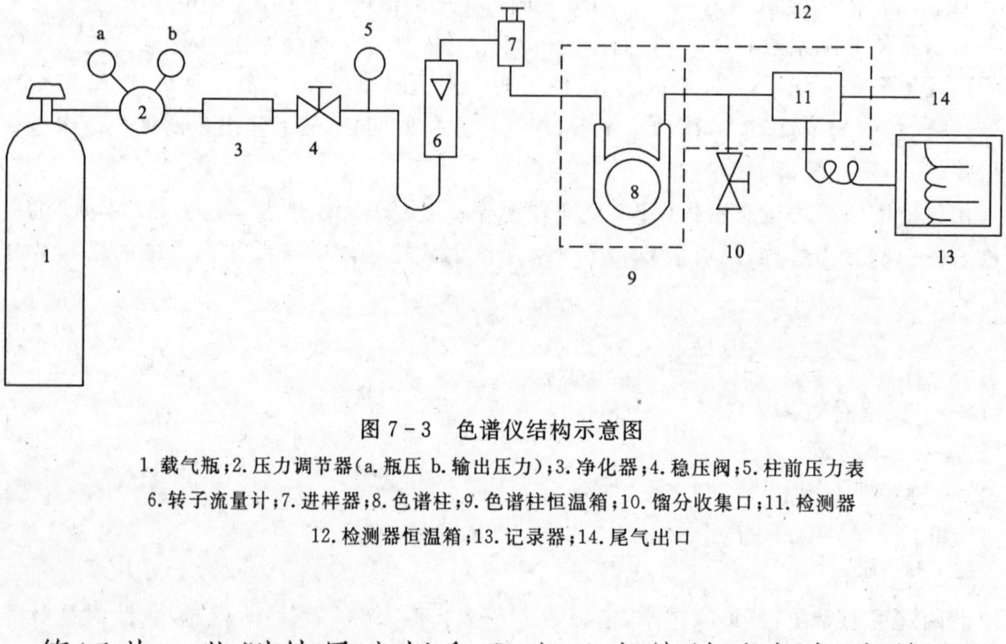

图 7－3　色谱仪结构示意图

1.载气瓶；2.压力调节器（a.瓶压 b.输出压力）；3.净化器；4.稳压阀；5.柱前压力表
6.转子流量计；7.进样器；8.色谱柱；9.色谱柱恒温箱；10.馏分收集口；11.检测器
12.检测器恒温箱；13.记录器；14.尾气出口

第四节　监测结果分析和职业卫生统计分析报告编写

一、职业危害监测结果分析

工作场所中，劳动者经常接触到有害物质或有害因素，这些因素是否对人体造成伤害，伤害的程度多大等，通过职业卫生的监测，掌握了工作现场的现实情况后，对监测结果进行分析研究，评价其现状和危害程度。工作场所有害物质和有害因素检测结果的分析评价步骤如下。

1.根据监测的目的和要求确定采样时间、样本数

工作场所有害物质的监测，需要根据监测工作目的和要求进行组织安排。不同的工作目的选取的样本数和监测时间有所不同。

2.根据拟分析的有害物质或有害因素选用采样和监测仪器

由于不同的有害物质或有害因素的理化性质不同，需要根据有害物质或有害因素监测对象，选取不同的采样和监测仪器。

3.根据分析监测对象选择监测方法

由于不同的有害物质或有害因素在时间、空间的存在和分布特点不同，不同的有害物质或有害因素有不同的监测分析方法，包括监测时间、地点、位置、测定方法等。

4.分析评价

我国对工作场所中常见的有毒有害物质制定了职业卫生标准。在分析评价职业卫生的过程中，应把生产现场的有害物质或有害因素同相关的国家标准、规定紧密结合起来，综合进行评价。遇到目前我国尚未制定相关标准的有害物质或有害因素时，可以参考相关国外权威标准。

二、职业卫生统计分析报告编写

职业卫生统计分析报告是在职业卫生统计表基础上编制的详细、具体、图文并茂的文字报告。职业卫生统计分析报告具体编制方法如下。

1. 分析报告要求

职业卫生统计分析报告总体要求是:用数据说话，为决策服务。

采用真实、科学、准确的统计数据来阐述全国或某行政区域生产行业职业卫生现状、规律和发展趋势，反馈工作计划的实施情况以及评价工作效果，为职业卫生监测和监管监察提供科学的信息支持和决策依据，推动职业卫生管理工作的顺利开展。报告可按以下四个方面进行重点分析。

(1)按地区分析。按地区，职业卫生统计分析的重点是，分析生产过程中职业危害人群的地区分布和区域特征;通过作业点检测和职业健康监护情况，反映各地执行政策的力度和效果;通过职业病发生与死亡的分析，反映全国或某行政区域内的企业职业病发病特征和规律，分析其地区分布特征，找出职业卫生管理的重点区域。

(2)按生产工艺分析。按生产工艺中涉及到不同类型职业危害因素，职业卫生统计分析的重点是，分析工作场所职业危害人群与生产工艺类型的关联情况，通过分析不同类型生产工艺的作业点检测和职业健康监护、职业卫生防护投入、职业病情况，分析各种类型煤矿职业危害和防护现状。

(3)按规模分析。按生产企业规模，职业卫生统计分析的重点是，分析职业危害人群与企业生产规模的关联情况，通过作业点检测和职业健康监护、职业卫生防护投入等指标分析不同规模生产企业对职业卫生的重视程度和预防效果;通过职业病情况分析掌握不同规模职业病严重程度，为实施重点监管和制定行业专项整治计划提供科学依据。

(4)按监察机构分析。按监察机构，职业卫生统计分析的重点是，分析各安全监察机构辖区内煤矿职业卫生主要情况，为各单位制定每个辖区职业卫生监管工作目标和计划提供科学的信息支持。

2. 报告框架

职业卫生统计分析报告采用总分式结构。报告由职业卫生形势分析、职业卫生总体情况、各地区职业卫生状况、各种类型煤矿职业卫生状况等四个部分组成。每个部分的分析应包含以下四方面内容：

(1)接触职业危害人群分析。

(2)职业危害预防控制情况分析，包括职业危害因素检测情况和职业卫生投入情况。

(3)接触危害人员职工健康体检情况分析。

(4)职业病情况。

职业卫生统计分析报告的框架结构见图 7-4。

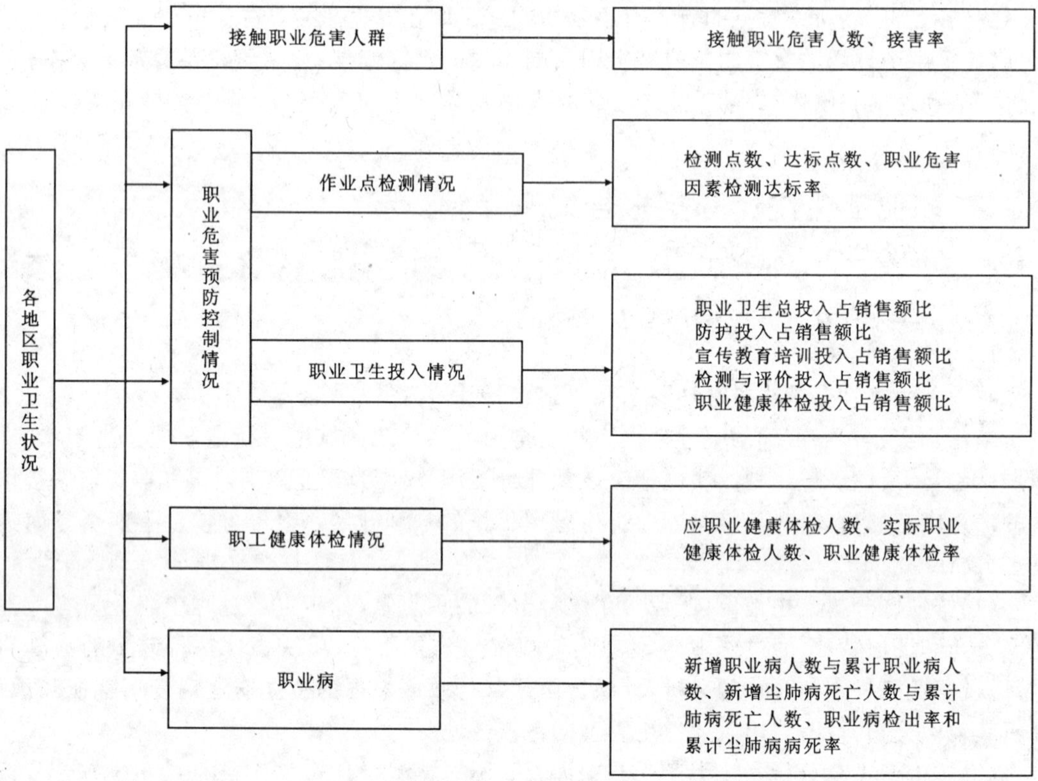

图 7-4　职业卫生总体情况分析框架图

3. 编写程序

职业卫生统计分析报告的编写程序分为数据收集和整理、统计数据分析、图表的生成、报告编写四个步骤，见图 7-5。

4. 分析方法

采用统计数据与文字论述相结合的方法。运用数字语言，包括运用统计表和统计图(柱状图、饼图、折线图等)来描述和分析职业卫生状况和发展趋势，通过详实的数据和简练、准确的文字进行说明和分析。报告以叙述为主，但要避免只叙不议和简单罗列数据，应当分析研究数据增减变化趋势及原因。

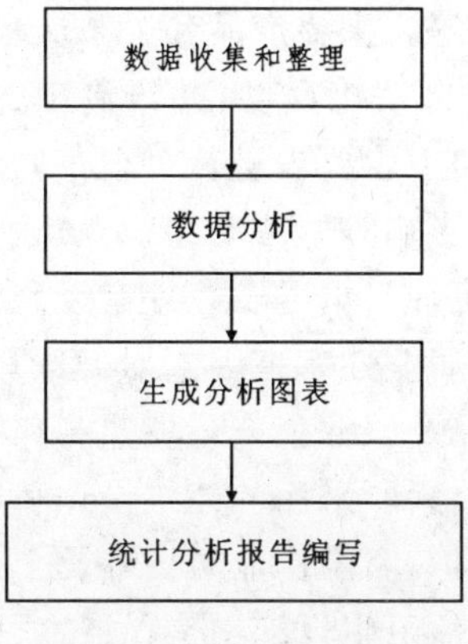

图 7-5 职业卫生统计分析报告的编写程序

第五节 职业卫生调查

生产过程、劳动过程和生产环境中存在的各种职业性有害因素，在一定条件下，可对作业者的身体健康产生不良影响。职业卫生调查是识别和评价职业性有害因素及实施职业卫生服务和管理的重要手段。

对职业性有害因素的识别和评价，首先需通过对生产工艺过程、劳动过程和作业环境进行调查，以确切了解有害因素的性质、品种、来源及职业人群的接触情况。但是，职业有害因素是否对接触者的健康造成损害以及损害的程度，则取决于作用条件，包括接触机会、接触方式、接触时间和接触强度等。

对职业有害因素的强度及其可能对健康造成损害的危险程度，还必须通过生产环境监测、生物监测和健康监护等进行综合分析评价和估测。这可为及时采取相应的防治措施、制订和修订卫生标准以及指导今后的预防工作提供可靠依据。

一、职业卫生调查形式

职业卫生调查可分为三大类：职业卫生基本情况调查、专题调查、事故调查。

1. 职业卫生基本情况调查

(1)调查目的。职业卫生基本情况调查的目的是掌握所管辖地区或系统内各企业，尤其是工矿企业的职业卫生状况和需求，建立所管辖单位的职业卫生档案。

(2)调查对象及要求。对所管辖的所有工矿企业，必须按单位逐一进行调查，认真填写统一表格并复核后，按计算机编码要求，进行地区及专业系统列编。调查资料逐级汇总上报，每3年复核1次。在日常职业卫生工作中，需随时将生产环境监测和健康检查的结果、职业病发病情况，以及生产和企业变迁情况录入职业卫生档案，以备查阅、分析。

(3)调查内容。职业卫生基本情况调查内容包括：被调查单位基本情况，如单位名称、地址、单位的历史、隶属关系、性质、机构设置、男女职工人数、产品种类、有害职业的分布、接触有害因素的人数、产值以及利税情况等。主要产品和工艺流程，记录使用的原料名称、中间产品、产品及年产量、生产设备机械化或自动化程度，并绘制工艺流程图。主要工作场所的劳动条件，主要车间、工段和工种是否按照卫生要求进行合理布局、采光照明、车间微小气候状况是否符合卫生要求、相邻车间有无相互影响等。劳动组织及班次，劳动者与用人单位的关系，每周几个工作日、每日的工作时间、加班加点情况及在外有无兼职等。职业性有害因素及其接触人数。作业环境及接触者健康状况，职业性有害因素对健康影响的早期表现，职业病、工作有关疾病和工伤的发生频率和分布情况及以往生产环境监测和健康监护资料等。防护设备及其使用、维修等情况，针对职业性有害因素所采用的建筑设计和职业卫生防护设施，如通风、除尘排毒系统、噪声及其他物理因素的防护、高温作业防护等及个人防护用品的品种和数量，使用、维修等情况。生产辅助用室情况，生活卫生设施中有无浴室、更衣室、休息室、女工卫生室、厕所、医疗室等。劳动者的反应，听取劳动者对职业性有害因素危害身体健康的反应，特别是对具有刺激性或易于引起急性反应的毒物，劳动者可提供许多有价值的情况和线索。

职业卫生基本情况调查常通过“听、看、问、测、查、算”的方法进行。听：听取介绍；看：现场观察和查看有关的资料；问：口头询问；测：生产环境监测和生物监测；查：职业健康检查；算：资料分析。最后，对所得调查取得的资料进行综合评价，提出改进建议，并建立健全职业卫生档案。

2. 职业卫生专题调查

(1)调查目的。专题调查是对某一系统(行业)或某一有害因素的职业卫生基本情况的调查。目的在于探究职业性有害因素对职工健康的影响，或就其他具体问题(如病因探讨、患病率分析、早期监测指标筛选、预防措施效果评价和卫生标准研制或验证等)进行专项调查研究。

所辖地区内存在有下列情况之一者，应考虑进行专题调查：①某一系统(行业)在所辖区内所占比重较大；②某一有害因素的危害性较突出，接触人数较多；③采用新技术、新工艺，而出现新的有害因素者；④已有的有害因素出现新的职业性病损者。

(2)调查项目。专题调查的项目可视实际需要加以选择。有害因素与健康关系的调查，揭示接触水平—反应关系；工作有关疾病调查，探讨某些职业性有害因素与导致非特异性疾患高发或加剧的因果关系；生产环境监测方法研究，确定测定方法的灵敏度、特异度及质量控制要求；生物监测研究，阐明指标的敏感性、特异性、预示值、符合率，以及在早期检测职业性病损中的意义；预防措施效果的卫生学评价，对采取预防措施前后的作业环境、职工健康状况进行分析比较，分析投入效益等。

3. 职业卫生事故调查

一般属于计划外应急性调查。发生急性事故性损害(如职业病危害事故、安全事故)时，职业卫生医师应会同临床医师参加抢救；医疗卫生机构(包括厂矿医院或诊所)应按《企业职工伤亡事故报告和处理规定》和《放射性同位素与装置放射防护条例》等制定《职业病危害事故调查处理办法》及《职业病报告办法》，立即向所在地人民政府卫生行政部门和法律、法规规定的其他部门报告；医疗卫生机构应会同有关部门深入现场进行调查，查明事故发生原因，提出抢救和预防的对策，防止类似事故再次发生。

在现场，必须详尽了解事故发生的全过程和有关的规章制度，包括事故发生时的气象条件、设备运转情况、作业状态、操作规程及防护措施等；通过中毒病人或班组人员，了解事故发生过程及其前后细节，以及同类生产的其他作业场所是否发生过类似事故。当现场未经清理时，应迅速检测生产环境中各种可疑有害因素的浓度或强度；如现场已遭破坏，必要时采用模拟现场试验估测接触浓度或强度。经皮肤吸收的毒物，应尽可能进行皮肤污染的测定；如有可检测的生物监测指标，应及时采样测定。

最后，根据调查资料，做出综合判断，提出处理意见及防止事故再度发生的对策和措施，用书面形式上报上级机关并分发有关单位，以吸取教训。

二、职业卫生调查步骤

除事故调查外，职业卫生基本情况调查与专题调查的工作步骤基本相似，但专题调查安排的更周密。完整的专题调查可分为准备、实施和总结三个阶段。

1. 准备阶段

(1)制订计划。计划内容包括：调查目的、试图寻求的答案和可能遇到的困难；调查对象、对照的选择，样本大小和抽样原则；调查方法；调查项目、观察指标和检查测定方法，所需器材、经费和人力；人员培训，调查队伍组织领导及协作关系；现场联系及时间安排；预期结果；数据处理，资料整理、分析和总结。

(2)查阅文献。围绕调查内容和目的，认真查阅国内外有关文献，充分掌握现有资料，借鉴别人经验，使调查工作更有的放矢，效率更高。有条件者可考虑运用现代文献检索手段，如联机检索、光盘检索、国际互联网等，以便更准确、及时地了解全世界有关职业卫生与职业病方面的资料，查找到最新文献。亦可随时与世界各地的职业卫生与职业病专家讨论专题的有关内容。

(3)拟订表格。应根据调查目的、内容及统计方法，周密设计调查表格的项目及形式。每一调查项目都必须用意明确，而非可有可无。调查表格的完善与否在很大程度上反应了调查计划的完善与否。因此，拟好的表格最好先进行试点调查，并根据试点调查效果作必要修改，使其更趋完善。为便于计算机处理，调查项目尽可能量化，可在表格偏旁位置预留空格，以便填入各项目的“量值”。另外，为验证调查对象回答内容的可靠性，可在询问项，如主观症状中，随机穿插与接触一反应（效应）完全无关的内容，作为“干扰性项目”。整理分析时，分别算出“症状分”与“干扰分”，供判断参考。

调查表的内容一般包括：调查表的名称；一般项目，如姓名、性别、出生年月、出生地、民族、文化程度、工作单位名称、职业、车间、工种及家庭住址；调查项目，根据调查目的而定，一般包括职业史及接触史、疾病史、目前健康状况、不良生活方式、生产环境监测结果、针对该项调查的体检和化验项目及结果；调查者对调查结果的可信度估计；结束部分，包括调查人签字和调查日期。

(4)对象选择。根据调查目的，选择不同对象。一般原则是：根据研究目的，确定样本大小和抽样方法；以密切接触有害因素的人群为观察对象，并选择同等条件非接触人群为对照组；在评价检测指标对反应生产环境浓度或机体反应的灵敏性和可靠性时，应尽可能分别选择接触高、中、低浓度（或强度）的接触者为对象；凡同时接触可干扰效应的其他因素者，不应列为对象；慢性职业病调查应特别注意潜伏期，现有接触人群或曾经接触者，均应列为调查对象；对照的选择应注意可比性，即性别、年龄、工龄等应合乎统计学要求。

(5)试点调查。在正式调查全面开展前，最好先进行一次完全按照计划进行的小型试点调查。其目的是：检查所预定计划是否完善，切实可行；及时发现问题，如调查表格项目是否合适，测定仪器功能是否完好，以及调查对象是否合作等；锻炼和考核整个调查队伍，积累经验，估计不同检查者之间的差异，进一步统一方法，缩小误差，提高工作效率和质量。

2. 实施阶段

在试点调查的基础上，总结经验教训，按照计划，全面展开工作。这一阶段应特别注意现场调查的质量控制。最好制订调查工作手册，内容包括调查员工作须知、调查项目的各项标准及操作规程等，调查员必须严格遵守调查工作手册中所定的各项规章。专题调查组要建立各级分工负责的组织网络，如由项目负责人→现场调查督导人→调查员、摘抄员、检验员组成的三级工作网。调查中随时抽查原始记录，及时复核补漏，汇总和整理调查资料。此外，尚需掌握工作进度，注意工作中的密切配合与协调，确保按质按量如期完成调查任务。

3. 总结阶段

(1)资料整理与统计。资料检查是指检查调查表格中的原始资料，检查内容包括：资料的完整性，即全部项目必须符合调查设计的要求并逐项填齐；资料的可靠性，即调查方法正确，疾病诊断明确，测定数据准确等；资料筛选的原则性，即资料剔除不能带有主观性，取舍要有一定的原则。

有下列情况之一者应予剔除：项目不全、记录欠正确、对照人群曾接触被调查的有害因素、接触人群曾接触足以影响调查结果的其他因素。

资料整理应按以下步骤进行整理和分析。在同质基础上，按调查设计分组；按分组要求拟定整理表，对资料进行归并、组合；资料分析，按统计学原则，根据资料特征及分析目的，选用合适的统计方法和参数，探讨各自变量与因变量之间的联系及其强度，并阐明混杂效应(confounding effects)及其程度。

(2)调查汇总。据调查结果写出全面总结，向所调查企业和有关上级部门汇报。报告应针对所发现的问题作出卫生学评价，提出切实可行的干预措施与建议，力争把通过调查所得到的科学结论，反馈到企业职业卫生工作中去。

(3)论文撰写。作为一项科学研究，或者一项职业病危害评价，应结合调查发现，进一步复习有关文献，深化感性认识，把调查报告提炼成一篇或几篇科学论文。

4. 评价工作中职业卫生调查编制要点

(1)评价工作中现场调查内容主要包括：①评价单位在接受评价委托后进行职业卫生现场调查，主要包括项目基本情况调查、工程概况、试运行情况；②工作过程的卫生学调查，了解生产工艺的全过程、生产过程中的物料及产品、确定工作中存在的职业病危害因素名称以及劳动者接触方式和接触时间；③工作环境卫生学调查，包括总平面布置、生产工艺及设备布局、建筑学卫生学、辅助用室、职业病防护设备、应急施救设施、个人使用的职业病防护用品等方面的卫生防护措施的落实概况；④调查建设项目是否严格按现行《工业企业设计卫生标准》(GBZ1—2002)规定进行施工、预评价报告与防护设施设计及审查意见落实情况；⑤职业卫生管理调查，了解职业卫生管理机构设置情况、职业卫生规章制度和操作规程的完善情况、职业健康教育状况、职业病危害因素测定结果、健康监护情况、职业卫生资料归档情况。

(2)职业卫生现场调查表的设计。见表7-7～表7-16。

表 7-7　项目概况调查表

调查内容	调查结果	备注
项目名称		
项目性质		
厂址所在地		
总投资及其规模		
职工总人数		
生产工人数(男/女)		
管理人数(男/女)		
临时工人数(男/女)		
主要产品及年产量		
年产值(万元)		
建设时间		
试运行时间		
试运行中防护设施使用情况		
联系人/电话		
备注：		

建设项目单位签字：　　　　调查人：　　　　年　　月　　日

表 7-8　职业卫生管理调查表

<table>
<tr><th colspan="2">调查内容</th><th>调查结果</th><th>备注</th></tr>
<tr><td colspan="2">职业卫生管理机构名称</td><td></td><td></td></tr>
<tr><td colspan="2">专(兼)职人员数</td><td></td><td></td></tr>
<tr><td colspan="2">分管领导职务及姓名、分管部门</td><td></td><td></td></tr>
<tr><td colspan="2">职业卫生专项经费(万元/年)</td><td></td><td></td></tr>
<tr><td colspan="2">职业卫生归属管理部门</td><td></td><td></td></tr>
<tr><td colspan="2">职工健康档案与职业卫生档案</td><td></td><td></td></tr>
<tr><td colspan="2">职业卫生管理制度</td><td></td><td></td></tr>
<tr><td colspan="2">应急救援预案及救援措施</td><td></td><td></td></tr>
<tr><td colspan="2">应急救援措施</td><td></td><td></td></tr>
<tr><td colspan="2">应急救援演练情况</td><td></td><td></td></tr>
<tr><td colspan="2">作业场所职业危害警示标识</td><td></td><td></td></tr>
<tr><td colspan="2">职工职业卫生知识培训及培训形式</td><td></td><td></td></tr>
<tr><td rowspan="4">职业健康体检</td><td>体检机构名称</td><td></td><td></td></tr>
<tr><td>上岗前体检人数</td><td></td><td></td></tr>
<tr><td>离岗前体检人数</td><td></td><td></td></tr>
<tr><td>在岗期间定期体检</td><td>次/年</td><td></td></tr>
<tr><td colspan="2">运行期间是否进行过职业卫生检测</td><td></td><td></td></tr>
<tr><td colspan="4">备注：</td></tr>
</table>

建设项目单位签字：　　　　调查人：　　　　年　　月　　日

表 7－9　劳动定员调查表

部门(车间)名称	岗位名称	生产人员情况			备注
		男	女	合计	
合计					

建设项目单位签字：　　调查人：　　年　月　日

表 7－10　建筑卫生学调查表

建筑物名称	面积(㎡)	高度(m)	通风方式	照明方式	气温(℃)	气湿(%)	通风量(L/h)	备注

建设项目单位签字：　　调查人：　　年　月　日

表 7－11　噪声/毒物/粉尘防护设施调查表

部门(车间)名称	工序	设施名称	型号	主要技术参数	数量	安装位置	运行情况

建设项目单位签字：　　调查人：　　年　月　日

表 7－12　原辅材料调查表

原辅材料名称	用途及使用环节	年用量(吨)	日常贮存量(吨)	贮存方式与地点	进出料方式	备注
备注：						

建设项目单位签字：　　调查人：　　年　月　日

表 7－13　个体防护用品调查表

岗位名称	有害因素种类	用品种类/品牌/型号	发放周期	数量	使用情况

建设项目单位签字：　　调查人：　　年　月　日

表 7－14　辅助卫生设施调查表

部门(车间)名称	辅助卫生设施名称	面积(m²)或数量	使用人数	设置位置	通风方式
备注:辅助卫生设施包括盥洗室、厕所、妇女卫生室、车间休息室、车间办公室等。 需要说明的事项:					

建设项目单位签字:　　　调查人:　　　年　月　日

表 7－15　工时调查表

车间名称	岗位名称	岗位人数	工作方式	接触时间(min/班)	生产班制	危害因素种类

建设项目单位签字:　　　调查人:　　　年　月　日

表 7－16　危害因素与接触情况调查表

部门(车间)	工序/岗位	岗位人数	危害因素名称	存在状态	产生环节及接触途径

建设项目单位签字:　　　调查人:　　　年　月　日

三、评价工作中检测方案编制要点

1. 检测方案编制前的准备

检测方案内容包括:选择采样点、采样对象、采样方法和采样时机等。为了正确制定检测方案,必须在采样前对工作场所进行现场调查。必要时可进行预采样。调查内容主要包括:工作过程中使用的原料、辅助材料,生产的产品、副产品和中间产物等的种类、数量、纯度、杂质及其理化性质等。

工作流程包括原料投入方式、生产工艺、加热温度和时间、生产方式和生产设备的完好程度等。劳动者的工作状况,包括劳动者数、在工作地点停留时间、工作方式、接触有害物质的程度、频度及持续时间等。工作地点空气中有害物质的产生和扩散规律、存在状态、估计浓度等。工作地点的卫生状况和环境条件、卫生防护设施及其使用情况、个人防护设施及使用状况等。

2. 检测点选择的基本要求

应满足工作场所有害物质职业接触限值的要求。应满足职业卫生评价的要求。应满足工作场所环境条件的要求。

在采样的同时应作对照试验，即将空气收集器带至采样点，除不连接空气采样器采集空气样品外，其余操作同样品，作为样品的空白对照。因此检测方案中样品数量应加上空白对照数。

3. 评价检测工作中采样的要求

评价检测适用于建设项目职业病危害因素预评价、建设项目职业病危害因素控制效果评价和职业病危害因素现状评价等。

在评价职业接触限值为时间加权平均容许浓度时，应选定有代表性的采样点，连续采样3个工作日，其中应包括空气中有害物质浓度最高的工作日。

在评价职业接触限值为短时间接触容许浓度或最高容许浓度时，应选定具有代表性的采样点，在一个工作日内空气中有害物质浓度最高的时段进行采样，连续采样3个工作日。

第六节　噪声检测案例

基于工业生产环境中长期接触噪声，为了便于企事业单位更好的对生产环境进行监控与检测，本节列举一例某钢铁企业的噪声检测案例。

一、仪器：HS5671A型噪声频谱分析仪

HS5671A型噪声频谱分析仪既是一种测量指数时间计权声级的通用声级计，又是能测量时间平均声级的积分平均声级计和测量声暴露的积分声级计，它还能测量累计百分声级（统计声级），其性能符合GB/T17181—2002标准对Ⅰ级声级计的要求，同时也符合IEC1260和GB/T3241—1998对倍频程滤波器和1/3倍频程滤波器的要求，适用于各种工业环境噪声测量及环境噪声普查测量，尤其适用于对噪声进行频谱分析。对射频场敏感度属X类，见图7-6。

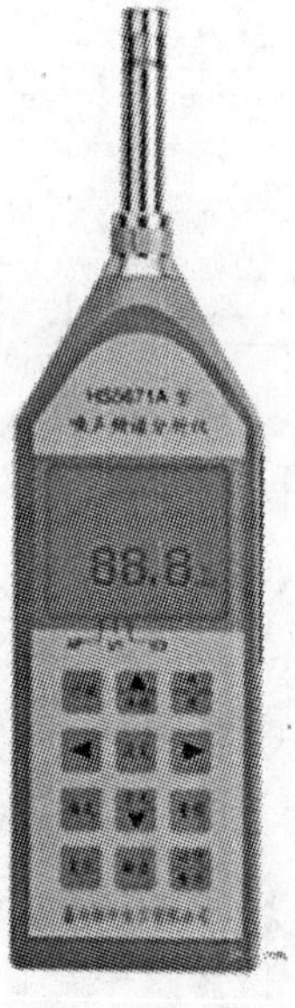

图7-6　HS5671A型噪声频谱分析仪

主要技术性能如下：

1. 传声器：Φ12.7(1/2)测试电容传声器
2. 频率范围：10Hz～21kHz
3. 频率计权：A计权、C计权、Lin(线性)
4. 测量范围：25dB～130dB(A)
5. 量程控制：手动，分三档，线性范围＞60dB
6. 量程范围：30dB～90dB(动态刻度显示10～100)
   50dB～110dB(动态刻度显示30～120)
   70dB～130dB(动态刻度显示50～140)
7. 时间计权：快(F)、慢(S)及脉冲(I)
8. 滤波器：内置1/1和1/3倍频程滤波器
9. 校准：使用1型声级校准器或活塞发声器

10. 使用条件：－10℃～50℃

二、检测准备

检测前按照要求和该车间的实际情况对车间内进行勘察、布点。对检测仪器进行相应的检查、设置、调零等准备工作。

三、现场检测

在适宜的检测条件下进行检测，按照噪声检测程序和要求分别进行。记录好现场测量情况。记录表参见表 7－17，相关记录内容见表 7－18（节选）。

四、数据处理

该钢铁企业正常情况下一天 24h 处于机械作业状态，噪声环境比较稳定，故检测结果即为相应计算结果。

五、编写报告

（略）

表 7－17　职业卫生噪声检测记录表

委托单位		检测内容				检测时间		
检测依据		检测仪器				仪器编号		
校准仪器		校准数值（dB）	校准前	校准后	误差大小（dB）		误差率（%）	
车　间	检测地点	检测数据（dB）			平均值（dB）	温度（℃）	湿度（RH%）	气压（kPa）
		1	2	3				

检测人员：　　　　　　　　　　　　　　　　　　　　陪同人员：

表 7-18 ××钢铁企业××车间的噪声检测记录(节选)

车间	测量地点	检测结果(dB)				工人接触时间	生产、防护状况	温度(℃)	湿度RH%	气压kPa
		1	2	3	平均值					
××车间	3#4#加热炉之间	88.5	88.7	89.0	88.7		生产	28.1	73.5	100.2
同上	1#轧钢粗操作台旁	93.7	75.8	86.2	85.2		生产	27.1	87.5	101.1
同上	2#轧钢粗操作台旁	91.6	90.0	84.5	88.7		生产	27.0	88.0	101.1
同上	3#轧钢粗操作台旁	88.1	90.0	86.5	88.2		生产	27.9	87.8	101.2
同上	1#2#3#轧钢粗操作室平台	73.2	73.8	71.5	72.8		生产	27.8	76.6	101.3
同上	轧钢精轧操作台旁	87.7	89.0	89.3	88.7		生产	29.4	81.3	101.1
同上	卷取机操作室	66.8	66.5	65.2	66.2		生产	26.1	78.5	101.1
同上	打捆描号处	88.5	88.5	89.0	88.7		生产	31.8	65.9	101.0
同上	纵剪头机	96.0	97.8	97.8	97.2		生产	27.8	101.2	101.0
同上	纵剪中处	86.8	88.1	87.5	87.5		生产	29.4	101.4	100.0
同上	纵剪尾处	87.3	86.8	86.6	86.9		生产	28.3	101.3	100.0
同上	横剪尾处	97.2	97.5	97.7	97.5		生产	31.2	101.6	101.3
同上	横剪中处	95.8	85.1	92.0	91.0		生产	29.8	101.4	101.0
同上	横剪头处	91.6	92.3	90.6	91.5		生产	29.1	101.3	101.0

第八章　职业卫生管理

第一节　职业卫生管理体系

一、职业卫生管理体系基本概念

世界上许多国家将“安全”与“卫生”合二为一，形成“职业卫生安全”或“职业安全卫生”[Occupational Health and Safety(OH&S)]，并建立相应的科学研究和监督管理机构。例如，美国有“国家职业安全与卫生研究院”(National Institute for Occupational Health and Safety)和“职业安全与卫生管理署”(Occupational Health and Safety Administration)。在美国许多大学设立了 OH&S 专业和专门的 OH&S 研究生和本科生课程。国际劳工组织和世界标准化组织先后出台了许多关于促进国家和指导组织职业安全卫生活动的体系框架和标准。例如，国际劳工组织第 187 号公约《促进职业安全卫生框架公约》2006 年正式生效；《职业卫生安全管理体系导则》2001 年发布并推行。许多国家依据这些标准，出台本国的标准，指导建立和实施职业卫生安全管理体系，以实现保护劳动者安全健康的目的。我国也有相应的国家标准，如国家标准局发布的国家推荐性标准《职业卫生安全管理体系规范》(GB/T28001)和《职业卫生安全管理体系指南》(GB/T28002).在我国的许多职业卫生安全管理部门和企业，其研究和管理内容也都涵盖“职业安全”和“职业卫生”两部分。本节主要依据国际通用标准《职业卫生安全管理体系规范》(OHSAS18001—2007)建立职业卫生安全管理体系的基本内容。

1. *术语定义*

在《职业卫生安全管理体系规范》(OHSAS18001—2007)标准中给出了 23 项术语定义，本节只介绍几个常用的，更多的见标准原文。

(1)职业安全卫生(OH&S)。是指影响或可能影响工作场所内员工或其他工作者(包括临时工作人员和合同方人员)、访问者或其他任何人员卫生和安全的条件和因素。

(2)职业安全卫生管理体系(OHSMS)。是组织管理体系的一部分，是用来制定和实施职业卫生安全方针，管理其职业卫生安全风险。管理体系是用来确定方针和目标并实现这些目标的相互关联的要素的集合，包括组织结构、策划活动(例如风险评价和制定目标)、职责、惯例、程序、过程和资源。

(3)组织。是指具有自身职能和行政管理的公司、集团公司、商行、企事业单位、政府机构、社团或其结合体，或上述单位中具有自身职能和行政管理的一部分，无论其是否有法人资格、公营或私营。对于拥有一个以上运行单位的组织，可以把一个运行单位视为一个组织。

(4)疾病。是指由于工作活动和与工作有关的情况引起和造成的可以确认的身体的或精神的伤害。

(5)事件。是指导致或者可能导致伤害、疾病(不论程度如何)或死亡的与工作有关的情况。事故是导致伤害、疾病或死亡发生的事件,其结果未产生疾病、伤害、损坏或其他损失的事件还可以称作未遂事件(“near miss”),经济情况是一种特殊的事件。

(6)工作场所。是指组织控制下的进行与工作相关活动的实际位置。当考虑工作场所的构成时,组织应考虑到受职业卫生安全影响的人员,例如,旅行或运输、在客户或消费者的场所工作或在家工作。

2. 建立职业卫生安全管理体系的意义

如今,职业卫生安全管理体系以及不仅在石油与天然气、采矿、建筑、制造、食品或服务等行业的企业,而且也在管理机构、政府部门广泛开展。自《职业卫生与安全评估系列》(OHSAS18001—1999)出版后,得到了全世界的普遍应用。目前,OHSAS18001 以及被 100 个国家 15 000 个组织所采用。

职业卫生安全管理体系的产生和发展是组织不断追求职业卫生安全管理改进、追求企业发展绩效的结果。理论上讲,建立职业卫生安全管理体系可为组织更新职业卫生安全管理的理念、健全管理制度、规范员工行为、创建企业文化、获得社会信誉。许多组织推行了“职业卫生评价”或“安全评价”,以评价自身的职业卫生安全绩效,但仅靠“评价”本身,还不足以为一个组织提供系统地保证,使之确信组织的职业卫生安全绩效持续满足法律要求。要使“评价”行之有效,必须建立实施职业卫生安全管理体系,它是组织整个管理体系的一部分。

职业卫生安全管理体系是组织为建立职业卫生安全方针和目标,并实现这些目标所制定的一系列相互联系、相互作用的要素,包括为制定、实施、实现、评审和保持职业卫生安全方针所需要的组织机构、计划活动、职责、惯例、程序、过程和资源。在现代管理制度建立和形成过程中,组织依据国际通用标准,运用系统方法和过程控制方法进行科学管理,形成的职业卫生安全管理涵盖了组织的全部活动和全体人员。

3. 职业卫生安全管理体系运行模式

职业卫生安全管理体系运行模式是 PDCA 模式,如图 8-1 所示。即包括策划(P—Plan)、实施与运行(D—Do)、检查(C—Check)和改进(A—Action)4 个部分。PDCA 是一个动态的、不断变化的、螺旋上升的运行模式,可以应用于所有的过程。

(1)P—策划。建立所需的目标和过程。以实现组织的职业卫生安全方针所期望的结果。

(2)D—实施与运行。对全部过程予以实施。

(3)C—检查。根据职业卫生安全方针、目标、指标以及法规和其他要求,对过程进行监测和测量,并报告其结果。

(4)A—改进。采取措施,以持续改进职业卫生安全管理体系绩效。

二、职业卫生管理体系要求

职业卫生安全管理体系标准共包括四个主要部分:范围、引用文件、术语定义和职业卫生安全管理体系要求。核心内容是第四部分:职业卫生安全管理体系要求,其中一级要素六项,共 18 条要素,见表 8-1 所示。职业卫生安全管理体系的 18 条要求,充分体现了管理体系 PDCA 的运行模式。

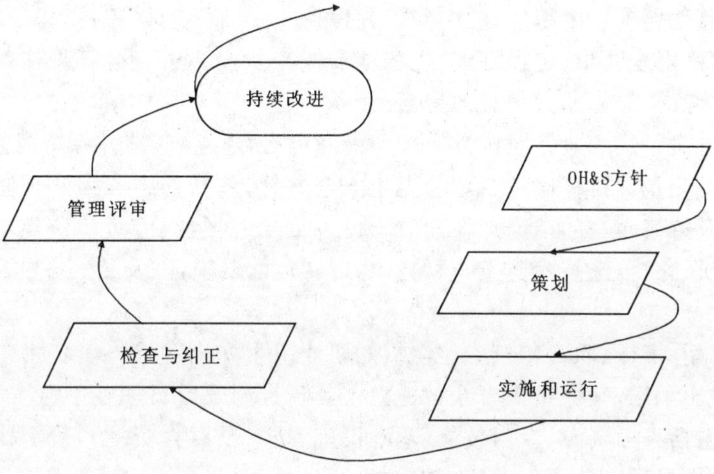

图 8-1　职业卫生安全管理体系模式

表 8-1　OHSAS 18001—2007 标准要求

第四章	一级要素	二级要素
职业卫生安全管理体系要求	总要求	
	OH&S 方针	
	策划	危险因素辨识、风险评价和控制方法；法规和其他要求；目标与方案
	实施与运行	资源、作用、责任、职责与权限；能力、培训和意识；沟通、参与和协商；文件；文件控制；运行控制；应急准备与响应
	检查	绩效测量与监视；合规性评价；事件调查、不符合、纠正与预防措施；记录控制；内部审核
	管理评审	

1. 总要求

组织应根据本标准的要求建立、实施、保持并持续改进职业卫生安全管理体系，确定如何实现这些要求，界定职业卫生安全管理体系的范围，并形成文件。

2. 职业卫生安全方针

组织的最高管理者应确定并批准职业卫生安全方针，并在界定的职业卫生安全管理体系范围内，确保其适合于组织的职业卫生安全风险的性质和规模，包括对伤害与疾病预防和职业卫生安全管理与职业卫生安全绩效持续改进的承诺，至少应遵守与组织职业卫生安全危害因素有关的适用法规和其他要求的承诺，提供建立和评审职业卫生安全目标的框架，形成文件，付诸实施并予以保持；方针要传达到在组织控制下工作的所有人员，使其意识到个人的职业卫生安全义务，可为相关方获取，定期评审以确保其与组织保持相关和适宜性。

3. 策划

(1)危险因素识别、风险评估和控制方法。组织应建立、实施并保持一个或多个程序，以持续进行危害因素辨识、风险评价及决定必要的控制方法。

(2)法规和其他要求。组织应建立、实施并保持一个或多个程序,以识别和获取适用的法规和其他职业卫生安全要求、确保在建立、实施及保持职业卫生安全管理体系时,对适用法规和其他要求加以考虑、保持相关信息的更新。

(3)目标和方案。组织应针对内部有关职能和层次,建立、实施并保持职业卫生安全目标,如可行,目标应可测量。目标应符合职业卫生安全方针,包括伤害和疾病预防、遵守适用法规和其他要求,以及持续改进的承诺。在建立与评审目标时,组织应考虑法规与其他要求,自身的职业卫生安全风险,可选技术方案与财务、运行和运营要求,以及相关方的观点。

4. 实施与运行

(1)资源、作用、责任、职责与权限。组织的职业卫生安全的最终责任由最高管理者承担。最高管理者应做出承诺,确保组织可获得建立、实施、控制及改进职业卫生安全管理体系所需要的资源(资源包括人力资源、专门技能、基础设施、技术及财力资源);规定作用、分配责任及职责、授予权限,以促进有效的职业卫生安全管理。

组织应在最高管理层中指定专人负责职业卫生安全,无论其是否还负有其他方面的责任,应明确规定其作用和权限,以确保按本标准建立、实施并保持职业卫生安全管理体系;确保向最高管理者报告职业卫生安全管理体系绩效以供评审,并为改进职业卫生安全管理体系提供依据。

所有承担管理职责的人员,都应表明其对持续改进职业卫生安全绩效的承诺,组织应确保其工作场所内的所有人员在其所控制的区域内负有职业卫生安全责任,包括遵守组织适用的职业卫生安全要求。

(2)能力、培训和意识。组织应确保可能影响职业卫生安全的所有人员具备胜任其所承担任务的能力。识别与其职业卫生安全风险和职业卫生安全管理体系相关的培训要求,提供培训或采取其他措施以满足这些要求,评估培训或采取的其他措施的有效性,并应保留相关记录。

(3)沟通、参与和协商。组织应建立、实施并保持一个或多个程序,用于针对有关职业卫生安全危害因素和职业卫生安全管理体系的沟通,包括:组织不同职能和层次间的内部沟通;与合同方及工作场所内其他访问者间的沟通;与外部相关方联络的接受和回应方式。

员工可以通过以下途径进行参与和协商:参与危险源辨识、风险评价和决定控制方法;参与事件调查;参与职业卫生安全方针和目标的建立和评审;参与商讨影响其职业卫生安全的任何变化;在职业卫生安全事务上的代表性。组织向员工通报参与和协商的安排,包括谁是他们在职业卫生安全事务方面的代表。与合同方协商任何影响其职业卫生安全的变化。使用时,组织应确保就外部相关方的只有卫生安全事务进行协商。

(4)文件。职业卫生安全管理体系文件应包括:①职业卫生安全方针和目标;②对职业卫生安全管理体系范围的描述;③对职业卫生安全管理体系要素及其相互关系的描述,以及相关文件的查询途径;④相关记录;⑤组织为确保对涉及职业卫生安全风险的过程进行有效策划、运行和控制所需要的文件,包括记录。

(5)文件控制。组织应建立、实施并保持一个或多个程序:①在文件发布前进行审批,确保其适宜性;②必要时对文件进行评审和更新,并重新审批;③确保对文件的更改和现行修订状态作出标识;④确保在使用处能得到适用文件的有关版本;⑤确保文件字迹清楚,易于识别;

⑥确保对组织所确定的、策划和运行职业卫生安全管理体系所需的外来文件做出标识,并对其发放予以控制; ⑦防止对作废文件的非预期使用,如需将其保留,要做出适当的标识。

(6)运行控制。组织应该确定需要采取控制危害因素措施的有关运行活动,以管理职业卫生安全风险,包括对变更的管理。实施及保持适合于组织及其活动运行控制,并将这些运行控制整合于职业卫生安全管理体系之中;与采购的货物、设施和服务相关的控制;与工作场所内合同方人员和其他来访者相关的控制;对于因缺乏形成文件的程序而可能导致偏离职业卫生安全方针、目标的运行情况,建立并保持形成文件的程序;因缺乏运行准则可能导致偏离职业卫生安全方针和目标时,明确规定运行准则。

(7)紧急事件准备与响应。组织应建立、实施并保持一个或多个程序,以便于充分识别潜在的紧急情况,并对这些紧急情况做出响应。

组织应对实际的紧急情况作出响应,以便预防或减少不利于职业卫生安全的后果。策划应急准备与响应时,组织应考虑相关方的需求。如紧急服务和邻近单位的情况。如可行,组织应定期检验这些程序以应对紧急情况。定期和在需要时评审应急准备与响应程序,在定期检验或紧急情况发生之后,对其予以修订。

5.检查

(1)绩效测量与监视。组织应建立、实施并保持一个或多个程序,以定期测量与监视职业卫生安全绩效:①适合组织需要的定性和定量检测;②对组织的职业卫生安全目标满足程度的监视; ③检测控制的有效性; ④主动性的绩效测量,监测职业卫生安全管理方案、控制及运行准则的符合性;⑤被动性的绩效测量,监测疾病、事件(包括事故、未遂事件等)及其不良职业卫生安全绩效的历史证据;⑥记录监测数据和结果,以便纠止措施和预防措施的分析;⑦监视和测量设备进行校准和维护,并保存记录。

(2)合规性评价。为了履行遵守法规和其他要求的承诺,组织应建立、实施并保持一个或多个程序,以定期评价遵守情况。

(3)事件调查、不符合、纠正措施与预防措施。对于事件调查、分析和处理,组织应建立、实施并保持一个或多个程序:①确定可能引起或导致事件发生的危险有害因素;②识别纠正措施的需求;③确定预防措施和持续改进的机会;④通报调查的结果;⑤事件调查结果应形成文件并保持。

组织应建立、实施并保持一个或多个程序,以处理实际和潜在的不符合项,并采取纠止措施和预防措施:①识别及纠止不符合项,并采取措施以减轻其职业卫生安全后果;②调查不符合项,确定其原因并采取措施以避免其再度发生;③评价采取措施预防不符合的需求,实施预防措施,以避免不符合项的发生;④记录并沟通采取纠正措施和预防措施的后果;⑤评审所采取的纠正措施和预防措施的有效性。

当纠正措施和预防措施有识别出新的或变更的危险有害因素,程序应要求对拟定的措施于实施前进行风险评价。为消除实际或潜在的不符合项的原因而采取的任何纠正措施或预防措施,应与问题的严重性和面临的职业卫生安全风险相适应。组织应确保因纠正措施和预防措施而引起的对职业卫生安全管理体系文件所需要的任何更改。

(4)记录控制。组织应建立并保持必要的记录,用来证实对职业卫生安全管理体系及标准要求的符合性及有效性。建立、实施并保持一个或多个程序,用于记录的标识、存放、保护、检索、留存和管理。

(5)内部审核。组织应确保按计划的时间间隔对职业卫生安全管理体系进行内部审核，以判定职业卫生安全管理体系是否符合职业卫生安全管理的预定安排，包括标准的要求；是否得到了实施和保持；是否有效满足组织的方针和目标。并向管理层报告审核结果。

组织应策划、制定、实施和保持一个或多个审核方案，应考虑到组织活动的风险评价结果和以往审核的结果。内部审核程序应该规定策划和实施审核、报告审核结果和保留相关记录的职责、能力和要求；审核准则、范围、频次和方法。审核员的选择和审核实施过程应确保审核过程的客观性和公正性。

6. 管理评审

最高管理者应按计划的时间间隔，对组织的职业卫生安全管理体系进行评审，以确保其持续适宜性、充分性和有效性。评审包括评价改进机会和对职业卫生安全管理体系进行修改的要求，如职业卫生安全方针和目标。保存管理评审记录。

管理评审的输入应包括：①内部审核的结果和适用的法规和其他要求的合规性评价结果；②参与和协商的结果；③来自外部相关方的交流信息；④组织的职业卫生安全绩效；⑤目标的实现程度；⑥事件调查、纠正措施和预防措施的状况；⑦以前管理评审的措施；⑧客观环境的变化，包括与职业卫生安全有关的法规和其他要求的变化；⑨改进建议。

管理评审的输出应包括为实现组织持续改进的承诺而做出的相关决策和行动，包括：①职业卫生安全绩效；②职业健康安全方针和目标；③资源；④职业卫生安全管理体系的其他要素。

三、职业卫生安全管理体系建立程序

一个组织的职业卫生安全管理体系建立一般包括三个阶段。第一是体系建立阶段，包括决策准备、标准培训、初始评审、体系策划和文件编写；第二是体系运行阶段，包括内部审核、管理评审；第三是认证审核阶段，即外部审核。表 8 - 2 是某企业制定的职业卫生安全管理体系实施计划表。

1. 体系建立阶段

(1)决策准备。组织在建立管理体系之前，应明确自身的目的。按照标准建立的管理体系，可以用于第三方(认证机构)认证注册，也可以用于自我证明。

(2)标准培训。标准培训是建立职业卫生安全管理体系的重要内容。在体系建立的过程中，培训是贯穿始终的。

(3)初始评审。初始评审是建立职业卫生安全管理体系的基础工作，是评估和摸清职业卫生安全管理现状的一种手段。初评的主要内容：收集、评价组织适用的法规及其他要求；危险有害因素辨识和风险评价，识别评价组织活动、产品和服务过程中的风险；评价所有现行职业卫生安全管理和活动的符合性和有效性；对以往事故、事件的调查以及纠正、预防措施进行调查和评价。

(4)体系策划。初始状态评审后，根据评审结果，结合组织的资源配置条件和现实管理水平，进行职业卫生安全管理体系策划。体系策划到各主要内容：①对危险有害因素，特别是重大危险源设计风险控制措施；②制定职业卫生安全管理方针；③制定职业卫生安全目标指标；④制定职业卫生安全管理方案；⑤按职业卫生安全管理体系的要求确定组织机构；⑥按职业卫生安全管理体系的要求调整、明确职责分配；⑦确定体系文件结构层次，确定各层次文件的格式、名称和编号；⑧编制体系文件内容大纲和编写计划。

(5)文件编写。按照标准要求编制体系文件，是建立职业安全卫生管理体系的重要过程，是“写我要做，做我所写，记我所做”的第一步。其中程序文件的内容是体现组织特性和管理职业卫生安全过程控制的体现。

表 8－2　职业卫生安全管理体系建立和实施计划

阶段	过程		内容
体系建立阶段	准备阶段		现场调研，建立推行机构，内审员确定，制定全过程工作计划
	内审员和推进人员培训		标准产生的背景 标准定义、要素讲解 体系建立步骤和文件化 危险有害因素辨识、评价和控制方法
	初始评审		对卫生安全管理现状实施诊断 危险因素辨识和风险评价 法规收集、适用性识别
	体系策划		方针和目标的确定 组织机构、职位职责确认，形成文件 控制措施策划 文件整合构架、格式设计，确定文件清单
	文件编写	培训	文件的基本构架、编写基本要求、编写方法、编写流程设计 各部门文件编写的具体内容
		编写	手册、程序文件、作业文件、表格等，并组织选择和补充
		审查修订	全面审查所编制的体系问价 提出有关充分性、符合性、可操作性、接口及协调性的审查结果
		发布	组织文件发布大会
体系(试)运行	运行辅导		各部门实施运行过程 现场组织解决出现的问题 填写相关记录
	内审知识培训		内审员审核知识和技巧培训 内审员考试
	管理评审		制定计划、准备资料并完成管理评审报告制度 组织卫生安全管理体系评价 组织纠正预防措施的实施
审核认证	认证准备 审核 整改		认证前各项工作安排 审核要点及注意事项说明 认证审核的准备培训
			不符合项整改

2. 体系试运行阶段

体系试运行阶段的主要内容包括：宣贯职业卫生安全管理体系文件，进行必要的体系文件和体系运行培训；对体系文件的符合性、有效性进行检验和必要的修改；进行有效地信息管理，发现问题，进行整改；对暴露的问题进行协调，采取纠正措施，改进；穿插必要的卫生安全管理和技术的培训，提升体系绩效；在运行的适当阶段，准备进行内部审核和管理评审。

(1)内部评审。管理体系内部评审既是标准的关键要素，又是持续改进的需要，也是体系有效运行的不竭动力。审核是为确定审核准则是否得到满足而获取证据并对证据进行客观评价的系统、独立且形成文件的过程。

审核活动包括审核的策划和准备阶段，实施审核阶段，跟踪验证阶段和审核报告编制、批准、分发阶段四个阶段。在企业，通常采取集中式的审核方法。

(2)管理评审。管理评审是标准对组织最高管理者提出的重要要求之一。最高管理者通过管理评审全面检查和评价组织的管理方针、目标及管理体系的持续适宜性、充分性和有效性，找出体系运行中需要提高及改进得分方面和环节，制定切实可行的纠正预防措施，不断提高组织在市场中的竞争能力、树立组织良好的社会形象并真正提升员工的职业健康安全水平。

管理评审基本流程包括：管理评审的策划、管理评审的准备、管理评审的实施和管理评审改进措施的验证。

3.认证审核阶段

如果需要通过外部认证机构对其职业卫生安全管理体系进行认证（或注册）的方式来证实其对标准的符合性，则需要申请并实施认证程序。

第二节 生产经营单位职业卫生管理

职业病防治的第一责任人是生产经营单位，预防和控制职业病，保护劳动者的健康，是生产经营单位应当且必须履行的义务，应成为生产经营单位的自律行为。生产经营单位在职业病防治方面的具体责任和义务有：①保障劳动者健康；②负责本单位的职业卫生管理；③参加工伤社会保险；④报告义务（职业病危害项目申报，职业危害事故报告，检测评价结果报告，职业病报告）；⑤向劳动者提供合格的个人卫生防护用品；⑥控制和消除职业病危害因素；⑦对作业场所进行职业病危害因素检测评价；⑧不转移职业危害；⑨职业病危害告知；⑩对劳动者进行培训教育；⑪对劳动者进行健康检查；⑫给予职业病人或疑似职业病人法律规定的待遇；⑬职业危害事故处理；⑭对特殊劳动者给予职业卫生保护；⑮如实向劳动者提供职业病诊断所需有关职业卫生和健康监护等资料；⑯接受政府有关部门监督检查与管理。

一、职业卫生管理机构与制度

《职业病防治法》规定生产经营单位应设置或者指定职业卫生管理机构或者组织，配备专职或者兼职的职业卫生专业人员，负责本单位的职业病防治工作。《使用有毒物品作业场所劳动保护条例》规定从事使用高毒物品作业的生产经营单位，应当配备专职的或者兼职的职业卫生医师和护士；不具备配备专职的或者兼职的职业卫生医师和护士条件的，应当与依法取得资质认证的职业卫生技术服务机构签订合同，由其提供职业卫生服务。

生产经营单位应建立健全职业卫生管理责任制、各项规章制度和操作规程，并发放到每一个责任人和岗位。

1. 职业卫生管理责任制

生产经营单位应根据本单位职业危害特点和职业卫生管理需要，制定有本单位法定代表人(或负责人)总负责，部门分工负责和岗位各负其责的责任体系和责任保证制度，做到责任到人，事有人管。同时要注意处理好以下问题：

(1)根据职业病防治的立法宗旨，正确处理职业病防治责任制与经济责任制的关系，以保护劳动者健康及相关权益为目标，落实职业病防治工作管理人员、工作人员的责、权、利，力戒形式主义。

(2)以责定权，建立职业病防控的激励机制，落实职业病防治责任制。

(3)无论生产经营单位的体制是集体责任制，还是个人责任制，都要根据职业病防治目标与计划，明确职责范围、基本任务、工作标准、实施程序、协作要求和奖罚办法等内容。

(4)指标分解和考核要有针对性，抓住影响职业病防治效果的关键，达到责任指标化、考核数据化、分配差额化(即按职业病防治工作绩效的大小与奖惩挂钩)。

2. 职业卫生管理规章制度

生产经营单位职业卫生管理规章制度中，应明确负责本单位职业卫生管理、职业病防治、职业卫生档案、职业健康监护、职业危害检测、职业卫生培训、职业危害告知、应急救援等工作的要点和责任部门。

3. 职业卫生管理操作规程

根据不同作业场所、不同工作岗位、不同工作内容职业危害的特点，进行职业病危害因素识别，编制有针对性的操作规程与作业指导书，提高劳动者对职业危害防护意识，指导劳动者在劳动过程中自主防护职业危害。

4. 职业卫生计划与实施方案

生产经营单位应根据本单位职业病防治的工作特点，编制年度职业卫生工作计划及实施方案。在职业卫生工作计划中，详细写明年度职业卫生工作内容。

生产经营单位应结合本单位职业病防治工作的实际情况，参照年度职业病防治计划所列的事项，制定本年度职业病防治工作目标，确定本年度职业病防治工作的具体事项。然后，将各项工作事项分解、细化，最后，将分解、细化的各项工作纳入时间表、把任务落实到人，实行分工负责、按时完成职业病防治计划的实施方案。

为保障职业病防治计划的落实，实施方案应该包括对开展各项工作所需经费的预算。只有经费得到落实，才能保障劳动者的合法权益和职业病防治措施的落实。

二、职业卫生管理培训

1. 职业健康管理培训分类

(1)针对生产经营单位负责人的培训。生产经营单位的负责人应当接受职业卫生培训，遵守职业病防治法律、法规，依法组织本单位的职业病防治工作。

(2)针对生产经营单位职业卫生管理人员的培训。对职业卫生管理人员进行职业病防治法律、法规、专业知识与管理知识的培训，使职业卫生管理人员明白做什么、怎么做。

(3)针对劳动者的培训。总结近年来发生职业病的原因之一，就是劳动者对本工作岗位的职业危害全然不知，不懂得如何去保护自己。因此，生产经营单位组织劳动者进行岗前和在岗期间的职业卫生知识培训和教育就显得相当重要。生产经营单位应当对劳动者进行上岗前的职业卫生培训和在岗期间的定期职业卫生培训，普及职业卫生知识，督促劳动者遵守职业病防治法律、法规、规章和操作规程，达到：①通过职业卫生培训，使劳动者掌握职业卫生的知识，提高自我健康保护意识；②教育劳动者自觉遵守职业病防治法律、法规、规章和操作规程；③教育劳动者正确使用职业病防护设备和个人防护用品，从而真正起到控制消除职业危害的作用。

2. 职业健康相关培训效果评估

(1)职业卫生培训的效果评估：①生产经营单位领导和职工对所接触到的职业危害认识的程度，包括职业卫生知识，尤其是防护知识与技能知识水平的提高；②生产经营单位领导和职工预防职业病危害因素的行为改变，包括生产经营单位改善环境的经费投入、技术改造项目的多少、防护用具的配备程度，以及工人参与改善环境的程度、防护用具的使用率和正确使用率。

(2)生产经营单位环境质量变化指标：①生产经营单位大环境卫生状况的改善。生产经营单位大环境与车间内卫生状况的好坏是生产经营单位文化的重要组成部分，优美的环境会使人们精神振奋、激发热情和积极性；②定时定点进行作业场所有毒有害因素浓度(强度)的监测，了解其变化规律，并保证符合国家职业卫生标准和卫生要求。

(3)健康监护指标。包括：①有毒有害作业点环境监测率；②有毒有害作业工人职业健康检查覆盖率、合格率；③职工患病(包括疑似职业病、职业病、工伤)后的诊治率。

(4)健康水平变化指标。包括：①职工一般疾病发病率下降的比例；②职工因病缺勤工时下降比例；③疑似职业病、职业病发病率下降比例；④职工平均期望寿命及死亡率变化。

三、职业健康检查

职业健康检查包括上岗前、在岗期间、离岗时和应急的健康检查。职业健康检查由省级卫生行政部门批准从事职业健康检查的医疗卫生机构承担。检查的结果应当客观、真实，体检机构对健康检查结果承担责任。

上岗前健康检查是指用人单位对准备从事某种作业人员在参加工作以前进行的健康检查。目的在于掌握其上岗前的健康状况及有关健康基础资料和发现职业禁忌症(Occupational Contraindication)。例如，对拟从事铅、苯作业的工人着重进行神经系统和血象的检查，对拟从事粉尘作业的工人进行胸部X光检查，以确定该工人的健康状况能否适合从事该项作业，其健康资料还可以作为今后定期健康检查的对照基础。依据《职业健康监护技术规范》(GBZ188—2007)，几种主要作业的职业禁忌症见表8-3。

在岗期间定期健康检查是指用人单位按一定时间间隔对已从事某种作业的劳动者的健康状况进行检查，属于第二级预防，是健康监护的重要内容。定期健康检查的主要目的是早期发现职业病患者或疑似职业病患者或劳动者的其他健康异常改变；及时发现有职业禁忌的劳动者；通过动态观察劳动者群体健康变化，评价工作场所职业性有害因素的控制效果。

定期健康检查的时间间隔和检查内容可根据有害因素的性质进而危害程度、工人的接触方式、接触水平以及生产环境是否存在其他有害因素而定，具体参考《职业健康监护技术规范》(GBZ188—2007)。

离岗时健康检查是指劳动者调离当前工作岗位时所进行的检查，属于第二级预防，也是健康监护的一个重要内容。主要目的是确定其在停止接触职业性有害因素时的健康状况。如最后一次在岗期间的健康检查是在离岗前的90日之内，可视为离岗时检查。

表 8-3　主要职业禁忌症

有害因素名称	职业禁忌症
铅	贫血;卟啉病;多发性周围神经病
汞	中枢神经系统器质性疾病;各类精神病;慢性口腔炎;慢性肾脏疾病
锰	中枢神经系统器质性疾病;各类精神病;严重的自主神经功能紊乱疾病
砷	慢性肝炎;周围神经病;严重慢性皮肤病
苯	就业前检查血象指标低于或接近正常值下限者;造血系统疾病的各种类型的贫血、白细胞减少症和粒细胞减少症、血红蛋白病、血液肿瘤以及凝血障碍等
一氧化碳	中枢神经系统器质性疾病;心肌病
硫化氢	神经系统器质性疾病;伴肺功能损害的呼吸系统疾病;器质性心脏病
苯的氨基、硝基化合物(不包括三硝基甲苯)	贫血;慢性肝炎;慢性氢酶缺乏症
三硝基甲苯	慢性肝炎;眼晶状体混浊、白内障;贫血
有机磷农药	神经系统器质性疾病;全血胆碱酯酶活性明显低于正常者
粉尘	活动性肺结核;慢性阻塞性肺病;慢性间质性肺病;伴肺功能损害的疾病
高温	Ⅱ期或Ⅲ期高血压;活动性消化性溃疡病;慢性肾炎;未控制的甲亢;糖尿病;大面积皮肤疤痕
噪声	各种原因引起的永久性感音神经性听力损伤(500Hz,1 000Hz 和 2 000Hz 中任一频率的纯音气导听阈＞25dB);中度以上传导性耳聋;双耳高频(3 000Hz,4 000Hz,6 000Hz)平均听阈≥40dB;Ⅱ期或Ⅲ期高血压;器质性心脏病
振动	周围神经系统器质性疾病;雷诺病
紫外线	活动性角膜疾病;白内障;面、手背和前背等暴露部位严重的皮肤病;白化病
微波	神经系统器质性疾病;白内障

离岗后医学随访检查,如接触的职业性危害因素具有慢性健康影响,或发病有较长的潜伏期,在脱离接触后仍有可能发生职业病,需进行医学随访检查。如粉尘作业者在离岗后需进行医学随访检查。

当发生急性职业病危害事故时,对遭受或可能遭受急性职业性危害的劳动者,应及时组织健康检查。依据检查结果和现场劳动卫生学调查,确定危害因素,为急救和治疗提供依据,控制职业性危害的继续蔓延和发展。

职业病的健康筛检是在接触职业性有害因素的人群中所进行的健康检查,可以是全面普查,也可以在一定范围内进行。为了节省人力、物力,提高工作效率,通常选用特异性和敏感性较高的指标,同时要求检查方法简单无副作用,受检人群可以接受。职业病筛检属于二级预防。

四、职业卫生档案与职业健康监护档案管理

1.职业卫生档案内容

职业卫生档案,是指职业卫生监督执法、职业卫生技术服务、职业卫生管理以及职业卫生科学研究活动中形成的,能够准确、完整反映职业卫生工作全过程的文字、资料、图纸、照片、报表、录音带、录相、影片、计算机数据等文件材料。职业卫生档案是职业病防治过程的真实记录

和反映，也是卫生行政执法的重要参考依据。职业卫生行政及监督机构、职业卫生技术服务机构、承担职业健康监护和职业病诊断的医疗卫生机构、用人单位都应当建立职业卫生档案，并指定专(兼)职人员负责。

职业卫生档案按照职业病防治活动主体分为：职业卫生监督管理档案、用人单位职业卫生管理档案、职业卫生技术服务档案、职业卫生科研档案。

各级职业卫生监督执法部门应当建立职业卫生档案，应包括：国家有关职业病防治工作法律、法规、规范、标准等；法人资格及其他证明材料(如委托书、单位编码、财政账号等)；工作职责、监督员执法程序、道德准则；当地政府职业病防治规划；年度职业卫生监督计划及总结；辖区职业卫生监督对象分布图和汇总表；辖区职业病防治工作状况统计分析；用人单位职业病危害申报材料；卫生行政部门对用人单位建设项目职业病危害控制效果评价、卫生审查、卫生审核、验收批件；职业性健康体检报表；职业病报表；职业病事故报表；职业卫生监督执法工作记录及文书存根；职业卫生监督员培训相关资料(如培训计划、材料)。

用人单位应当建立职业卫生档案，应包括：

(1)国家有关职业病防治工作的法律、法规、规范、标准清单及有关文本。

(2)职业卫生管理方针、计划、目标、职业卫生管理制度。

(3)职业卫生专(兼)职管理组织、职能及人员分工。

(4)职业卫生管理方案、程序、作业指导书和其他内部文件。

(5)建设项目职业病危害管理档案，包括：①建设项目计划任务书及批准文件等；②建设项目初步设计书；③工程改建、扩建及维修、使用中变更的图纸及有关材料；④全套竣工图纸、验收报告、竣工总结；⑤职业病危害预评价委托书与预评价报告；⑥职业病危害控制效果评价委托书与效果评价报告；⑦卫生行政部门审查意见书；⑧卫生行政部门验收意见书。

(6)建设项目职业病危害因素申报资料：包括职业病危害因素(种类、存在岗位、来源、预防策略)清单。

(7)储存和使用的化学品清单，包括种类、量、使用的部位、储存的部位、毒性资料、预防策略。

(8)工作场所职业病危害因素检测与评价资料，包括职业病危害因素检测与评价委托书，职业病危害因素检测记录与评价报告。

(9)用人单位职业病预防控制措施技术档案，包括：①工艺改革技术措施档案；②职业病防护设施档案(职业病防护设施清单并注明安装地点；设备的操作规程、合格证书；安装、调试验收记录；使用记录；维修记录，包括维修责任人、维修原因、维修日期、维修人等)。

(10)职业病防护用品档案，包括工种清单，应配备清单，实配备清单，使用情况等。

(11)职业卫生培训教育计划、培训内容、授课记录及考核成绩。

(12)职业病病人档案。

(13)各种监督文书。

(14)各种设备、化学品中文说明书。

(15)职业病事故应急救援预案及演练有关资料。

(16)各种汇总资料，包括：①职业卫生基本情况、生产工艺、有害因素分布；②职业病危害因素检测结果汇总资料；③职业健康监护汇总资料；④职业病防治工作年度总结；⑤职业病发病情况和职业病人处理、安置情况汇总资料；⑥培训情况汇总资料；⑦因病缺勤情况汇总资料；

⑧职业病防护设施汇总资料；⑨劳动者死亡资料；⑩职业有害因素接触情况汇总表等；⑪职业病防治工作年度总结。

职业卫生技术服务机构在职业卫生技术服务过程中应当建立职业卫生档案，应包括：职业卫生技术服务机构资质证明资料（法人证明材料、资质证明材料等）；国家有关职业病防治工作法律、法规、规范、标准清单及文本等；质量控制文件；上级技术单位对技术服务质量考核文件；作业场所职业病危害因素检测与评价技术文件；建设项目职业病危害预评价与控制效果评价文件；职业病防护设施评价文件；职业病防护用品评价文件。

职业卫生技术服务机构、承担职业健康监护和职业病诊断的医疗卫生机构、用人单位职业病防治工作科研时，应当建立职业病防治工作科技档案，包括：科研项目计划任务书、科技合作协议书、选题报告、科研方案、年度计划等；有关科研项目的委托、批准文件，专家的建议、协作合同等；实验、调查和考察的原始记录、统计数据或经过整理的计算数据、配方等；研究工作报告和阶段性工作报告、年终总结报告、最后总结报告、成果鉴定书、科研论文、推广使用报告、成果奖励文件、发明申请书、发明评议书、发明证书、发明奖励及研究项目的修订或撤销等文件；各种稀有实物、标本、样品等分别编号登记，在科室指定专人保管；研究过程中产生的图表、幻灯片、录相带、录音带、电影胶片、坐标图等。

职业卫生档案要进行案卷归档工作，案卷归档前必须要做好以下事项：首先，需简明扼要的拟写案卷标题，包括文件制发机关、内容、文种三个部分，标题要反映案卷的内容；其次，根据档案保管期限的规定，注明每一案卷的保管期限，职业卫生档案一般为永久保存；接着，填写卷内目录、备考表及案卷皮、编号，装订成卷；最后，归档的案卷要填写移交目录，双方签字。

2.职业健康监护档案

《职业病防治法》及其配套规章规定，用人单位应当为劳动者建立职业健康监护档案，并按照规定的期限妥善保存。

从业人员职业健康监护档案应当包括劳动者的职业史、既往史和职业病危害接触史；相应作业场所职业病危害因素检测结果；职业健康检查结果及处理情况；职业病诊疗等有关个人健康资料。

劳动者有权查阅、复印其本人职业健康监护档案。劳动者离开用人单位时，有权索取本人职业健康监护档案复印件，用人单位应当如实、无偿提供，并在所提供的复印件上盖章。包括：①职业健康监护委托书；②职业性健康检查工种及人员名单；③职业健康检查结果与分析报告；④职业禁忌证名单及调离情况；⑤个人职业健康监护档案等。

职业健康监护是通过对接触职业病危害的劳动者进行医学检查，动态了解他们的健康状况，正确评价工作场所是否存在不利健康的因素，以便能及早发现一些不适宜从事该工作的疾病（职业禁忌证）或发现职业危害因素对健康的损害和新的危害因素，采取有效措施加以控制，达到保护劳动者健康的目的。

职业健康监护工作包括职业健康检查，健康状况分析和建立健康监护档案等工作。职业健康检查包括：上岗前、在岗期间、离岗时和应急健康检查。

(1)上岗前职业健康检查。

检查对象：①新招收的员工；②调换新的有害作业或增加新的有害作业上岗前；③工伤事故或长期病休后再上岗者。

检查的意义：①根据劳动者健康状况合理安排工种（岗位），减少和消除职业病危害因素对易感人群的健康损害，防止职业病发生。②避免招收已患职业病的人员入厂，减少劳资纠纷，维护企业和劳动者的合法权益。

(2)在岗期间职业健康检查。

检查对象：①在岗接触职业病危害因素的工人；②职业病患者或疑似(观察)对象定期复查。

检查的意义：①发现职业禁忌证，及时调换工种(岗位)；②早期发现健康损害，及时治疗；③早期发现、早期诊断、早期治疗职业病。

(3)离岗时职业健康检查。

检查对象：①脱离有害作业场所，调换工作岗位时；②解除劳动合同(约)前；③离岗退休前；④发生分立、合并、解散、破产等情形时，接触职业危害因素的全体人员。

检查的意义：了解劳动者离岗时健康状况，分清健康损害的责任。

《职业病防治法》第三十条规定用人单位对未进行离岗时职业健康检查的劳动者，不得解除或终止与其订立的劳动合同。

(4)应急健康检查。

检查对象：发生或者可能发生急性职业危害事故时，同一工作场所的全体人员。

检查的意义：全面了解、评价特定环境下的职业病危害程度，以便控制危害，避免扩大化。

五、职业健康状况分析

对职工健康监护资料应及时加以整理、分析、评价并反馈，使之成为开展和做好职业卫生工作的科学依据。评价方法分为个体评价和群体评价。个体评价主要反映个体接触量及其对健康的影响，群体评价包括作业环境中有害因素的强度范围、接触水平与集体的效应等。在分析和评价时，常需计算一些常用于反映职业性危害情况的指标，如发病率、患病率等。

1. 发病率(检出率、受检率)

发病率是指一定时期(年、季、月)内，特定人群中发生某种职业病新病例的频率。

$$\text{发病率}(\%)=\frac{\text{某个时期内新发现的病例数}}{\text{该时期内平均工人数}}\times 100\% \tag{8-1}$$

$$\text{检出率}(\%)=\frac{\text{检查时新发现的病例数}}{\text{受检工人数}}\times 100\% \tag{8-2}$$

$$\text{受检率}(\%)=\frac{\text{实际受检工人数}}{\text{应受检工人数}}\times 100\% \tag{8-3}$$

发病率可以反映该作业的发病情况，还可以说明已采取预防措施后的效果。发病率可以按厂房计算，也可以按车间、工种或工龄分组计算。

在计算发病率时应注意以下问题：

(1)发病率以新发现病例来计算，要明确该病例的发病时间，而对于某些慢性病或发病时间难以确定的疾病如尘肺等若要确定哪些人是新发病例比较困难，这时就采用确定诊断的时间来计算。

(2)计算发病率(检出率)时，该作业工人数不包括该时期以前已确诊为该疾病的人数。

(3)计算慢性病如尘肺的检出率时，被检工人数是指从事该作业一年以上的工人数。

(4)受检率达到90%以上时，计算发病率或患病率才有意义。

2. 患病率

计算患病率可以一般的了解历年来累积的患者数、发病概况和防治措施的实际效果，但不能具体说明某个时期内疾病发生和疾病严重程度的情况。在应用患病率进行分析对比时，还应考虑到不同人群中性别、年龄和工龄等因素差异。

$$患病率(\%)=\frac{检查时新发现的新旧病例总数}{从事该作业受检的工人数}\times 100\% \tag{8-4}$$

3. 疾病构成比

这个指标可以说明各种不同疾病或某一种轻重程度不同(轻度、中度、重度)职业病的分布情况。例如要了解矽肺在所有尘肺中所占比例或Ⅰ期矽肺在各期矽肺中所占比例。

$$矽肺例数与尘肺总例数之比=\frac{矽肺病例数}{尘肺总例数}\times 100\% \tag{8-5}$$

4. 平均发病工龄

平均发病工龄是指工人从开始从事某种作业(如矽肺作业)起到确诊为该作业有关的职业病(矽肺)所经历的时间。

$$矽肺平均发病工龄=\frac{确认为Ⅰ期矽肺时矽尘作业工龄总和}{Ⅰ期矽肺病例数} \tag{8-6}$$

5. 平均病程期限

为了反映某些职业病(如尘肺)进展的速度和防治措施的效果，就需要计算平均病程期限。

$$平均病程期限=\frac{某时期内某病患者由确诊至死亡的时间(年、月)总和}{该时期内死于该病的例数} \tag{8-7}$$

6. 其他指标

$$病死率(\%)=\frac{某个时期内死亡于某病的例数}{该时期内患该病的例数}\times 100\% \tag{8-8}$$

$$病伤缺勤率(\%)=\frac{某个时期内因病缺勤日数}{该时期内应出勤工作日数}\times 100\% \tag{8-9}$$

通过统计分析，可以发现对工人健康和出勤率影响较大的疾病及其所在部门与工种，从而深入探索其原因，采取相应的防护措施。

对于一些作用比较明确的职业性有害因素所致健康损害，可用较为敏感、特异的指标进行动态观察和分析。如苯作业工人健康监护可用白细胞计数作为指标，将逐年检查结果登记于记录表或以曲线图标明，一旦发现白细胞计数降低到正常值下限，即应查明原因，并作为重点监护对象，缩短定期检查间隔期，密切观察。若继续下降，则应立即脱离接触，给予早期治疗。铅作业者，可用红细胞游离原卟啉或全血锌原卟啉作为动态观察指标。运用这种方法可以控制慢性职业病。但对于作用尚不清楚，不能采用个体分析方法的有害因素，则应改用流行病学方法进行分析，探索职业接触与症状或疾病的关系及致病条件，并为进一步监护提供新的检测项目。

六、职业危害申报

《作业场所职业危害申报管理办法》已经于 2009 年 8 月 24 日国家安全生产监督管理总局局长办公会议审议通过，自 2009 年 11 月 1 日起施行。

1.职业危害申报的有关要求

作业场所职业危害每年申报一次。生产经营单位的下列事项发生重大变化的，应当按照规定向原申报机关申报变更：

(1)进行新建、改建、扩建、技术改造或者技术引进的，在建设项目竣工验收之日起30日内进行申报。

(2)因技术、工艺或者材料发生变化导致原申报的职业危害因素及其相关内容发生重大变化的，在技术、工艺或者材料变化之日起15日内进行申报。

(3)生产经营单位名称、法定代表人或者主要负责人发生变化的，在发生变化之日起15日内进行申报。

2.职业危害项目申报内容

在生产经营单位申报职业危害时，应当提交《作业场所职业危害申报表》和下列有关资料：

(1)生产经营单位的基本情况。

(2)产生职业危害因素的生产技术、工艺和材料的情况。

(3)作业场所职业危害因素的种类、浓度和强度的情况。

(4)作业场所接触职业危害因素的人数及分布情况。

(5)职业危害防护设施及个人防护用品的配备情况。

(6)对接触职业危害因素从业人员的管理情况。

(7)法律、法规和规章规定的其他资料。

3.职业病危害项目的申报程序

职业危害申报工作实行属地分级管理。生产经营单位应当按照规定对本单位作业场所职业危害因素进行检测、评价，并按照职责分工向其所在地县级以上安全生产监督管理部门申报。

中央企业及其所属单位的职业危害申报，按照职责分工向其所在地设区的市级以上安全生产监督管理部门申报。

七、职业病报告

1.《职业病防治法》规定的职业病报告职责及法律责任

(1)职业病报告职责及法律责任。

《职业病防治法》第四十三条、四十四条规定：

1)用人单位和医疗卫生机构发现职业病病人或者疑似职业病病人时，应当及时向所在地卫生行政部门及劳动保障行政部门报告。

2)卫生行政部门、安全生产监督管理部门、劳动保障行政部门接到报告应当依法作出处理。

3)县级以上地方人民政府卫生行政部门负责本行政区域内的职业病统计报告的管理工作，并按照规定上报。

(2)违法处罚。

《职业病防治法》第六十七条、第七十五条规定：

1)用人单位和医疗卫生机构未按照规定报告职业病、疑似职业病的，由卫生行政部门责令限期改正，给予警告，可以并处一万元以下的罚款；弄虚作假的，并处二万元以上五万元以下的罚款;对直接负责的主管人员和其他直接责任人员,可以依法给予降级或者撤职的处分。

2)卫生行政部门不按照规定报告职业病和职业病危害事故的,由上一级卫生行政部门责令改正,通报批评,给予警告;虚报、瞒报的,对单位负责人、直接负责的主管人员和其他直接责任人员依法给予降级、撤职或者开除的行政处分。

2.职业病报告程序与时限

(1)以地方为主逐级上报;由所在地区的卫生机构上报。

(2)急性职业病由医疗机构24小时报卫生监督机构。

(3)尘肺病患者死亡后,15日内报卫生监督机构。

3.职业病报告内容

(1)尘肺病报告卡。首次被诊断为尘肺病的、在岗非编制职工患病、尘肺晋期、调入(出)本省的尘肺病患者和尘肺病死亡者均应填卡报告。

其内容包括:用人单位的信息、尘肺病患者的基本信息、开始接尘日期、实际接尘工龄、尘肺病种类、胸片编号、诊断结论、报告类别、死亡信息、诊断单位、报告单位、报告人及报告日期等。

(2)农药中毒报告卡。适用于在农林业生产活动中或生活中使(误)用农药而发生中毒者。

其内容包括:用人单位的信息、农药中毒患者的基本信息、中毒农药名称、中毒农药类别、中毒类型、诊断日期、死亡日期、诊断单位、报告单位、报告人和报告日期等。

(3)职业病报告卡。除尘肺病和农药中毒者外的一切职业病均应填写此卡。

其内容包括:用人单位的信息、职业病患者的基本信息、专业工龄、职业病种类、具体病名、中毒事故编码、同时中毒人数、发生日期、诊断日期、死亡日期、诊断单位、报告单位、报告人及报告日期等。

第三节 政府职业卫生监督管理

一、政府部门职业卫生监督管理职责

安全监管部门的职责主要包括:①起草职业卫生监管有关法规,制定用人单位职业卫生监管相关规章。组织拟订国家职业卫生标准中的用人单位职业危害因素工程控制、职业防护设施、个体职业防护等相关标准。②负责用人单位职业卫生监督检查工作,依法监督用人单位贯彻执行国家有关职业病防治法律法规和标准情况。组织查处职业危害事故和违法违规行为。③负责新建、改建、扩建工程项目和技术改造、技术引进项目的职业卫生"三同时"审查及监督检查。负责监督管理用人单位职业危害项目申报工作。④负责依法管理职业卫生安全许可证的颁发工作。负责职业卫生检测、评价技术服务机构的资质认定和监督管理工作。组织指导并监督检查有关职业卫生培训工作。⑤负责监督检查和督促用人单位依法建立职业危害因素检测、评价、劳动者职业健康监护、相关职业卫生检查等管理制度;监督检查和督促用人单位提供劳动者健康损害与职业史、职业危害接触关系等相关证明材料。⑥负责汇总、分析职业危害因素检测、评价、劳动者职业健康监护等信息,向相关部门和机构提供职业卫生监督检查情况。

卫生部门的职责主要包括七个方面：①负责会同安全监管总局、人力资源社会保障部等有关部门拟订职业病防治法律法规、职业病防治规划，组织制定发布国家职业卫生标准；②负责监督管理职业病诊断与鉴定工作；③组织开展重点职业病监测和专项调查，开展职业健康风险评估，研究提出职业病防治对策；④负责化学品毒性鉴定、个人剂量监测、放射防护器材和含放射性产品检测等技术服务机构的资质认定和监督管理；审批承担职业健康检查、职业病诊断的医疗卫生机构并进行监督管理，规范职业病的检查和救治；会同相关部门加强职业病防治机构建设；⑤负责医疗机构放射性危害控制的监督管理；⑥负责职业病报告的管理和发布，组织开展职业病防治科学研究；⑦组织开展职业病防治法律法规和防治知识的宣传教育，开展职业人群健康促进工作。

人力资源社会保障部：①负责劳动合同实施情况监管工作，督促用人单位依法签定劳动合同；②依据职业病诊断结果，做好职业病人的社会保障工作。

全国总工会依法参与职业危害事故调查处理，反映劳动者职业健康方面的诉求，提出意见和建议，维护劳动者合法权益。

二、职业卫生监督检查的内容

职业卫生监督检查主要有十八项检查内容，包括：①职业病防治规划及实施方案；②职业卫生管理组织机构的设立与日常管理；③职业卫生管理责任制；④规章制度和作业规程；⑤有关职业卫生行政许可证书载明具体证书；⑥生产经营单位法定代表人、安全卫生管理人员、存在职业危害因素作业场所的从业人员的职业卫生培训与教育；⑦劳动防护用品的发放与从业人员的佩戴；⑧建设项目“三同时”；⑨作业场所职业危害因素的检测和评价；⑩作业场所职业危害项目的申报；⑪职业危害事故隐患的整改与消除；⑫职业危害事故应急救援预案；⑬作业场所职业危害警示标志与职业危害防护设备设施的维护、保养和定期检测；⑭职业健康监护档案；⑮劳动合同与从业人员的工伤社会保险；⑯职业卫生资金投入；⑰职业危害事故的处理；⑱法律、法规规定的监督检查的其他内容。

第四节　职业病危害事故应急救援

在工业生产活动过程中，由于自然或人为、技术等因素，都有可能产生职业病危害。虽然我国职业病危害防治相关法律制度现已逐步完善，执法力度逐年加大，但某些地区的职业病危害事故仍时有发生。面对职业病危害事故的不断发生，从根本上消除职业病危害事故的隐患，预防事故发生是关键，做好预防工作是保障企业健康安全发展的最佳选择，但同时事故发生时对职业病危害事故的救援也非常重要，应急救援系统的建立与实施，可以最大限度地减少事故发生或降低职业病危害事故造成的损失。为了能够在事故和灾难发生的紧急关头反应迅速、措施正确，从容地应付紧急情况，需要周密的应急计划、严密的应急组织、精干的应急队伍、灵敏的报警系统和完备的应急救援设施。

一、职业病危害事故

1.职业病危害事故

职业病危害事故是指突然发生，造成或者可能造成职业人群或社会公众健康严重损害的核与放射突发事件、职业中毒、高温中毒、大量危险品的泄露等事故。

2.职业病危害事故的特点

职业病危害事故与洪涝、地震、火山爆发、台风等自然灾害不同，并非主要由于地质、水文、气象等自然因素造成的，而是由人类生态系统中的生物因素、化学因素、物理因素如核辐射因素等诸多有害因素引起的。这些有害因素有些是由传染源、污染源直接传播给人群，还有些则是由于受到气象、自然灾害、大型工程建设、人群大规模迁移等因素的干扰，打破了原有的生态平衡，促进有害因素大量释放而进入人体。因此，有害因素的种类以及各自的影响因素是多种多样的，并且呈现出以下特点：

(1)多为突然发生，发病很急，甚至没有预兆，难以预测，由于没有防备，以至于难以做出能完全避免此类事件发生的应对措施。

(2)突发事件往往病情严重，主要表现为发病人数多或病死率高。有些疾病甚至难以诊断或是没有特效药，给治疗带来很多困难。

(3)职业病危害事故并非仅仅影响少数几个人的健康，而是影响到相当人数的群体。

(4)有些职业病危害事故的传播速度很快。危害因素可以通过各种传播途径迅速扩大影响范围，造成更多人受害。

(5)职业病危害事故的发生和应急处理往往会涉及社会上诸多方面。因此，在采取应急措施方面不仅应由安全生产监督管理部门和卫生部门负责，而且需要各有关部门通力协作，如生产部门、交通部门、公安部门、城建部门、环保部门等。所以，重大的职业病危害事故的应急处理必须由上级政府统一指挥，统一调配，方能合理妥善处置。

(6)突发事件都是有原因的。其中有些是已知的，另有一些是原因不明的。

3.职业病危害事故分类

根据职业性有害因素的来源可将职业病危害事故分为生产性职业病危害事故、劳动性职业危害事故及作业环境职业病危害事故三大类。

(1)生产性职业病危害事故是由于接触生产工艺过程中产生的物理性(异常气象条件、造成、辐射等)、化学性(有毒物质、生产性粉尘等)、生物性(传染性病原体等)职业有害因素造成的伤亡事故。

(2)劳动性职业危害事故是由于劳动组织和制度不合理、心理性职业紧张、劳动强度过大、劳动时个别器官或系统过度紧张及长时间处于不良体位等造成的事故。

(3)作业环境职业病危害是由于自然环境因素(如炎热)、厂房建筑或布局不合理(如有毒与无毒工艺安排在同一车间里)、不合理生产过程引起的环境污染等造成的伤亡事故。

二、生产经营单位事故应急预案体系

生产经营单位事故应急预案是国家安全生产事故应急预案体系的重要组成部门。制定生产经营单位安全生产事故应急预案是贯彻落实“安全第一，预防为主，综合治理”方针，规范生产经营单位应急管理工作，提高应对和防范风险与事故的能力，保证职工安全健康和公众生命安全，最大限度地减少财产损失、环境损害和社会影响的重要措施。

根据国家安全生产应急救援指挥中心组织编制的《生产经营单位安全生产事故应急预案编制导则》(AQ－T9002—2006)，生产经营单位安全生产事故应急预案可以由综合应急预案、专项应急预案和现场应急处置方案构成，明确生产经营单位在事前、事发、事中、事后的各个过程中相关部门和有关人员职责。生产经营单位结合本单位的组织结构、管理模式、风险种类、生产规模等特点，可以对应急预案主体结构等要素进行调整。

1. 综合应急预案

综合应急预案是从总体上阐述事故的应急方针、政策，应急组织结构及相关应急职责，应急行动、措施和保障等基本要求和程序，是应对各类事故的综合性文件。综合应急预案的主要内容包括总则、生产经营单位概况、组织机构及职责、预防与预警、应急响应、信息发布、后期处置、保障措施、培训与演练、奖惩、附则 11 个部分。

2. 专项应急预案

专项应急预案是针对具体的事故类别、危险源和应急保障而制定的计划或方案，是综合应急预案的组成部分，应按照综合应急预案的程序和要求组织制定，并作为综合应急预案的附件。专项应急预案应制定明确的救援程序和具体的应急救援措施。专项应急预案的主要内容包括事故类型和危害程度分析、应急处置基本原则、组织机构及职责、预防与预警、信息报告程序、应急处置、应急物资与装备保障 7 个部分。

3. 现场处置方案

现场应急处置方案是针对具体的装置、场所、设施、岗位所制定的应急处置措施。现场应急处置方案应具体、简单、针对性强。现场应急处置方案应根据风险分析及危险性控制措施逐一编制，做到事故相关人员应知应会，熟练掌握并通过应急演练，做到迅速反应、正确处置。现场处置方案的主要内容包括事故特征、应急组织与职责、应急处置、注意事项 4 个部分。

除上述三个主体组成部分外，生产经营单位应急预案需要有充足的附件支持，主要包括：有关应急部门、机构或人员的联系方式；重要物资装备的名录或清单；规范化格式文本；关键的路线、标识和图纸；相关应急预案名录；有关协议或备忘录(包括与相关应急救援部门签订的应急支援协议或备忘录等)。

三、职业病危害事故应急救援预案

1. 制定应急救援预案的目的和原则

(1)制定目的。为在发生职业病危害事故后能及时予以控制，组织抢险和救援，政府和生产经营单位应对已初步认定的职业危害场所或部位进行风险分析。对认定的职业危害因素应事先对其可能造成的事故后果进行模拟分析，预测事故发生后的状态、人员伤亡情况及损失程度等。依据预测，提前制定重大事故应急预案，组织、培训应急救援队伍，配备应急救援资源，以便在重大事故发生后，能快速、有序、高效地按照预定方案进行救援，在最短时间内使事故得到有效控制。

应急预案的主要目的有以下两个方面：

1)采取预防措施使事故控制在局部，消除蔓延，防止突发性重大或连锁事故发生。

2)能在事故发生后迅速控制和处理事故，尽可能减轻事故对人员及财产的影响，保障人员和财产安全。

(2)制定原则。生产安全是“人一机一环境”系统相互协调、保持最佳“秩序”的一种状态。事故应急救援预案应由事故的预防和事故发生后损失的控制两个方面构成。

1)从事故预防的角度制定事故应急救援预案。从事故预防的角度看,事故预防应由技术对策和管理对策共同构成:①技术上采取措施,使“机一环境”系统具有保障安全状态的能力;②通过管理协调“人自身”及“人一机”系统的关系,以及实现整个系统的安全。

2)从事故发生后损失控制的角度制定事故应急救援预案。“及时进行救援处理”和“减轻事故所造成的损失”是事故损失控制的两个关键点。实现对可能发生事故后的状态和后果进行预测并制定救援措施,一旦发生异常情况做到:①能根据事故应急救援预案及时进行救援处理;②能最大限度的避免突发性重大事故发生;③能减轻事故所造成的损失和对环境的污染;④同时又能及时恢复生产。

值得注意的是,要定期进行事故应急救援预案的演练,能够做到在事故发生后快速反应、及时救援,将伤亡事故及经济损失降至最低。

2.编制事故应急救援预案的依据

国家有关职业健康安全相关的法律、法规、规章制度,部门文件,有关行业技术规范标准,企业的有关制度和管理办法。

3.事故应急救援预案的结构

应急预案又称“应急计划”或“应急救援预案”,是针对可能发生的事故灾难,为最大限度地控制或降低其可能造成的后果和影响,预先制定的明确救援责任、行动和程序的方案。应急预案实际上是标准化的反应程序,以使应急救援活动能迅速、有序地按照计划和最有效的步骤来进行。一般的应急预案,其基本结构包括基本预案、应急功能设置、特殊风险管理、应急标准化操作程序、保障支持系统五个方面。

(1)基本预案。基本预案也称领导预案,是应急预案的总体描述,是应急反应组织结构和政策方针的综述。主要阐述被高度抽象出来的共性问题,包括应急的方针、组织体系、应急资源、各应急组织在应急准备和应急行动中的职责、基本应急响应程序以及应急预案的演练和管理等规定。

(2)应急功能设置。应急功能(职能)设置是针对各类重大事故应急救援中通常采取的一系列的基本应急行动和任务,如指挥和控制、警报、通信、人群疏散与安置、医疗、现场管制等。

(3)特殊风险管理。特殊风险管理是基于重大突发公共安全事件风险辨识、评价和分析的基础上,针对每一种类型的特殊风险,明确其相应的主要负责部门、有关支持部门及其相应承担的职责和功能,并为该类风险的专项预案的制定提出特殊要求和指导。

(4)应急标准化操作程序。应急标准化操作程序是按照在基本预案中的应急功能设置,各应急功能的主要责任部门必须制定相应的标准操作程序为组织或履行应急预案中规定的职责和任务提供详细指导。

(5)保障支持体系。主要包括应急救援的有关支持保障系统的描述及有关的附图表,如危险分析附件、通讯联络附件、法律法规附件等。

4.应急救援预案的基本要素

(1)组织机构及其职责。明确应急响应组织的机构、参加单位、人员及其作用与职责;明确应急反应总负责人以及每一具体行动的负责人;列出本区域以外能提供援助的有关机构;明确政府和企业在事故应急中各自的职责。

(2)危害辨识与风险评价。辨认可能发生的事故类型、地点;确定事故影响范围及可能影响的人数;所需应急反应的级别,划分事故严重度。

(3)报警和通讯联络。确定报警系统及程序;确定现场24小时的通告、报警方式,如电话、报警器等;确定24小时与政府主管部门的通讯、联络方式,以便应急指挥和疏散居民;明确相互认可的通告、报警形式和内容(避免误解);明确应急反应人员向外求援的方式;明确向公众报警的标准、方式、信号等;明确应急反应指挥中心怎样保证有关人员理解并对应急报警反应。

(4)应急设备与设施。1)下列应急设备的数量、型号、存放地点及获取方式:①救援设备;②个体防护设备;③通讯设备;④检测设备;⑤消防设备;⑥维修设备;⑦应急物资等。

2)下列应急机构能力和资源的描述:①安全生产监督管理部门;②公安、武警部门;③消防部门;④急救部门;⑤医疗卫生部门;⑥防疫部门;⑦环保部门;⑧水、电、气供应部门。

(5)应急评价能力与资源。明确决定各项应急事件的危险程度的负责人;描述评价危险程度的程序;描述评价小组的能力;描述评价危险场所使用的检测设备;确定外援的专业人员。

(6)保护措施程序。明确可授权发布疏散居民指令的负责人;描述决定是否采取保护措施的程序;明确负责执行和核实疏散居民(包括通告、运输、交通管制、警戒)的机构;描述对特殊设施和人群的安全保护措施(如学校、幼儿园、残疾人等);描述疏散居民的接受中心或避难场所;描述决定终止保护措施的方法。

(7)信息发布与公众教育。明确各应急小组在应急过程中对媒体和公众的发言人;描述向媒体和公众发布事故应急信息的决定方法;描述为确保公众了解如何面对应急情况所采取的周期性宣传以及提高安全意识的措施。

(8)事故后的恢复程序。明确决定终止应急、恢复正常秩序的负责人;描述确保不会发生未授权而进入事故现场的措施;描述宣布应急取消的程序;描述恢复正常状态的程序;描述连续检测受影响区域的方法;描述调查、记录、评估应急反应的方法。

(9)培训与演练。对应急人员进行培训,并确保合格者上岗;描述每年培训、演练计划;描述定期检查应急预案的情况;描述通讯系统检测频度和程度;描述进行公众通告测试的频度和程度并评价其效果;描述对现场应急人员进行培训和更新安全宣传材料的频度和程度。

(10)应急救援的维护。明确每项计划更新、维护的负责人;描述每年更新和修订应急预案的方法;根据演练、检测结果完善应急计划。

四、职业病危害事故的现场处理原则

突发职业病危害事故的情况是非常紧急的,急需进行现场的紧急处理。一方面是急需及时抢救受害人生命,使其尽快脱离危险期;另一方面继续采取应急措施最大限度地减少危险因素的扩散,尽可能多的保护未受伤害者避免其受到伤害。处理的原则大致有以下几个。

1. 及时上报领导

突发事件发生后,必须迅速及时上报有关行政领导,按照《应急条例》的要求,逐项报告,争取尽快协调组织好各有关方面的力量,及时果断地落实应急措施。

2. 立即抢救受害者

应立即将受害者脱离危险现场,尽快送往有关的医院,及早抢救,使之尽早脱离危险。必要时应立即隔离,以免病原体进一步扩散。

3.迅速保护高危人群

对疑似受害者、受害者的密切接触者以及其他有关的高危人群，应根据有关情况，采取相应的医学观察措施。

4.尽快查明事故原因

查明原因是有效抢救、治疗、控制、预防的关键。原因查明了，各项措施的落实才更有针对性，目标才更明确。

查明事故原因主要从临床检查、化验和诊断、职业流行病学调查、现场环境调查和环境检测、现场环境复原试验等几个方面进行。

五、职业病危害事故应急救援预案的编制

1.成立应急救援预案编制组

进行分工、明确职责，其成员一般应包括本项应急处置工作参与的各部门。

2.收集有关资料，调查研究

调查研究、收集资料是拟制预案的基础。调查内容主要包括：当地的气象情况、地理位置、周边环境和人口密度及分布特点；社会公用设施、救援队伍、应急资源等现状；危险源(目标)的种类、数量、分布状况等。

3.进行危险源辨识与风险评价

对于事故应急救援预案来说，企业应系统地确定和评估危险因素、重大危险源，它们可能导致事故和紧急事件发生，即对危险源进行潜在事故分析。并且不仅要分析那些容易发生的事故，还应分析虽不易发生却会造成严重后果的事故。

4.编制应急救援预案

在对危险源进行辨识和评价的基础上，就可着手进行事故应急处理预案的编制。根据各企业重大危险源的具体情况不同，应急救援预案也应有区别。编写的内容要具体细致，落实到人：每一项任务要注明执行单位、负责人、配备器材、通讯方式、行动路线、实施步骤等。编制时还应注意以下注意事项。

(1)对每一个重大危险源都应编制一个现场事故处理方案。

(2)企业必须进行重大事故潜在后果的评估。

(3)对于一个只有简单装置的重大危险源，事故应急处理预案可安排工人在一旁观察并要求其在发生紧急情况时及时报告应急机构，由应急机构采取响应的应急措施。

(4)对于具有复杂设施的重大危险源，事故应急救援预案应当更具体，应充分考虑每一个可能发生的重大危险源，以及他们之间可能的相互作用，还应包括以下内容：

1)对潜在事故危险的性质和规模及紧急情况发生时的可能关系进行预测和评估。

2)制定与场外事故应急处理预案实施机构进行联系的计划，包括与紧急救援服务机构的联系。

3)在存在重大危险设施的危险源内外，报警和通讯联络的步骤。

4)任命现场事故的管理者和现场主要管理者，并确定他们的义务和责任。

5)确定应急控制中心的地点和组成。

6)在事故发生后现场工人的行动步骤、撤离程序等。

7)在事故发生后，事故现场外工人和其他人的行为规定。

(5)在存在危险设施的危险源内外，制定事故现场的工人应采取的紧急补救措施，特别应包括在突发事故发生初期能采取的紧急措施，如紧急停车等。

(6)预案应包含召集在危险源其他部位或非现场的主要人员到达事故现场的规定。

(7)企业应确保事故应急处理预案所需的人员和应急物资等能及时、迅速到达或供应。

(8)企业应与事故应急服务机构评估可能发生的事故，并保证一旦事故发生以后有足够的人员和应急物资以执行应急处理预案。

(9)在事故应急处理预案需要社会应急服务机构帮助的情况下，企业应弄清这些服务机构到现场开始进行抢救所需的时间，然后考虑在这个时间内工人能否抑制事故的进一步发展。

(10)事故应急处理预案应充分考虑一些可能发生的意外情况，如由工人生病、节日和危险设施停止运行期间工人不在岗位时，应配备足够的人员以预防和处理事故发生。

5.形成应急救援预案的文件体系

应急救援预案要形成完整的文件体系，以使其作用得到充分发挥，成为应急行动的有效工具。一个完整的应急救援预案是包括总预案、程序、说明书、记录的四级文件体系。

(1)一级文件——总预案。它包含了对紧急情况的管理政策、预案的目标，应急组织和责任等内容。

(2)二级文件——程序。它说明某个行动的目的和范围。程序内容十分具体，例如该做什么、由谁去做、什么时间和什么地点等。它的目的是为应急行动提供指南，但同时要求程序和格式可以是文字叙述、流程图表或是两者的组合等，应根据每个应急组织的具体情况选用最适合组织的程序格式。

(3)三级文件——说明书。对程序中的特定任务及某些行动细节进行说明及供组织内部人员或其他个人使用，例如应急队员职责说明书、应急监控设备使用说明书等。

(4)四级文件——对行动的记录。包括在行动期间所做的通讯记录、说明书等。

从记录到预案，层层递进，组成了一个完善的预案文件体系，从管理角度而言，可以根据这四类预案文件等级分别进行归类管理，既保持了预案文件完整性，又因其清晰的条理性便于查阅和调用，保证应急预案能得到有效运用。

6.对预案进行评估

预案编制完成后，要通过演练、收集同类事故发生的原因和救援中的经验教训，检验预案每一方面的时效性，便于预案的进一步修改、补充和更新。

7.预案的修订与完善

要定期对应急救援预案进行维护，根据演练、检测结果完善应急计划。

8.将应急救援预案分送有关政府部门备案，下发相关执行单位

附录 1　职业健康监督管理的法律体系

一、法律、法规

《中华人民共和国劳动法》([1994]主席令第 28 号)

《中华人民共和国职业病防治法》([2001]主席令第 60 号)

《中华人民共和国安全生产法》([2002]主席令第 70 号)

《中华人民共和国矿山安全法》([1992]主席令第 65 号)

《中华人民共和国未成年人保护法》([1991]主席令第 50 号)

《中华人民共和国妇女权益保护法》([1992]主席令第 60 号)

《工伤保险条例》([2003]国务院令第 375 号)

《中华人民共和国尘肺病防治条例》(国发[1987]105 号)

《使用有毒物品作业场所劳动保护条例》(国务院[2002]352 号令)

《关于加强防尘防毒工作的决定》(国发[1984]97 号)

《放射性同位素与射线装置放射防护条例》(国务院[1989]44 号令)

《国家职业卫生标准管理办法》([2002]卫生部第 20 号令)

《建设项目职业病危害分类管理办法》([2002]卫生部第 22 号令)

《职业健康监护管理办法》([2000]卫生部第 23 号令)

《职业病诊断与鉴定管理办法》([2002]卫生部第 24 号令)

《职业卫生技术服务机构管理办法》([2002]卫生部第 31 号令)

《危险化学品安全管理条例》(国务院[2002]344 号令)

《工作场所使用化学品规定》(劳部发[1996])

《化学危险品登记注册管理规定》([2000]国家经济贸易委员会令 35 号)

二、规范性文件

《职业病危害因素分类目录》(卫法监发[2002]63 号,附件一)

《职业病目录》(卫法监发[2002]108 号)

《高毒物品目录》(卫法监发[2003]142 号)

《建设项目职业病危害评价规范》(卫法监发[2002]63 号,附件二)

《工业企业职工听力保护规范》

《化学品毒性鉴定管理规范》

三、标准、规范

1. 设计卫生标准

GBZ 1—2010《工业企业设计卫生标准》

GB 50187—1993《工业企业总平面设计规范》

GB 50034—2004《建筑照明设计标准》

GB/T 50033—2001《建筑采光设计标准》

GB 12801—1991《生产过程安全卫生要求总则》

GB 5083—1999《生产设备安全卫生设计总则》

GB 16910—1997《小型工业企业建厂劳动卫生基本技术条件》

GB 8702—1988《电磁辐射防护规定》

GB 10436—1989《作业场所微波辐射卫生标准》

2. 接触限值标准

GBZ 2—2002《工作场所有害因素职业接触限值》

GB 18528—2001《作业场所紫外辐射职业接触限值》

GB 18555—2001《作业场所高频电磁场职业接触限值》

3. 职业危害警示标准

GBZ 158—2003《工作场所职业病危害警示标识》

4. 采样及检测标准

GBZ 159—2004《工作场所空气中有害物质监测的采样规范》

GBZ/T 160.1—2004《工作场所空气中锑及其化合物的测定方法》

GBZ/T 160.2—2004《工作场所空气中钡及其化合物的测定方法》

GBZ/T 160.3—2004《工作场所空气中铍及其化合物的测定方法》

GBZ/T 160.4—2004《工作场所空气中铋及其化合物的测定方法》

GBZ/T 160.5—2004《工作场所空气中镉及其化合物的测定方法》

GBZ/T 160.6—2004《工作场所空气中钙及其化合物的测定方法》

GBZ/T 160.7—2004《工作场所空气中铬及其化合物的测定方法》

GBZ/T 160.8—2004《工作场所空气中钴及其化合物的测定方法》

GBZ/T 160.9—2004《工作场所空气中铜及其化合物的测定方法》

GBZ/T 160.10—2004《工作场所空气中铜及其化合物的测定方法》

GBZ/T 160.11—2004《工作场所空气中锂及其化合物的测定方法》

GBZ/T 160.12—2004《工作场所空气中镁及其化合物的测定方法》

GBZ/T 160.13—2004《工作场所空气中锰及其化合物的测定方法》

GBZ/T 160.14—2004《工作场所空气中汞及其化合物的测定方法》

GBZ/T 160.15—2004《工作场所空气中钼及其化合物的测定方法》

GBZ/T 160.16—2004《工作场所空气中镍及其化合物的测定方法》

GBZ/T 160.17—2004《工作场所空气中钾及其化合物的测定方法》

GBZ/T 160.18—2004《工作场所空气中钠及其化合物的测定方法》

GBZ/T 160.19—2004《工作场所空气中锶及其化合物的测定方法》

GBZ/T 160.20—2004《工作场所空气中钽及其化合物的测定方法》
GBZ/T 160.21—2004《工作场所空气中铊及其化合物的测定方法》
GBZ/T 160.22—2004《工作场所空气中锡及其化合物的测定方法》
GBZ/T 160.23—2004《工作场所空气中钨及其化合物的测定方法》
GBZ/T 160.24—2004《工作场所空气中钒及其化合物的测定方法》
GBZ/T 160.25—2004《工作场所空气中锌及其化合物的测定方法》
GBZ/T 160.26—2004《工作场所空气中锆及其化合物的测定方法》
GBZ/T 160.27—2004《工作场所空气中硼及其化合物的测定方法》
GBZ/T 160.28—2004《工作场所空气中无机含碳化合物的测定方法》
GBZ/T 160.29—2004《工作场所空气中无机含氮化合物的测定方法》
GBZ/T 160.30—2004《工作场所空气中无机含磷化合物的测定方法》
GBZ/T 160.31—2004《工作场所空气中砷及其化合物的测定方法》
GBZ/T 160.32—2004《工作场所空气中氧化物的测定方法》
GBZ/T 160.33—2004《工作场所空气中硫化物的测定方法》
GBZ/T 160.34—2004《工作场所空气中硒及其化合物的测定方法》
GBZ/T 160.35—2004《工作场所空气中碲及其化合物的测定方法》
GBZ/T 160.36—2004《工作场所空气中氟化物的测定方法》
GBZ/T 160.37—2004《工作场所空气中氯化物的测定方法》
GBZ/T 160.38—2004《工作场所空气中烷烃类化合物的测定方法》
GBZ/T 160.39—2004《工作场所空气中烯烃类化合物的测定方法》
GBZ/T 160.40—2004《工作场所空气中混合烃类化合物的测定方法》
GBZ/T 160.41—2004《工作场所空气中脂环烃类化合物的测定方法》
GBZ/T 160.42—2004《工作场所空气中芳香烃类化合物的测定方法》
GBZ/T 160.43—2004《工作场所空气中多苯类化合物的测定方法》
GBZ/T 160.44—2004《工作场所空气中多环芳香烃化合物的测定方法》
GBZ/T 160.45—2004《工作场所空气中卤代烷烃类化合物的测定方法》
GBZ/T 160.46—2004《工作场所空气中卤代不饱和烃类化合物的测定方法》
GBZ/T 160.47—2004《工作场所空气中卤代芳香烃类化合物的测定方法》
GBZ/T 160.48—2004《工作场所空气中醇类化合物的测定方法》
GBZ/T 160.49—2004《工作场所空气中硫醇类化合物的测定方法》
GBZ/T 160.50—2004《工作场所空气中烷氧基乙醇类化合物的测定方法》
GBZ/T 160.51—2004《工作场所空气中酚类化合物的测定方法》
GBZ/T 160.52—2004《工作场所空气中脂肪族醚类化合物的测定方法》
GBZ/T 160.53—2004《工作场所空气中苯基醚类化合物的测定方法》
GBZ/T 160.54—2004《工作场所空气中脂肪族醛类化合物的测定方法》
GBZ/T 160.55—2004《工作场所空气中脂肪族酮类化合物的测定方法》
GBZ/T 160.56—2004《工作场所空气中脂环酮和芳香族酮类化合物的测定方法》
GBZ/T 160.57—2004《工作场所空气中醌类化合物的测定方法》
GBZ/T 160.58—2004《工作场所空气中环氧化合物的测定方法》

GBZ/T 160.59—2004《工作场所空气中羧酸类化合物的测定方法》
GBZ/T 160.60—2004《工作场所空气中酸酐类化合物的测定方法》
GBZ/T 160.61—2004《工作场所空气中酰基卤类化合物的测定方法》
GBZ/T 160.62—2004《工作场所空气中酰胺类化合物的测定方法》
GBZ/T 160.63—2004《工作场所空气中饱和脂肪族酯类化合物的测定方法》
GBZ/T 160.64—2004《工作场所空气中不饱和脂肪族酯类化合物的测定方法》
GBZ/T 160.65—2004《工作场所空气中卤代脂肪族酯类化合物的测定方法》
GBZ/T 160.66—2004《工作场所空气中芳香族酯类化合物的测定方法》
GBZ/T 160.67—2004《工作场所空气中异氰酸酯类化合物的测定方法》
GBZ/T 160.68—2004《工作场所空气中腈类化合物的测定方法》
GBZ/T 160.69—2004《工作场所空气中脂肪族胺类化合物的测定方法》
GBZ/T 160.70—2004《工作场所空气中醇胺类化合物的测定方法》
GBZ/T 160.71—2004《工作场所空气中肼类化合物的测定方法》
GBZ/T 160.72—2004《工作场所空气中芳香族胺类化合物的测定方法》
GBZ/T 160.73—2004《工作场所空气中硝基烷烃类化合物的测定方法》
GBZ/T 160.74—2004《作场所空气中芳香族硝基化合物的测定方法》
GBZ/T 160.75—2004《工作场所空气中杂环化合物的测定方法》
GBZ/T 160.76—2004《工作场所空气中有机磷农药的测定方法》
GBZ/T 160.77—2004《工作场所空气中有机氯农药的测定方法》
GBZ/T 160.78—2004《工作场所空气中有机氮农药的测定方法》
GBZ/T 160.79—2004《工作场所空气中药物类化合物的测定方法》
GBZ/T 160.80—2004《作场所空气中炸药类化合物的测定方法》
GBZ/T 160.81—2004《工作场所空气中生物类化合物的测定方法》
GB 5700—2008《室内照明测量方法》
GB 5748—1985《作业场所空气中粉尘测定方法》
GB/T 17061—1997《作业场所空气采样仪器技术规范》
WS/T69—1996《作业场所噪声测量规范》

5.分级卫生标准

GB 5044—1985《职业性接触毒物危害程度分级》
GB 12331—1990《有毒作业分级》
GB 5817—1986《生产性粉尘作业危害程度分级》
GB/T 3869—1997《体力劳动强度分级》
GB/T 4200—1997《高温作业分级》
GB/T 14440—1993《低温作业分级》
GB/T 14439—1993《冷水作业分级》
LD80—1995《噪声作业分级》

6.卫生工程标准

GB/T 16758—1997《排风罩的分类及技术条件》
GB 50019—2003《采暖通风与空气调节设计规范》

GB 50243—2002《通风与空调工程施工质量验收规范》
GB 50073—2001《洁净厂房设计规范》
GB 5701—1985《室内空调至适温度》
7. 卫生防护距离标准
GB 11654—1989《硫酸盐造纸厂卫生防护距离标准》
GB 11655—1989《氯丁橡胶厂卫生防护距离标准》
GB 11656—1989《黄磷厂卫生防护距离标准》
GB 11657—1989《铜冶炼厂(密闭鼓风炉型)卫生防护距离标准》
GB 11658—1989《聚氯乙烯树脂厂卫生防护距离标准》
GB 11659—1989《铅蓄电池厂卫生防护距离标准》
GB 11660—1989《炼铁厂卫生防护距离标准》
GB 11661—1989《焦化厂卫生防护距离标准》
GB 11662—1989《烧结厂卫生防护距离标准》
GB 11663—1989《硫酸厂卫生防护距离标准》
GB 11664—1989《钙镁磷肥厂卫生防护距离标准》
GB 11665—1989《普通过磷酸钙厂卫生防护距离标准》
GB 11666—1989《小型氮肥厂卫生防护距离标准》
GB 18068—2000《水泥厂卫生防护距离标准》
GB 18069—2000《硫化碱厂卫生防护距离标准》
GB 18070—2000《油漆厂卫生防护距离标准》
GB 18071—2000《氯碱厂(电解法制碱)卫生防护距离标准》
GB 18072—2000《塑料厂卫生防护距离标准》
GB 18073—2000《炭素厂卫生防护距离标准》
GB 18074—2000《内燃机厂卫生防护距离标准》
GB 18075—2000《汽车制造厂卫生防护距离标准》
GB 18076—2000《石灰厂卫生防护距离标准》
GB 18077—2000《石棉制品厂卫生防护距离标准》
GB 18078—2000《肉类联合加工厂卫生防护距离标准》
GB 18079—2000《制胶厂卫生防护距离标准》
GB 18080—2000《缫丝厂卫生防护距离标准》
GB 18081—2000《火葬场卫生防护距离标准》
GB 18082—2000《制革厂卫生防护距离标准》
GB 18083—2000《以噪声污染为主的工业企业卫生防护距离标准》
8. 个体防护标准
国经贸委安全[2000]189 号《劳动保护用品配备标准(试行)》
9. 行业职业卫生管理标准
GB 6514—1995《涂装作业安全规程涂漆工艺安全及其通风净化》
作业场所职业危害预防与管理
GB 7691—2003《涂装作业安全规程劳动安全和劳动卫生管理》

GB 7692—1999《涂装作业安全规程涂漆前处理工艺安全及其通风净化》

GB/T 16911—1997《水泥生产防尘技术规程》

10. 行业职业卫生设计规范、规定

《化妆品生产企业卫生规范》

《港口建设工程项目职业安全卫生评价暂行办法》

《有色金属工厂安全卫生设计暂行规定》

《水泥工业劳动安全卫生设计规定(试行)》

《冶金企业安全卫生设计规定》

《建筑陶瓷业劳动安全工业卫生设计规定(试行)》

《石棉工业劳动安全和工业卫生设计规定(试行)》

《平板玻璃工厂职工安全卫生设计规定》

《电子工业职业安全卫生设计规定》

《纺织工业企业职业安全卫生设计规范》

《化工企业安全卫生设计规定》(HG20571—1995)

《石油化工企业职业安全卫生设计规范》(SH3047—1993)

《塑料制品加工企业职业安全卫生设计规定》(QB1532—1992)

《制浆造纸企业职业安全卫生设计规定》(QB1533—1992)

附录 2 职业病目录

一、尘肺

1. 矽肺
2. 煤工尘肺
3. 石墨尘肺
4. 碳黑尘肺
5. 石棉肺
6. 滑石尘肺
7. 水泥尘肺
8. 云母尘肺
9. 陶工尘肺
10. 铝尘肺
11. 电焊工尘肺
12. 铸工尘肺
13. 根据《尘肺病诊断标准》和《尘肺病理诊断标准》可以诊断的其他尘肺

二、职业性放射性疾病

1. 外照射急性放射病
2. 外照射亚急性放射病
3. 外照射慢性放射病
4. 内照射放射病
5. 放射性皮肤疾病
6. 放射性肿瘤
7. 放射性骨损伤
8. 放射性甲状腺疾病
9. 放射性性腺疾病
10. 放射复合伤
11. 根据《放射性疾病诊断总则》可以诊断的其他放射性损伤

三、职业中毒

1. 铅及其化合物中毒(不包括四乙基铅)
2. 汞及其化合物中毒

3. 锰及其化合物中毒
4. 镉及其化合物中毒
5. 铍病
6. 铊及其化合物中毒
7. 钡及其化合物中毒
8. 钒及其化合物中毒
9. 磷及其化合物中毒
10. 砷及其化合物中毒
11. 铀中毒
12. 砷化氢中毒
13. 氯气中毒
14. 二氧化硫中毒
15. 光气中毒
16. 氨中毒
17. 偏二甲基肼中毒
18. 氮氧化合物中毒
19. 一氧化碳中毒
20. 二硫化碳中毒
21. 硫化氢中毒
22. 磷化氢、磷化锌、磷化铝中毒
23. 工业性氟病
24. 氰及腈类化合物中毒
25. 四乙基铅中毒
26. 有机锡中毒
27. 羰基镍中毒
28. 苯中毒
29. 甲苯中毒
30. 二甲苯中毒
31. 正己烷中毒
32. 汽油中毒
33. 一甲胺中毒
34. 有机氟聚合物单体及其热裂解物中毒
35. 二氯乙烷中毒
36. 四氯化碳中毒
37. 氯乙烯中毒
38. 三氯乙烯中毒
39. 氯丙烯中毒
40. 氯丁二烯中毒
41. 苯的氨基及硝基化合物(不包括三硝基甲苯)中毒

42. 三硝基甲苯中毒
43. 甲醇中毒
44. 酚中毒
45. 五氯酚(钠)中毒
46. 甲醛中毒
47. 硫酸二甲酯中毒
48. 丙烯酰胺中毒
49. 二甲基甲酰胺中毒
50. 有机磷农药中毒
51. 氨基甲酸酯类农药中毒
52. 杀虫脒中毒
53. 溴甲烷中毒
54. 拟除虫菊酯类农药中毒
55. 根据《职业性中毒性肝病诊断标准与处理原则》可以诊断的职业性中毒性肝病
56. 根据《职业性急性化学物中毒诊断总则》可以诊断的其他职业性急性中毒

四、物理因素所致职业病

1. 中暑
2. 减压病
3. 高原病
4. 航空病
5. 手臂振动病

五、生物因素所致职业病

1. 炭疽
2. 森林脑炎
3. 布氏杆菌病

六、职业性皮肤病

1. 接触性皮炎
2. 光敏性皮炎
3. 电光性皮炎
4. 黑变病
5. 痤疮
6. 溃疡
7. 化学性皮肤灼伤
8. 根据《职业性皮肤病诊断标准》可以诊断的其他职业性皮肤病

七、职业性眼病

1. 化学性眼部灼伤
2. 电光性眼炎
3. 职业性白内障(含放射性白内障、三硝基甲苯白内障)

八、职业性耳鼻喉口腔疾病

1. 噪声聋
2. 铬鼻病
3. 牙酸蚀病

九、职业性肿瘤

1. 石棉所致肺癌、间皮瘤
2. 联苯胺所致膀胱癌
3. 苯所致白血病
4. 氯甲醚所致肺癌
5. 砷所致肺癌、皮肤癌
6. 氯乙烯所致肝血管肉瘤
7. 焦炉工人肺癌
8. 铬酸盐制造业工人肺癌

十、其他职业病

1. 金属烟热
2. 职业性哮喘
3. 职业性变态反应性肺泡炎
4. 棉尘病
5. 煤矿井下工人滑囊炎

附录 3　高毒物品目录(2003 年版)

序号	毒物名称 CAS No.	别名	英文名称	MAC (mg/m³)	PC - TWA (mg/m³)	PC - STEL (mg/m³)
1	N - 甲基苯胺 100 - 61 - 8		N - Methyl aniline	—	2	5
2	N - 异丙基苯胺 768 - 52 - 5		N - Isopropylaniline	—	10	25
3	氨 7664 - 41 - 7	阿摩尼亚	Ammonia	—	20	30
4	苯 71 - 43 - 2		Benzene	—	6	10
5	苯胺 62 - 53 - 3		Aniline	—	3	7.5
6	丙烯酰胺 79 - 06 - 1		Acrylamide	—	0.3	0.9
7	丙烯腈 107 - 13 - 1		Acrylonitrile	—	1	2
8	对硝基苯胺 100 - 01 - 6		p - Nitroaniline	—	3	7.5
9	对硝基氯苯/二硝基氯苯 100 - 00 - 5/25567 - 67 - 3		p - Nitrochlorobenzene/ Dinitrochlorobenzene	—	0.6	1.8
10	二苯胺 122 - 39 - 4		Diphenylamine	—	10	25
11	二甲基苯胺 121 - 69 - 7		Dimethylanilne	—	5	10
12	二硫化碳 75 - 15 - 0		Carbon disulfide	—	5	10
13	二氯代乙炔 7572 - 29 - 4		Dichloroacetylene	0.4	—	—
14	二硝基苯(全部异构体) 582 - 29 - 0/ 99 - 65 - 0/100 - 25 - 4		Dinitrobenzene(all isomers)	—	1	2.5
15	二硝基(甲)苯 25321 - 14 - 6		Dinitrotoluene	—	0.2	0.6
16	二氧化(一)氮 10102 - 44 - 0		Nitrogen dioxide	—	5	10
17	甲苯 - 2,4 - 二异氰酸酯 (TDI)584 - 84 - 9		Toluene - 2,4 - diisocyanate (TDI)	—	0.1	0.2
18	氟化氢 7664 - 39 - 3	氢氟酸	Hydrogen fluoride	2	—	—
19	氟及其化合物(不含氟化氢)		Fluorides(except HF), as F	—	2	5
20	镉及其化合物 7440 - 43 - 9		Cadmium and compounds	—	0.01	0.02
21	铬及其化合物 305 - 03 - 3		Chromic and compounds	0.05	0.15	—
22	汞 7439 - 97 - 6	水银	Mercury	—	0.02	0.04
23	碳酰氯 75 - 44 - 5	光气	Phosgene	0.5	—	—
24	黄磷 7723 - 14 - 0		Yellow phosphorus	—	0.05	0.1
25	甲(基)肼 60 - 34 - 4		Methyl hydrazine	0.08	—	—
26	甲醛 50 - 00 - 0	福尔马林	Formaldehyde	0.5	—	—

续表

序号	毒物名称 CAS No.	别名	英文名称	MAC (mg/m³)	PC-TWA (mg/m³)	PC-STEL (mg/m³)
27	焦炉逸散物		Coke oven emissions	—	0.1	0.3
28	肼;联氨 302-01-2		Hydrazine	—	0.06	0.13
29	可溶性镍化物 7440-02-0		Nickel soluble compounds	—	0.5	1.5
30	磷化氢;膦 7803-51-2		Phosphine	0.3	—	—
31	硫化氢 7783-06-4		Hydrogen sulfide	10	—	—
32	硫酸二甲酯 77-78-1		Dimethyl sulfate	—	0.5	1.5
33	氯化汞 7487-94-7	升汞	Mercuric chloride	—	0.025	0.025
34	氯化萘 90-13-1		Chlorinated naphthalene	—	0.5	1.5
35	氯甲基醚 107-30-2		Chloromethyl methyl ether	0.005	—	—
36	氯;氯气 7782-50-5		Chlorine	1	—	—
37	氯乙烯;乙烯基氯 75-01-4		Vinyl chloride		10	25
38	锰化合物(锰尘、锰烟) 7439-96-5		Manganese and compounds	—	0.15	0.45
39	镍与难溶性镍化物 7440-02-0		Nichel and insoluble compounds	—	1	2.5
40	铍及其化合物 7440-41-7		Beryllium and compounds	—	0.000 5	0.001
41	偏二甲基肼 57-14-7		Unsymmetric dimethylhydrazine	—	0.5	1.5
42	铅:尘 / 烟 7439-92-1/7439-92-1		Lead dust Lead fume	0.05 0.03	— —	— —
43	氰化氢(按 CN 计) 460-19-5		Hydrogen cyanide, as CN	1	—	—
44	氰化物(按 CN 计) 143-33-9		Cyanides, as CN	1	—	—
45	三硝基甲苯 118-96-7	TNT	Trinitrotoluene	—	0.2	0.5
46	砷化(三)氢;胂 7784-42-1		Arsine	0.03	—	—
47	砷及其无机化合物 7440-38-2		Arenic and inorganic compounds	—	0.01	0.02
48	石棉总尘/纤维 1332-21-4		Asbestos		0.8 0.8f/ml	1.5 1.5f/ml
49	铊及其可溶化合物 7440-28-0		Thallium and soluble compounds	—	0.05	0.1
50	(四)羰基镍 13463-39-3		Nickel carbonyl	0.002	—	—
51	锑及其化合物 7440-36-0		Antimony and compounds	—	0.5	1.5
52	五氧化二钒烟尘 7440-62-6		Vanadium pentoside fume and dust	—	0.05	0.15
53	硝基苯 98-95-3		Nitrobenzene (skin)	—	2	5
54	一氧化碳(非高原) 630-08-0		Carbon monoxide not in high altitude area	—	20	30

备注：

CAS 为化学文摘号。

MAC 为工作场所空气中有毒物质最高容许浓度。

PC-TWA 为工作场所空气中有毒物质时间加权平均容许浓度。

PC-STEL 为工作场所空气中有毒物质短时间接触容许浓度。